# 苏颖说内经

苏颖◎编著

SUYING SHUO NEIJING

全国百佳图书出版单位
中国中医药出版社
·北　京·

**图书在版编目（CIP）数据**

苏颖说《内经》/ 苏颖编著 . —北京：中国中医药出版社，2023.3

ISBN 978-7-5132-7998-7

Ⅰ.①苏…　Ⅱ.①苏…　Ⅲ.①《内经》- 研究　Ⅳ.① R221

中国版本图书馆 CIP 数据核字 (2022) 第 248364 号

---

**中国中医药出版社出版**

北京经济技术开发区科创十三街 31 号院二区 8 号楼

邮政编码　100176

传真　010 – 64405721

万卷书坊印刷（天津）有限公司印刷

各地新华书店经销

开本 880×1230　1/32　印张 14.25　字数 295 千字

2023 年 3 月第 1 版　2023 年 3 月第 1 次印刷

书号　ISBN 978 – 7 – 5132 – 7998 – 7

定价　68.00 元

网址　www.cptcm.com

**服务热线　010–64405510**

**购书热线　010–89535836**

**维权打假　010–64405753**

**微信服务号　zgzyycbs**

**微商城网址　https://kdt.im/LIdUGr**

**官方微博　http://e.weibo.com/cptcm**

**天猫旗舰店网址　https://zgzyycbs.tmall.com**

如有印装质量问题请与本社出版部联系（010–64405510）

# 前　言

《黄帝内经》(以下简称《内经》)是我国现存最早的一部医学典籍，它包括《素问》九卷八十一篇和《灵枢》九卷八十一篇，合计十八卷一百六十二篇。《内经》集中地反映了我国古代的医学成就，创立了中医学理论体系，为中医学数千年的发展奠定了坚实的基础，被后世尊称为“医家之宗”。后世历代医家精研《内经》，并在实践中不断创新，使中医学得到持续发展，为中华民族的生存与健康作出了巨大贡献。

《内经》“人与天地相参”天人合一的整体观思想、“形与神俱”的生命整体观思想、疾病的因机证治理论原则及方法，以及外防邪气、内调形神的养生保健的整体观思想，不仅对中医临床诊治疾病具有重要指导价值，对指导人们养生防病、树立正确的养生理念、实施正确的养生方法均具有重要的指导价值。

随着时代的不断进步及人们生活水平的不断提高，人们越来越重视以《内经》为代表的中医学理论知识的学习及中医学养生方法的运用，针对大众学习《内经》的需求，我以多年社会公益讲座、老年大学授课及《苏颖说〈内经〉》公益视频讲座为基础，将《内经》的重要理论观点分为五篇162节予以解读，即第一篇天人观26节、第二篇生命观28节、第三篇疾病观52节、第四篇诊治观36节、第五篇养生观20节。

本书力求能充分反映《内经》天人合一整体观思想、人与自然的密切关系、人体生命活动特性、常见疾病的病因病机、疾病诊治方法与特色，以及中医学养生基本原则与方法，力求尽可能地反映《内经》的本义及其以自然之人和社会之人为本的医学思想，力求能为大众学习《内经》理论、提高大众中医学素养及健康水平、掌握中医学预防疾病的理念及方法做出一点有益的事情，若此，甚感欣慰。

感谢中国中医药出版社肖培新老师的支持和鼓励。本书定有不足之处，还望读者及同仁海涵并指正，以便再版时修订完善。

苏　颖

2022年6月26日于长春中医药大学杏林苑

# 目　录

## 第一篇　天人观

## 第二篇 生命观

# 第三篇 疾病观

# 第四篇 诊治观

## 第五篇　养生观

# 第一篇

# 天人观

# 1 天

在《内经》中，“天”字共出现721次，其中，运气七篇及两遗篇中“天”字出现393次，即《素问·本病论》共出现97次，《素问·六元正纪大论》共出现69次，《素问·至真要大论》共出现58次，《素问·刺法论》共出现41次，《素问·六微旨大论》共出现38次，《素问·天元纪大论》共出现26次，《素问·五运行大论》共出现26次，《素问·五常政大论》共出现26次，《素问·气交变大论》共出现12次。

《素问》运气九篇（运气七篇、两遗篇）以外的篇章及《灵枢》当中，“天”字共出现328次。

《灵枢》中，“天”字共出现146次，主要集中在《九针十二原》《寿夭刚柔》《营气》《营卫生会》《热病》《厥病》《海论》《五乱》《逆顺肥瘦》《顺气一日分为四时》《禁服》《五色》《卫气》《天年》《逆顺》《五味》《卫气失常》《忧恚无言》等篇章中。

《内经》中“天”的含义，主要有13种：一专指天，在上的天。例如，《素问·阴阳应象大论》云：“其在天为玄。”《素问·阴阳离合论》云：“天覆地载。”二泛指天地，天地四塞，天地动静。例如，人与天地相参。三指自然界轻清向上的阳气，例如，《素问·阴阳应象大论》云：“积阳为天。”四指天度天数，即日行度数，例如，《素问·六节藏象论》云：“所以正天之度。”《素问·天元纪大论》云：“天以六为节。”《素问·六微旨大论》云：“初之气，天数始于水下一刻。”五指天气，即天之气。例如，《素问·阴阳应象大论》云：“天气下为雨。”“天气通于肺。”六指六气，风热火湿燥寒六气，例如，《素问·阴阳应象大论》云：“在天为风。”“在天为湿。”“在天为燥。”《素问·天元纪大论》云：“寒暑燥湿风火，天之阴阳也。”七指司天之气，即五运六气理论中，客气的司天之气，例如，《素问·六元正纪大论》云：“岁半之前，天气主之。”八指天符岁，即天符年，岁运的五行属性与司天之气的五行属性相同的年份，就是天符年，天符年气候变化剧烈。例如，《素问·天元纪大论》云：“应天为天符。”九指气候，例如，《素问·脉要精微论》云：“天地之变，阴阳之应。”十指天道，天之道，即天地自然规律。例如，《素问·阴阳应象大论》云：“阴阳者，天地之道也。”“天有四时五行。”《素问·六微旨大论》云：“天之道可得闻乎？”《素问·六微旨大论》云：“愿闻天道六六之节盛衰何也？”十一指天之五运六气规律，即天道有五运、六气、三十年及六十年运行周期。十二指人体生命，天年，天癸，天命，天寿，天突，先天，后天等，例如《素问·上古天真论》云：“尽终其天年，度百岁乃去。”“二七而天癸至，任脉通。”十三指皇权江山社稷。例如，《素问·灵兰秘典论》云：“以为天下者，其宗大危。”

研究《内经》中的“天”有什么意义呢？《内经》中的“天”虽然具体含义各异，但是总体上“天”指的是天道、天地自然规律、天气、气候。人是自然万物之一，人体生命秉承天地自然规律而生，所以研究人体生命活动规律，就必须先研究“天”的规律，研究天的规律是研究人的规律的前提，人体生命活动规律是与“天”的规律一致的、同步的。若人体生命活动与天地自然规律不相一致，就会发生疾病，故《素问·咳论》云：“人与天地相参。”

“天”的规律怎么运用呢?“天”并不遥远，“道”就在身边。要敬畏天道，尊重天地自然年月日时规律。采取法于阴阳、和于术数、食饮有节、起居有常等养生方法，顺应自然寒暑四时、阴阳消长规律来养生，以预防疾病。从医生角度来看，顺应“天”之时序，法时而治，三因制宜，也可以起到事半功倍的治疗效果。

## 2 气

《内经》理论体系的形成，根植于中国古代优秀传统文化“气”学说，尤其深受道家、阴阳家“气”思想的影响，古代医家基于道家“气”论，构建了以“气”为核心的中医学理论体系。“气”这个词也就成为《内经》理论体系中重要的关键的一个词语。

对《内经》中的“气”予以初步梳理，发现在《内经》当中，“气”出现的频次是3028次，《素问》共出现1881次，《灵枢》共出现1147次。归纳《内经》中的“气”的含义，主要有：

一是指自然之气。在自然之气中，又分自然正常之气和自然异常之气。自然正常之气，使自然界有正常的气候变化，能够化生万物的气，对自然万物及人体是有益的。自然界异常之气，即六淫邪气，是外感病及外感流行性疾病的病因，也是内伤病的诱因，主杀、主害。

二是指人体之气。在人体之气当中，包括人体正常之气和人体异常之气。人体正常之气的特点是，气是人体生命活动的动力；气在人体无处不在，无处不有；人体之气分布不同，名称不同，作用各异；人体之气有与自然阴阳寒暑盛衰、昼夜阴阳盛衰及阴阳升降出入盛衰同步的规律；人体之气秉承自然之气，源于先天，赖于后天；人体经脉、气穴是气运行的通道和气停留汇集之处；人体气与血精等相关且互化。人体异常之气，即人体气机出现异常，主要是人体经脉之气在外因或内因的作用下，致使人体气机运行失常。从病机角度来看,《内经》认为在病因作用下，经脉之气先“气”动，再致气行和血行异常，也就是说先是“气”机失常，发生“气”的病，进而影响至血，发生实质疾病。《灵枢·经脉》篇指出了十二经脉之气被外感或内伤邪气扰动所致的“是动病”，即经脉之气被扰动所致疾病，“是动病”不愈，进而内传导致“所生病”，即无论是外感还是内伤，邪气侵犯人体，首先出现异常的是先气动，正常之气行被扰动出现气上、气下、气逆等气机失常导致的相关症状，如果没有及时调治，进而邪气内传影响至血行会发生相关实质性疾病。例如,《灵枢·经脉》篇云：“饮酒者，卫气先行皮肤，先充络脉。”“脉之卒然动者，皆邪气居之，留于本末……是以知其何脉之动也。”

《内经》指出了人体气运行失调所致病证，例如，气痛、痹气痛、痹气暴发、肩背痛、皮毛焦、血不流、脉不荣肌肉、骨枯、筋绝、目系转、气喘咳上气、痿、疝气、气盛而热、周痹、目瞑、痞、唏、振寒、亸、胀、气癃、水胀、消瘅、积聚、厥逆、经络厥绝、脉道不通、阴阳相逆、经脉虚空、振寒寒栗、泣涕、太息、涎下、耳中鸣、啮舌、啮颊、啮唇、脑为之不满、耳为之苦鸣、头为之苦倾、目为之眩、溲便为之变、肠为之苦鸣、下气不足、痿厥心悗、目不明、悗息面赤、气少不足以言、大悗、烦心、脉胀、肤胀、短气、三焦胀、泣、心系急、肺布叶举、咳而泣出、唾出、仆、脱色而苍苍然、腹痛下淫、梦涉大水而恐惧、梦大火而燔焫、梦怒、梦恐惧、哭泣、飞扬、梦善笑恐畏、梦歌乐、身体重不举、梦腰脊两解不属、梦见丘山烟火、梦飞扬、见金铁之奇物、梦山林树木、梦见丘陵大泽、梦临渊、梦游行、梦饮食、梦田野、梦聚邑冲衢、梦斗讼自刳、梦接内、梦斩首、梦行走而不能前及居深地窌苑中、梦礼节拜起、梦溲便、胸中蓄积、髋皮充肌、大聚乃起、肩息咳、伤于寒、伤于食、头痛眩仆、腹痛中满暴胀、有新积、目始不明、若忧悲、好卧、皮肤枯、言善误、形骸独居而终、肿、煎厥、薄厥、梦、痈肿、风疟、飧泄、䐜胀、厥疝、肾痹、心痹、肺痹寒热、肝痹、阴阳交、噫、欬、语、黄疸、欠、嚏、哕、恐、泄、水、癃、遗溺、怒、掉眩、咳、喘、痛、失气、热病、鼓胀、石瘕、肠覃、风厥、劳风、瘅、消、癫、狂、衄衊、喉痹等。

《内经》中调气之法主要有：移精变气、调气之虚实、气行、调气、踈气令调、调其气、益气、出气、气至、必先岁气、谨守其气、无逆气宜、气内为宝、闭气不息、引颈咽气顺之、和气咽之、谨候气宜、各安其气、气相得逆之、通气、无失气宜、导腹中气热下已、与气开阖相合、出其气、动气候时、近气、远气、得气、取气于卫、针与气俱内、针与气俱出、气出针入、气入针出以泻分气、以致其气、辅针导气、导引行气、随变而调气、按脉取气、反其气、守气、合形与气、平气、微泻其气、气下乃止等。

通过上述对“气”在《内经》中的含义的初步梳理，不难发现，《内经》认为气是产生和构成万物的本源，自然界充满了物质的气，其大无外，其小无内，气的升降出入无器不有，气聚成形，形散为气；气的运动变化是自然界万事万物运动发展的动力。人体之气秉承自然之气而生，人体之气的升降出入与自然之气的升降出入同理，气是构成人体生命活动的基本物质，人体脏腑功能活动依靠气的推动，人体精气津液血脉的化生依赖气化，人体之气在外因或内因作用下，则气机失常，先“气动”，先生气病，而后波及于血，进而形成有形的疾病。

## 3　六气

六气，指风、热、火、湿、燥、寒六种气候变化。六气，包括主气、客气、客主加临。主气用以测气候之常，客气用以测气候之变，客主加临是把主气和客气相结合，进一步综合分析气候变化及其对人体生命活动的影响。

风、热、火、湿、燥、寒六气之气化，可用三阴三阳来识别，即风化厥阴，热化少阴，湿化太阴，火化少阳，燥化阳明，寒化太阳。六气是气化之本，三阴三阳是六气产生的标象。正如《素问·天元纪大论》指出：“厥阴之上，风气主之；少阴之上，热气主之；太阴之上，湿气主之；少阳之上，相火主之；阳明之上，燥气主之；太阳之上，寒气主之。所谓本也，是谓六元。”六气与五行关系密切，六气为五行在天之气，五行为六气在地之质。正如《素问·天元纪大论》指出："神在天为风，在地为木；在天为热，在地为火；在天为湿，在地为土；在天为燥，在地为金；在天为寒，在地为水。故在天为气，在地成形，形气相感而化生万物矣。"

主气，指一年六个时段的正常气候变化规律，主气分六步，即六个时段，用以说明各岁当中六个时段气候的常规变化。因其属常规变化，故年年如此，恒居不变，静而守位。各岁主气运行从大寒开始，初之气是厥阴风木，主大寒、立春、雨水、惊蛰四个节气；二之气是少阴君火，主春分、清明、谷雨、立夏四个节气；三之气是少阳相火，主小满、芒种、夏至、小暑四个节气；四之气是太阴湿土，主大暑、立秋、处暑、白露四个节气；五之气是阳明燥金，主秋分、寒露、霜降、立冬四个节气；终之气是太阳寒水，主小雪、大雪、冬至、小寒四个节气。主气的六个时段，每个时段包括四个节气，天数是六十天零八十七刻半。

客气，指一年六气的六个时段可能出现的异常气候。在不同年支的年份里，各岁六气六个时段出现的异常气候是不同的，客气是随年支的不同而发生变化的，犹如客之往来，故称客气。客气变化按三阴三阳以六年为一周期，按年支以十二年为一周期。各岁客气六步运行规律也是从大寒开始，客气同主气一样，分六步运行，每气一步，各主六十天零八十七刻半。

客气，包括司天之气、在泉之气、左右四间气，共六步。三阴三阳六步之气按照一定次序分布于上下左右，互为司天，互为在泉，互为左右间气，以六年为一周期，周行不息。推求各年客气变化情况，首先必须确定该年的司天之气，用年支推求司天之气，其规律是年支是子午的年份，司天之气是少阴君火；年支是丑未的年份，司天之气是太阴湿土；年支是寅申的年份，司天之气是少阳相火；年支是卯酉的年份，司天之气是阳明燥金；年支是辰戌的年份，司天之气是太阳寒水。正如《素问·天元纪大论》指出："帝曰：其于三阴三阳，合之奈何？鬼臾区曰：子午之岁，上见少阴；丑未之岁，上见太阴；寅申之岁，上见少阳；卯酉之岁，上见阳明；辰戌之岁，上见太阳；巳亥之岁，上见厥阴。"文中的"上"，即指司天之气。这个规律可以用歌诀表示，此歌诀亦称地支化六气歌诀，即子午少阴化君火，丑未太阴湿土分，寅申少阳化相火，卯酉阳明化燥金，辰戌太阳化寒水，巳亥风木为厥阴。司天之气的阴阳五行属性，代表着客气三之气，即小满至大暑时段可能出现的异常气候，也代表着该年上半年大寒至大暑的异常气候趋势，故亦称岁气。司天之气与在泉之气相对，在泉之气，位于六气的终之气位置，即小雪至大寒时段；根据在泉之气的阴阳五行属性，能够判断终之气小雪至大寒时段可能出现的异常气候，也可以据此判断下半年即大暑至大寒的异常气候趋势，故在泉之气亦称为岁气。所以《素问·六元正纪大论》中指出："岁半之前，天气主之；岁半之后，地气主之。"天气，即指司天之气；地气，指在泉之气。

客主加临，即将每年六个时段可能出现的异常气候与六个时段的主气的阴阳寒热属性相比较，来研究不同年支的年份里，六气各时段可能出现的异常气候，根据此异常气候的属性可以判断所致疾病并提前预防。

由于年支不同，各岁六气各个时段的气候特点也不相同，不同的气候特点易引发温病乃至瘟疫。《内经》指出了外感温热病及瘟疫易发年份及大致规律，年支是子或午的年份，五之气秋分至小雪时段应凉反温，易发生温病；年支是丑或未的年份，二之气春分至小满的时段，主客二火相逢，致使初夏气候异常炎热，易发生瘟疫；四之气大暑至秋分时段，湿热相争，易疟；年支是寅申的年份，初之气大寒至春分时段，春有非时之暖，易发生温病；三之气小满至大暑时段，夏季气候炎热异常，易发生瘟疫；年支是卯或酉的年份，二之气春分至小满时段，主客二火相逢，初夏气候异常炎热，易发生瘟疫；终之气小雪至大寒时段，冬有非时之暖，易发生温疟；年支是辰或戌的年份，初之气大寒至春分时段，风火相临，春有非时之暖，易发生瘟疠；年支是巳或亥的年份，四之气大暑至秋分时段，湿热交蒸易发生黄疸；终之气小雪至大寒时段，客气少阳相火来袭，冬有非时之暖，易发生瘟疠。知晓六十年的年支与异常气候的规律，有助于提前预防外感流行性疾病及瘟疫。

## 4 五运

五运，是木运、火运、土运、金运、水运的简称。五行在天为气，在地成形，形气相感，化生万物。五运，具体指木、火、土、金、水五行之气在天地间的运行变化规律。天地自然界气候变化、万物的新生与消亡以及人体疾病均与五行之气的运行相关。

五运，包括岁运、主运和客运。岁运，又称中运、大运，它是以年干为单位统管全年的五运之气。由于它能反映全年的气候特征、物化特点及发病规律，所以称为岁运。岁运是五运的基础，能说明全年天时气候变化趋势及民病特点，也能反映年与年之间的气候病候差异。岁运是根据当年年干来确定的，也叫“十干统运”或“十干纪运”。古人通过观察天象，指出了五运与天干的时空关系，例如，《素问·天元纪大论》指出：“甲己之岁，土运统之；乙庚之岁，金运统之；丙辛之岁，水运统之；丁壬之岁，木运统之；戊癸之岁，火运统之。”即年干是甲己之年，岁运属土运，甲为单数属阳，故甲年为土运太过之岁，己为双数，属阴，故己年为土运不及之岁；年干是乙庚之年，岁运属金运，其中乙年为金运不及之岁，庚年为金运太过之岁；年干是丙辛之年，岁运属水运，其中丙年为水运太过之岁，辛年为水运不及之岁；年干是丁壬之年，岁运属木运，其中丁年为木运不及之岁，壬岁为木运太过之岁；年干是戊癸之年，岁运属火运，其中戊年为火运太过之岁，癸年为火运不及之岁。各年的岁运始于大寒，大寒是新一年岁运的起始，一般来看，太过之岁，在大寒节前交岁运；不及之岁，在大寒节后交岁运。这是由于太过之年时未至而气先到，即“未至而至”；不及之年时已至而气未到，即“至而未至”。

岁运太过不及影响气候变化及人体脏腑功能活动，例如《素问·气交变大论》中指出：“岁木太过，风气流行。”“岁火太过，炎暑流行。”“岁土太过，雨湿流行。”“岁金太过，燥气流行。”“岁水太过，寒气流行。”“岁木不及，燥乃大行。”“岁火不及，寒乃大行。”“岁土不及，风乃大行。”“岁金不及，炎火乃行。”“岁水不及，湿乃大行。”气候变化与人体脏腑功能活动相关，例如《素问·气交变大论》云：“岁木太过，风气流行，脾土受邪。”“岁火太过，炎暑流行，肺金受邪。”“岁土太过，雨湿流行，肾水受邪。”“岁金太过，燥气流行，肝木受邪。”“岁水太过，寒气流行，邪害心火。”

研究岁运，要关注岁运与异常气候的关系，因为异常气候条件下，有可能引发外感流行性疾病及瘟疫。一是太过和不及之岁当年气候异常，与外感流行性疾病及瘟疫相关；二是太过之岁，若当年气候异常，外感流行性疾病发生或未发生，都不要大意，异常气候导致的自然天地气机郁发，可能在其后二或三年化疫，疫情来得迟速根据气候异常的程度，这就是《内经》说的“三年化疫”。

主运，指主持一年中春、夏、长夏、秋、冬五季的正常气候变化之运。即春温属于木运，夏热属于火运，长夏湿属于土运，秋燥属于金运，冬寒属于水运，即正常的春、夏、长夏、秋、冬五个季节可以用木运、火运、土运、金运、水运来代表，这个顺序和规律，也代表了自然界正常的气候变化及春生、夏长、秋收、冬藏的物候变化规律，所以说，主运是一年五个时令正常的气候变化。主运的太过和不及要根据岁运来推求。各岁主运也是从大寒开始，即大寒起，新一年的主运开始运行。

客运，主要用以说明一年春、夏、长夏、秋、冬五个季节中，各个季节可能出现的异常气候变化，也就是这个季节中，出现了不是这个季节里应该有的气候，非其时而有其气，即非时之气，就是异常气候。受到异常气候影响，人体脏腑功能活动也会发生相应变化乃至疾病。客运的太过和不及要根据岁运来推求。各岁客运也是从大寒开始，即大寒起，新一年的客运开始运行。

## 5　九宫八风

九宫八风，是《灵枢·九宫八风》的篇名。

九宫，指对天之东、南、西、北四个方位以及东北、东南、西南、西北四隅，再加上中央这九个方位的划分。九宫的每一个区域就是一宫并有固定的宫名，合称九宫。北斗七星位于中央招摇宫，斗柄一年旋指十二辰，斗柄按照二十四节气及东南西北方位之序，斗柄的运行是顺时针由一宫运行至下一宫。

八风，指八个方位刮来的风，即东、南、西、北四个方位及东北、东南、西南、西北四隅的风，不同方位风的名称各异，不同方位的风其风向不同，对人体损伤程度也不同。

北方之宫，名叶蛰宫，应冬至，坎卦，北方刮来的风名曰大刚风，北斗斗柄自冬至日起，运行至立春前一日需要46天，历经冬至、小寒、大寒三个节气，其伤人则内侵于肾，外伤于骨及肩背之膂筋，其气主寒。

东北方之宫，名天留宫，应立春，艮卦，东北方刮来的风名曰凶风，北斗斗柄自立春起，运行至春分前一日需要46天，历经立春、雨水、惊蛰三个节气，其伤人则内侵于大肠，外伤于两胁腋骨之下及上肢关节。

东方之宫，名仓门宫，应春分，震卦，东方刮来的风名曰婴儿风，北斗斗柄自春分起，运行至立夏前一日需要46天，历经春分、清明、谷雨三个节气，其伤人则内侵于肝，外伤于筋。

东南之宫，名阴洛宫，应立夏，巽卦，东南方刮来的风名曰弱风，北斗斗柄自立夏起，运行至夏至前一日需要45天，历经立夏、小满、芒种三个节气，其伤人则内侵于胃，外伤于肌肉，其气伤人，使人身体困重。

南方之宫，名上天宫，应夏至，离卦，南方刮来的风名曰大弱风，北斗斗柄自夏至起，运行至立秋前一日需要46天，历经夏至、小暑、大暑三个节气，其伤人则内侵于心，外伤于血脉，其气主热。

西南方之宫，名玄委宫，应立秋，坤卦，西南方刮来的风名曰谋风，北斗斗柄自立秋起，运行至秋分前一日需要46天，历经立秋、处暑、白露三个节气，其伤人则内侵于脾，外伤于肌肉，其气伤人，使人虚弱。

西方之宫，名仓果宫，应秋分，兑卦，西方刮来的风名曰刚风，北斗斗柄自秋分起，运行至立冬前一日需要46天，历经秋分、寒露、霜降三个节气；其伤人则内侵于肺，外伤于皮毛，其气主燥。

西北方之宫，名新洛宫，应立冬，乾卦，西北方刮来的风名曰折风，北斗斗柄自立冬起，运行至冬至前一日需要45天，历经立冬、小雪、大雪三个节气，其伤人则内侵于小肠，外伤于手太阳小肠经，若脉气绝则血溢，脉气闭阻不通，则人易暴死。

由此可见，天之九宫与八方之风关系密切。一般来看，来自当令方位的风，即与该季节相适应的风，叫作实风，实风对自然界万物的生长化收藏有益；若风的风向来自与该时令相反的方向，不是这个季节里应该有的风，例如，春季刮北风或西风，冬季刮东风或南风，这叫作虚风，虚风主杀主害，伤害人体易致病，在各个季节里，人们应该谨慎地观察风向，及时地躲避虚风。

九宫八风的时空观及整体生命观，对于人们顺应时令治疗疾病、根据时令气候预防疾病及四时养生保健具有重要价值。

## 6 干支配脏腑

干，即十天干；支，即十二地支。天干地支，见于《素问·天元纪大论》《素问·五运行大论》《素问·六微旨大论》《素问·气交变大论》《素问·五常政大论》《素问·六元正纪大论》《素问·至真要大论》《素问·刺法论》《素问·本病论》《素问·脏气法时论》等篇。干支与人体脏腑关系密切。

天干地支，古人用以纪时、纪日、纪月、纪年。天干地支配伍规律是《内经》研究六十年甲子周期天地气候物候规律、自然万物生化规律以及人体发病规律的基础，五运配天干以纪运，运从甲始；六气配地支以纪气，气从子始，所以《内经》研究气运规律和发病规律都离不开天干地支。正如刘温舒在《素问人式运气论奥》中云："天气始于甲干，地气始于子支，乃圣人究乎阴阳轻重之用也，著名以彰其德，立号以表其事，由是甲子相合，然后成其纪。远可步于岁而统六十年，近可推于日而明十二时，岁运之盈虚，气令之早晏，万物生死，将今验古，咸得而知之……明其用而察病向往之始生，则精微之义，可谓大矣。”

天干和地支的次第先后并不是随便排列的，它不只是一至十数列，它包含着万物由发生而少壮，由少壮而繁盛，由繁盛而衰老，由衰老而死亡，由死亡而更始的生命周期规律。

天干有十，依次为甲、乙、丙、丁、戊、己、庚、辛、壬、癸。天干是古人最早用以记录太阳日节律的序号，故天干属阳。据《汉书·律历志》《史记·律书》记载，十天干的含义分别为：甲，“出甲于甲”，“甲者，言万物剖符甲而出也”，指嫩芽破甲而出的初生现象。乙，“奋轧于乙”，“乙者，言万物生轧轧也”，指幼苗逐渐抽轧的生长之象。丙，“明炳于丙”，“丙者，言阳道著明，故曰丙”，指阳气充盛，生长显著之象。丁，“大盛于丁”，“丁者，言万物之丁壮也，故曰丁”，指幼苗不断地壮大成长。戊，“丰楙于戊”，指幼苗日益茂盛。己，“理纪于己”，指幼苗已成熟至极。庚，“敛更于庚”，“庚者，言阴气庚万物，故曰庚”，指生命开始收敛。辛，“悉新于辛”，“辛者，言万物之辛生，故曰辛”，指新的生机又开始酝酿。壬，“怀妊于壬”，“壬之为言任也，言阳气任养万物于下也”，指新的生命已开始孕育。癸，“陈揆于癸”，“癸之为言揆也，言万物可揆度，故曰癸”，指新的生命又将开始。

地支是古人最早用以纪月的序号，月为阴，故地支属阴。地支有十二，依次是子、丑、寅、卯、辰、巳、午、未、申、酉、戌、亥。据《汉书·律历志》及《史记·律书》记载，十二支的含义分别为：子，“孳萌于子”，“子者，滋也；滋者，言万物滋于下也”，指十一月冬至一阳复苏，生命潜藏于地，已渐有滋生之机。丑，“纽牙于丑”，“丑者，纽也。言阳气在上未降，万物厄纽未敢出也”，指十二月阴气尽、阳气生，新的生命已将解脱阴纽而出土。寅，“引达于寅”，“寅言万物始生螾然也，故曰寅”，正月为孟春，三阳开泰，生机已螾然活跃。卯，“冒茆于卯”，“卯之为言茂也，言万物茂也”，二月为仲春，阳气方盛，生物的成长渐茂。辰，“振美于辰”，“辰者，言万物之蜄也”，三月为季春，春阳振动，生物生长越发茂美。巳，“已盛于巳”，“巳者，言阳气之已尽也”，四月阳气益为盛壮。午，“咢布于午”，“午者，阴阳交，故曰午”，五月阳盛阴生，生物的生长枝繁叶布。未，“昧薆于未”，“未者，言万物皆成，有滋味也”，六月生物生长，开始结果实。申，“申坚于申”，“申者，言阴用事，申贼万物，故曰申”，七月凉秋初至，生物生长尽，果实成熟。酉，“留孰于酉”，“酉者，万物之老也，故曰酉”，八月阴气益盛，阳气益衰，生物衰老。戌，“毕入于戌”，“戌者，言万物尽灭，故曰戌”，言九月季秋，生物尽收。亥，“该阂于亥”，“亥者，该也，言阳气藏于下，故该也”，十月阴气渐盛于外，阳气潜藏于内。

可见，不论是天干还是地支，其次第不仅指数字的排列，而是包含着生物生长化收藏、再生长的含义在内，阴阳五行生生化化的道理尽现其中。因而古人在医学上运用时，也就把干支与季节、方位、物候及人体脏腑性能等相联系来研究其中的规律，正如《大戴礼》所说“地支计象”，也证明了地支是用来说明地之生物演变之象的。

地支计象是与一年中十二个月份生物变化的形象相吻合的，因而把十二支分建于十二月，标志生物变化的形态，叫作“月建”。春季三个月里，正月寅、二月卯、三月辰；夏季三个月里，四月巳、五月午、六月未；秋季三个月里，七月申、八月酉、九月戌；冬季三个月里，十月亥、十一月子、十二月丑。明代医家张介宾云：“阳虽始于子，而春必起于寅。”说明十二支的顺序，以子为始者象征阳气之始也。月建以寅为始者，象征阳气之备也。冬至和夏至是自然界阴阳二气相互消长转化的转折点，因此，冬至所在的十一月乃阴消阳生之时，即阳气开始发生，阳生于阴中，故以子为始。而月建以寅为始，是因为正月为阳气完备纯阳主事之时，故正月建寅。古人还根据北斗星斗柄指示的方位来确定时令、月份、节气，这种方法称为“斗纲月建”，即正月起于寅。

干支的阴阳属性是天干属阳，地支属阴。“阳道奇，阴道偶”，天干之中的甲、丙、戊、庚、壬为奇数属阳，乙、丁、己、辛、癸为偶数属阴；地支之中的子、寅、辰、午、申、戌为奇数属阳，丑、卯、巳、未、酉、亥为偶数属阴。

天干的五行方位属性为，东方甲乙木，南方丙丁火，中央戊己土，西方庚辛金，北方壬癸水。

地支的五行方位属性为，东方寅卯属木，南方巳午属火，西方申酉属金，北方亥子属水，中央辰未戌丑属土。

天干配脏腑指：甲乙属木，甲为阳干属胆，乙为阴干属肝；丙丁属火，丙为阳干属小肠，丁为阴干属心；中央戊己属土，戊为阳干属胃，己为阴干属脾；庚辛属金，庚为阳干属大肠，辛为阴干属肺；壬癸属水，壬为阳干属膀胱，癸为阴干属肾。天干配脏腑歌诀为：甲胆乙肝丙小肠，丁心戊胃己脾乡，庚属大肠辛属肺，壬居膀胱癸肾脏，三焦阳府须归丙，包络从阴丁火旁。

地支与脏腑相关，主要是指十二经脉循行与十二时辰相关，经气循行的规律是，在寅时出于中焦注入手太阴肺经，卯时注入手阳明大肠经，辰时注入足阳明胃经，巳时注入足太阴脾经，午时注入手少阴心经，未时注入手太阳小肠经，申时注入足太阳膀胱经，酉时注入足少阴肾经，戌时注入手厥阴心包经，亥时注入手少阳三焦经，子时注入足少阳胆经，丑时注入足厥阴肝经，寅时又返回至手太阴肺经，周而复始，如环无端。十二地支配脏腑歌诀为：肺寅大卯胃辰宫，脾巳心午小未中，申膀酉肾心包戌，亥焦子胆丑肝通。

天干用以纪运，以推求五行之气在天地间的运动变化规律，在六十年当中，各岁的气候物候变化各具五行特点，故可以用五运来表示。其规律是，年干是甲己的年份，岁运属土，甲年为土运太过，己年为土运不及；年干为乙庚的年份，岁运属金，乙年为金运不及，庚年为金运太过；年干为丙辛的年份，岁运为水运，丙年为水运太过，辛年为水运不及；年干为丁壬的年份，岁运为木运，丁年为木运不及，壬年为木运太过；年干为戊癸的年份，岁运属火运，戊年为火运太过，癸年为火运不及。奇数之年，为太过；偶数之年，为不及。《素问·天元纪大论》云：“甲己之岁，土运统之；乙庚之岁，金运统之；丙辛之岁，水运统之；丁壬之岁，木运统之；戊癸之岁，火运统之。”天干纪运，亦称为“十干统运”或“十干纪运”。

地支用以纪气，以推求各岁六气的变化特点及趋势。十二地支纪六气的规律，正如《素问·五运行大论》云：“子午之上，少阴主之；丑未之上，太阴主之；寅申之上，少阳主之；卯酉之上，阳明主之；辰戌之上，太阳主之；巳亥之上，厥阴主之。”《素问·天元纪大论》云：“厥阴之上，风气主之；少阴之上，热气主之；太阴之上，湿气主之；少阳之上，相火主之；阳明之上，燥气主之；太阳之上，寒气主之。所谓本也，是谓六元。”地支配三阴三阳六气，用以推演六气的变化规律，其规律为，年支是子、午的年份，司天之气是少阴君火；年支是卯、酉的年份，司天之气是阳明燥金；年支是辰、戌的年份，司天之气是太阳寒水；年支是巳、亥的年份，司天之气是厥阴风木；年支是寅、申的年份，司天之气是少阳相火；年支是丑、未的年份，司天之气是太阴湿土。各岁的司天之气很重要，司天之气在具体时段主管小满至大暑时段的气候特点，也代表大寒至大暑所主的上半年气候特点；司天之气与在泉之气分别主管上半年和下半年的气候特征，所以，司天之气和在泉之气，均叫作“岁气”，因此，用地支以纪气，就能够判断各岁全年气候特征及发病特点。

《内经》运用十天干与十二地支相配合形成的甲子周期来研究六十年各岁的五运六气变化规律，正如《素问·六微旨大论》云：“天气始于甲，地气始于子，子甲相合，命曰岁立，谨候其时，气可与期。”正如《素问·天元纪大论》云：“天以六为节，地以五为制。周天气者，六期为一备；终地纪者，五岁为一周……五六相合，而七百二十气为一纪，凡三十岁；千四百四十气，凡六十岁，而为一周，不及太过，斯皆见矣。”由于在六十年的甲子周期中，天干往复排列六次，故曰：“天以六为节。”地支往复排列五次，故曰：“地以五为制。”一年有二十四节气，六十年有一千四百四十节气，正好是一个甲子周期。因此，“千四百四十气，凡六十岁，而为一周”，即指此而言。

干支甲子相配的时辰节律、日节律、季节节律、年节律是《内经》研究自然规律、人体生命规律及疾病规律，以及判断疾病预后善恶的重要内容，可见干支甲子周期与人体生命活动密切相关。

## 7　五运六气

五运六气，简称运气。是我国古代研究天时气候变化规律，以及天时气候变化规律对人体生命影响的一门科学，属于中医外感病因学范畴。五运六气理论内容是以天人相应整体观为指导思想，以阴阳五行为理论基础，以天干地支系统为演绎方法，研究以六十年为一个甲子周期的天地自然气候物候变化规律，以及人体随之发生的疾病规律和临床防治规律。五运六气理论记载在《素问》的《天元纪大论》《五运行大论》《六微旨大论》《气交变大论》《五常政大论》《六元正纪大论》《至真要大论》《刺法论》《本病论》《六节藏象论》中，《灵枢》的《九宫八风》等篇也有记载。

五运六气的基本理论主要由“五运”和“六气”两部

分组成。五运，即木运、火运、土运、金运、水运，五运分别配以天干，用来研究各年的岁运和春、夏、长夏、秋、冬五个季节的气候变化规律；六气，即风、热、火、湿、燥、寒，六气分别配以地支，用来研究各年的岁气和六气各时段的气候变化规律及趋势。五运与六气相结合，可以综合分析及判断各年气候变化和疾病流行的一般规律，还可以判断各年气候变化和疾病流行的特殊情况，因此，研究五运六气的气候变化规律与人体疾病的密切关系，对于预防疾病尤其是瘟疫类外感流行性疾病，以及预防自然灾害等均具有重要意义。

五运六气理论是以自然界的气候变化以及人体对这些变化所产生的反应为基础，把自然气候现象和生物的生命现象统一起来，把自然气候变化和人体发病规律、用药规律以及养生防病规律统一起来，从时空角度研究了天时气候变化规律对人体生命活动及发病的影响。可以说，天人相应的医学思想，完整地反映在五运六气理论中。这种人与天地相参、气候变化与人体生命相关的医学思想，充分体现了五运六气理论体系的特点。

《内经》中的五运六气理论对中医学发展起到了重要的推动作用。其创立了医学气象历法，阐述了外感六淫致病规律，提出了气化学说和病机学说，系统论述了天人合一的整体治疗原则及组方原则，扩大了中医学理论范畴，促进了中医学理论的发展，长期以来一直有效地指导着中医临床防病治病，其重要性正如《素问·六节藏象论》所云："不知年之所加，气之盛衰，虚实之所起，不可以为工矣。"历代医家也曾有"不读五运六气，检遍方书何济"之训，均强调了习医者学习五运六气理论的重要性与必要性。

历代医家运用五运六气理论指导临床防病治病，在临床防治疾病中积累了丰富的经验，也推动了中医学的发展与进步，留下了《天元玉册》《元和纪用经》《素问入式运气论奥》《三因极一病证方论》《运气易览》《疫疹一得》《温病条辨》《时病论》《伤寒瘟疫条辨》《内经运气病释》等大量宝贵的文献，为今之外感病及瘟疫类烈性传染性疾病的诊治提供了珍贵的思路、方法及方药。随着医学模式的转变，对于时空节律与生物生命活动节律关系的研究，气候变化规律与人体生命节律及发病规律关系的研究日益受到国内外学者的重视，并取得了重大进展。《内经》五运六气理论涉及古历法、古天文、气象、物候及地理学科门类等，其理论博大精深，丰富至要；现代的气象医学、地理医学、环境医学、时间医学、物候学等均属于五运六气理论范畴，目前其理论仍是继承和发扬中医学的重要课题之一。

## 8　五运三纪

五运三纪，出自《素问·五常政大论》。五运在此指岁运。三，指岁运的木、火、土、金、水五运之岁各有平气之岁、不及之岁、太过之岁三种情况。纪，纪年。三纪，也称三气。

岁运有木运、火运、土运、金运、水运，每一运的平气、不及、太过三种情况又各有其名称。

例如，木运平气之岁，也叫敷和之纪；火运平气之岁，也叫升明之纪；土运平气之岁，也叫备化之纪；金运平气之岁，也叫审平之纪；水运平气之岁，也叫静顺之纪。如《素问·六节藏象论》指出："帝曰：平气何如？岐伯曰：无过者也。"《素问·六元正纪大论》亦云："运非有余非不足，是谓正岁，其至当其时也。"平气是由岁运和岁气之间的相互关系来决定的，岁运太过，而被司天之气所抑制，或者岁运不及得到司天之气的同气相助，便构成平气之岁。正如张介宾云："平气，如运太过而被抑，运不及而得助也。"

岁运平气之年，其岁的气候变化平稳和缓，表现出与岁运五行属性相一致的特性，自然物候及生物生长收藏正常，疾病流行较少，即使发病，病情也比较单纯。《素问·五常政大论》云："敷和之纪，木德周行，阳舒阴布，五化宣平，其气端，其性随，其用曲直，其化生荣，其类草木，其政发散，其候温和，其令风，其脏肝，肝其畏清，其主目，其谷麻，其果李，其实核，其应春，其虫毛，其畜犬，其色苍，其养筋，其病里急支满，其味酸，其音角，其物中坚，其数八。升明之纪，正阳而治，德施周普，五化均衡……备化之纪，气协天休，德流四政，五化齐修……审平之纪，收而不争，杀而无犯，五化宣明……静顺之纪，藏而勿害，治而善下，五化咸整，其气明。"

再如，木运不及之岁，也叫委和之纪；火运不及之岁，也叫伏明之纪；土运不及之岁也叫卑监之纪；金运不及之岁，也叫从革之纪；水运不及之岁，也叫涸流之纪。

岁运不及之纪，其岁的气候物候变化及疾病变化受其影响，尤其在与岁运五行属性相同的季节其气不及，岁运所不胜之气的气候里表现明显，与岁运五行属性相同的生物生长受到影响，在人体则发生相关疾病。《素问·五常政大论》云："委和之纪，是谓胜生，生气不政，化气乃扬，长气自平，收令乃早，凉雨时降……其病肢废，痈肿疮疡，其甘虫，邪伤肝也。""伏明之纪，是谓胜长，长气不宣，藏气反布，收气自政，化令乃衡，寒清数举，暑令乃薄，承化物生，生而不长……其病昏惑悲忘……邪伤心也。""卑监之纪，是谓减化，化气不令，生政独彰，长气整，雨乃愆，收气平，风寒并兴，草木荣美，秀而不实，成而秕也……其动疡溃痈肿……留满否塞……其病飧泄，邪伤脾也。""从革之纪，是谓折收，收气乃后，生气乃扬，长化合德，火政乃宣，庶类以蕃……其动铿禁瞀厥，其发咳喘，其脏肺……其病嚏咳鼽衄……邪伤肺也。""涸流之纪，是谓反阳，藏令不举，化气乃昌，长气宣布，蛰虫不藏，土润水泉减……其脏肾……其病痿厥坚下……其病癃闷，邪伤肾也。"

再如，木运太过之岁，也叫发生之纪；火运太过之岁，也叫赫曦之纪；土运太过之岁，也叫敦阜之纪；金运太过之岁，也叫坚成之纪；水运太过之岁，也叫流衍之纪。

岁运太过之纪，其岁的气候物候变化及疾病变化受其影响，尤其在与岁运五行属性相同的季节里的异常气候变化表现的比较明显，同时，被岁运五行属性相克的季节里的气候及物候表现呈现不及的状况，影响人体发生相关疾病。《素问·五常政大论》云："发生之纪，是谓启陈，土疏泄，苍气达，阳和布化，阴气乃随，生气淳化，万物以荣，其化生，其气美，其政散，其令条舒，其动掉眩巅疾……其脏肝脾……其病怒……上徵则其气逆，其病吐利……邪乃伤肝。”“赫曦之纪，是谓蕃茂，阴气内化，阳气外荣，炎暑施化，物得以昌，其化长……其变炎烈沸腾……其脏心肺……其病笑疟，疮疡血流，狂妄目赤……邪伤心也。”“敦阜之纪，是谓广化，厚德清静，顺长以盈，至阴内实，物化充成，烟埃朦郁，见于厚土，大雨时行，湿气乃用……其脏脾肾……其病腹满、四肢不举，大风迅至，邪伤脾也。”“坚成之纪，是谓收引，天气洁，地气明，阳气随，阴治化，燥行其政，物以司成，收气繁布，化洽不终，其化成，其气削，其政肃……其脏肺肝……其病喘喝胸凭仰息……邪伤肺也。”“流衍之纪，是谓封藏，寒司物化，天地严凝，藏政以布，长令不扬，其化凛，其气坚，其政谧，其令流注……其脏肾心……其病胀……邪伤肾也。”

## 9　未至而至

未至而至，见于《素问·六节藏象论》《素问·六微旨大论》《素问·至真要大论》。未至而至，意指在自然界气候变化中，时令未到而其气已来，这种情况叫作未至而至。

《内经》指出，研究自然界气候变化规律，就要注意观察自然气候的变化。如果节气未到而其气先到了，叫作太过，其气太过则侵犯己所不胜之气，同时又欺凌己所胜之气，这叫作气淫。节气已经到了而其气未到，这叫作不及，其气不及则所胜之气失去制约而妄行；所生之气失去资生而病；所不胜之气也来侵迫，叫作气迫。正如《素问·六节藏象论》指出："未至而至，此谓太过，则薄所不胜，而乘所胜也，命曰气淫。不分邪僻内生，工不能禁。至而不至，此谓不及，则所胜妄行，而所生受病，所不胜薄之也，命曰气迫。"

研究自然气候规律，首先要求气至，即观察气的到来与时令是否相一致，谨慎地观察气至的时节及其变化，就可以知道四时与五气是否同步。如果不注意观察四时时令与气至的迟速及其相互关系，则邪气内侵人体而发生疾病。正如《素问·六节藏象论》指出："所谓求其至者，气至之时也。谨候其时，气可与期，失时反候，五治不分，邪僻内生，工不能禁也。"

在《素问·六微旨大论》中，把时令与气的相应关系及其变化，称作至而至、至而不至、至而太过。至而至，即时令到了，其气也随之到来；至而不至，即时令到了而其气未到或其气不及；至而太过，即时令到了，其气也到来，但是其气来得太过。正如《素问·六微旨大论》云："帝曰：其有至而至，有至而不至，有至而太过，何也？岐伯曰：至而至者和；至而不至，来气不及也；未至而至，来气有余也。"

时令季节到了而气候也到的，这是正常之气；时令季节到了而气候不到的，这是来气不及；时令季节未到而气候先到的，是来气有余。如果人体生命能适应这种变化的，则为顺；不能适应这种变化的，则为逆，逆则人体脏腑经络就会发生变化，最终导致疾病。正如《素问·六微旨大论》云："应则顺，否则逆，逆则变生，变则病……物，生其应也。气，脉其应也。"

在《素问·至真要大论》中，未至而至，至而不至，还指人体脉象与六气之至的相应关系。具体指，厥阴之气到来时，其脉弦；少阴之气到来时，其脉钩；太阴之气到来时，其脉沉；少阳之气到来时，其脉大而浮；阳明之气到来时，其脉短而涩；太阳之气到来时，其脉大而长。时气至而脉来和缓的，为正常；时气至而脉过甚的，为病脉；时气至而脉与之相反的，为病脉；时气至而不见应时脉象的，为病脉；时气未至而脉象先至的，为病脉；脉象的阴阳属性与季节的阴阳属性相反的，病情危重，预后不良。正如《素问·至真要大论》云："厥阴之至其脉弦，少阴之至其脉钩，太阴之至其脉沉，少阳之至大而浮，阳明之至短而涩，太阳之至大而长。至而和则平，至而甚则病，至而反者病，至而不至者病，未至而至者病，阴阳易者危。"

未至而至、至而不至、至而至，说明了研究自然气候规律就要观察自然气候变化与时令季节是否相应，自然六气之至与不至与人体脉象也有相应关系，仔细观察则可以正确判断疾病预后善恶。

## 10 生气通天

生气通天，出自《素问·生气通天论》。

生气，即人体生命活动之气；通，通应；天，指自然界。生气通天，意指人体生命活动之气与天地自然界的阴阳之气息息相通。生气通天，说明了三方面的含义：第一，生命本源于自然界阴阳二气；第二，生命活动与自然界阴阳之气相通应；第三，提出养生必须顺应自然，主动、自觉地适应自然阴阳变化。

《内经》认为自然万物的生成与消亡本原于天地阴阳之气，自然万物的生长化收藏是自然天地间阴阳二气相互作用的结果。天地阴阳之气是生命之本，天与地阴阳二气的对立统一运动为生命的产生提供了最适宜的自然环境。《素问·生气通天论》指出："夫自古通天者，生之本，本于阴阳。天地之间，六合之内，其气九州、九窍、五脏、十二节，皆通乎天气。"

人体生命与天地万物一样，均是秉承天地阴阳相互交感的产物，是自然界有规律地变化的结果。人类秉承自然界阴阳二气而生，自然界为人类的生存提供了必要条件，人体生命既是一个以五脏为核心的有机整体，也是一个与自然阴阳之气息息相通的整体。生气通天，指的就是人体生命活动与自然息息相通的整体生命观，人体生命宜顺应自然四时阴阳变化规律，主动调养身体才能健康长寿，颐养天年，这一思想贯穿于《内经》养生防病学说的始终，对于延年益寿具有深刻的指导意义。

人与自然相统一，人与自然有着共同规律，均受阴阳五行运动规律的制约，而且在许多具体的运动规律上，例如日节律、月节律、季节节律、年节律等均有具体的相互通应的关系。

人体生命活动随着自然界的运动和自然条件的变化而发生相应的变化。在自然界中，四时气候、地土方宜等均给人体的生命活动与疾病带来了深刻的影响。如《灵枢·五癃津液别》指出："天暑衣厚则腠理开，故汗出；寒留于分肉之间，聚沫则为痛。天寒则腠理闭，气湿不行，水下流于膀胱，则为溺与气。”其大意是天气炎热，则气血运行畅通，腠理开疏，汗大泄；天气寒冷，则气血运行迟缓，腠理固密，汗不出，水气下流膀胱而为溺。这充分说明了四时气候变化对人体水液代谢的影响。

人类适应自然环境的能力是有一定限度的。如果气候剧变，超过了人体调节机能的一定限度，或者机体的调节机能失常，不能对自然变化做出相应调节时，人体就会发生疾病。有些季节性的多发病或时令性的流行病有着明显的季节倾向，如某些慢性疾病，如痹证、哮喘、胃痛、眩晕等，往往在气候剧变或季节更替时发作或加剧。

在日常生活中，不要违背自然寒暑节律和规律，宜将起居作息、饮食节奏及心情调节得与自然四季节律、昼夜节律相一致，以预防疾病；若长期与自然节律不相适应，久而久之会发生疾病。

## 11　胜复郁发

胜、复、郁、发，见于《素问·至真要大论》《素问·五常政大论》《素问·六元正纪大论》《素问·五运行大论》等篇。

胜，即胜气，指偏胜之气；复，即复气，指报复之气，是偏胜之气的所不胜之气，其作用是制约亢盛之胜气，使气化恢复平衡；郁，有郁滞之意，指某气太过，导致其所胜之气被压抑、郁滞，而成为郁气；发，即暴发、怒发，指郁滞之气被压抑到一定程度而怒发。胜复郁发是自然界五运和六气在运行过程中为了制约偏胜之气，维持正常气化的一种自稳调节机制，它是气候寒热温凉调节过程中出现的气候物候现象，其间可能出现矫枉过正的气候物候现象。

五运的太过不及和六气的亢害承制均可产生胜复变化。岁运气候的胜复现象是自然界气候自稳调控机制的自我调控表现。在六十年甲子周期当中，年干为奇数的年份，为阳年，为太过之岁；年干为偶数的年份为阴年，为不及之岁，故有三十个阳年及三十个阴年，阳年为太过之年，阴年为不及之年。

因此，岁运太过之纪的气候物候的胜复规律为，本气偏胜（胜气），所胜之气受邪，所不胜之气来复（复气）。例如，木运太过之岁，本气木太过成为胜气，在气候变化上以风为特点，风能胜湿，木克土，所不胜之金气来复，以制约太过的风气。因此，本年度的气候特点，除了考虑风气偏盛外，还要考虑到湿气不及、燥气来复；该岁异常气候变化影响的脏腑主要有肝（木）、脾（土）、肺（金）等。

岁运不及之纪的气候、物候的胜复规律为本气不及，所不胜之气偏胜（胜气），制约所不胜之气的气来复（复气）。不及之纪，由于本气不足，故所不胜之气成为胜气乘之，即在五行属性上能够克制胜气的气为复气。例如，木运不及之年，风气不及，其所不胜之气燥气流行，燥为胜气，暑热气作为复气制约偏胜的燥金之气，即木运不及之年的气候主要表现为风气不及、燥气偏胜，还可能会出现暑热的气候变化。该年份的异常气候变化，影响的脏腑主要有肝（木）、肺（金）、心（火）等。

正如《素问·五运行大论》指出："气有余，则制己所胜而侮所不胜；其不及，则己所不胜侮而乘之，己所胜轻而侮之。侮反受邪，侮而受邪，寡于畏也。”岁运的胜复规律是自然气候自稳调制的现象。有一分胜气便有一分复气，复气的强弱是依据胜气的多少而定，总之，“微则复微，甚则复甚”。

六气胜复。六气有主气、客气之分，主气和客气上下加临共同影响着自然界各岁六气的各时段的气化。有主气胜复、客气胜复、客主加临胜复。

主气胜复的规律。主气六步运行的规律是厥阴风木、少阴君火、少阳相火、太阴湿土、阳明燥金、太阳寒水，此六气按照五行相生之序运行，以维持自然正常的春温夏暖秋凉冬寒的气候及春生夏长秋收冬藏的物候现象。六气能够维持自然生长化收藏的正常现象，是因为六气之间具有相互承制、互相约束的关系，即“相火之下，水气承之；水位之下，土气承之”，以防止某气太过或不及。

客气胜复的规律。一是上半年归司天之气所主，下半年归在泉之气所主，两者相互制约。《素问·至真要大论》云：“胜复之动……初气终三气，天气主之，胜之常也。四气尽终气，地气主之，复之常也。有胜则复，无胜则否……胜至则复，无常数也，衰乃止耳。复已而胜，不复则害，此伤生也。”二是三阴三阳六气的正化和对化之间相互制约，认为“正司化令之实，对司化令之虚，对化胜而有复，正化胜而不复”(《玄珠密语》)。

客主加临胜复规律。在各岁六气的六个时段里，每个时段均有每岁右迁的客气加临于固定不变的主气，每个时段的客气与主气的三阴三阳五行属性会出现相胜关系，胜气是短暂的，不产生复气。《素问·至真要大论》云："客主之气，胜而无复也。""主胜逆，客胜从。"

郁发，见于《素问·六元正纪大论》。郁发，具体指岁运的五郁之发，即岁运的五运郁极乃发。若五运被胜太甚，其郁必极，郁极者必复。郁发，一般出现在与其五行属性相同的时令季节，土郁发于长夏，金郁发于秋季，水郁发于冬季，木郁发于春季，火郁发于夏季，即"郁极乃发，待时而作也"。五郁之发，在其发作之前还有气候及物候征兆。其云："土郁之发，岩谷震惊，雷殷气交，埃昏黄黑……民病心腹胀，肠鸣而为数后，甚则心痛胁䐜。""金郁之发，天洁地明，风清气切，大凉乃举……民病咳逆，心胁满引少腹，善暴痛，不可反侧，嗌干面尘色恶。""水郁之发，阳气乃辟，阴气暴举，大寒乃至……民病寒客心痛，腰脽痛，大关节不利，屈伸不便，善厥逆，痞坚腹满。""木郁之发，太虚埃昏，云物以扰，大风乃至……民病胃脘当心而痛，上支两胁，膈咽不通，食饮不下，甚则耳鸣眩转，目不识人，善暴僵仆。""火郁之发，太虚曛翳，大明不彰，炎火行……民病少气，疮疡痈肿，胁腹胸背、面首四肢䐜愤胪胀，疡痱呕逆，瘛疭骨痛，节乃有动，注下温疟，腹中暴痛，血溢流注，精液乃少，目赤心热，甚则瞀闷懊侬，善暴死。"

《素问·六元正纪大论》提出了五郁治法，其云："木郁达之，火郁发之，土郁夺之，金郁泄之，水郁折之。""五郁"治法其具体指肝气郁结之候，当用疏肝理气之法，使之畅达；火盛郁闭之候，当用发越之法，发散火邪；湿郁脾土、脾气壅滞之候，当用消滞除湿之法；肺气郁闭不利之候，当用宣发降泄之法；水寒郁滞于内，当用温阳散寒利水之法。

## 12 脾不主时

脾不主时，出自《素问·太阴阳明论》。

在中医学理论中，始终强调脾应长夏，脾土之气与长夏相通应，脾应长夏之说，见于《内经》多篇。脾在五行属土，与长夏相通应。即肝应春、心应夏、脾应长夏、肺应秋、肾应冬，例如，《素问·六节藏象论》指出："脾、胃、大肠、小肠、三焦、膀胱者，仓廪之本，营之居也，名曰器，能化糟粕，转味而入出者也，其华在唇四白，其充在肌，其味甘，其色黄，此至阴之类，通于土气。"

可是，为什么《素问·太阴阳明论》又提出"脾不主时"呢?

这是因为脾属土，位居中央，在主长夏时令的同时，又分旺于四时之末的十八日，也就是说，春、夏、秋、冬四季最后的十八日均归脾土所主，而营养于四脏，所以，脾不独主于一个时令。脾将胃受纳腐熟吸收的精微，转输到周身，犹天地之气生养万物一样，将水谷精微转输到全身上下无处不到，所以脾不单独主一个时令。例如，《素问·太阴阳明论》指出："帝曰：脾不主时何也？岐伯曰：脾者土也，治中央，常以四时长四脏，各十八日寄治，不得独主于时也。脾脏者，常著胃土之精也，土者生万物而法天地，故上下至头足，不得主时也。"清代医家张志聪指出："春夏秋冬，肝心肺肾之所主也。土位中央，灌溉于四脏，是以四季月中，各旺十八日，是四时之中，皆有土气，而不独主于时也。五脏之气，各主七十二日，以成一岁。”

十二支代表十二月，脾不独主长夏，还兼主四季之末，十二支十二月与时令的对应关系上，也说明了这个道理。在十二地支当中，寅卯辰应春季的三个月，即一月、二月、三月这三个月，其中寅月、卯月应一月、二月，属木，但是，应三月的辰月属土，即春季末由土主管。

巳午未应夏季的三个月，即四月、五月、六月这三个月，其中巳月、午月应四月、五月，属火，但是，应六月的未月属土，即夏季末由土主管。

申酉戌应秋季的三个月，即七月、八月、九月这三个月，其中申月、酉月应七月、八月，属金，但是，应九月的戌月属土，即秋季末由土主管。

亥子丑应冬季的三个月，即十月、十一月、十二月这三个月，其中亥月、丑月应十月、十一月，属水，但是，应十二月的丑月属土，即冬季末由土主管。

一年有365.25日，那么，脾土主四季之末的日数，是365.25日的五分之一，即73天零5刻。也正与《内经》五运六气理论中的季节之运的五运各运所主的日数相一致，每一运所主时日为73天零5刻。春季应木运73天零5刻、夏季应火运73天零5刻、长夏应土运73天零5刻、秋季应金运73天零5刻、冬季应水运73天零5刻。

脾不主时寄旺于四季之末的观点与脾主长夏的观点，意在强调土在自然四季的作用，这两个观点均重视脾土在人体生命活动中的重要作用，只是角度不同而已。从主持的日数来看，大约是相同的，都是主管73天零5刻。按照春、夏、秋、冬四个季节计算，4个季节的每个季节最后18天，合计72天；脾土主四季之末的日数共计是73天零5刻；按照脾土应长夏的日数计算，是主管73天零5刻。

由此可见，脾不主时，并不是脾与时令无关，而是四个季节末的十八日均属脾土，脾不主时，但却无时不主，脾寄旺于四季而滋养于五脏。

脾不主时的观点，与脾主长夏的观点相一致，都是强调脾土在人体生命活动中的重要地位，均是强调脾脏属土为万物之母，为五脏之本。脾不主时的观点，对后世历代医家影响深远。提示临床诊治疾病时，要重视各个季节时令，要关注后天之本脾胃功能的强弱，有胃气则生，无胃气则死。脾不主时的观点，对于平日养生保健预防疾病也具有重要意义，注意从饮食、起居、情志、寒热等角度呵护脾胃。

## 13　脏气法时

脏气法时，语出《素问·脏气法时论》。

脏气，指五脏之气，即五脏功能活动。法时，法，效法；时，时序，指日、月、季节及年等各种节律。

脏气法时，意指人体生命活动及五脏之气与自然的昼夜节律、月节律、四时节律、六气变化节律、五行五运节律密切相关。五脏正常状态下的盛衰节律、疾病状态下的节律，甚至死亡节律皆与时序相关。也就是说，人体实际就是一个钟表，脏腑和经络各有盛的时、日、季节、年节律，也有弱的时、日、季节、年节律。因此，预防疾病要把握时序，治疗疾病，也要把握时序，抓住时间节律，对于治疗能起事半功倍的效果。

人体法日节律，即昼夜节律。卫气昼行于表二十五周，夜行于里二十五周，具有昼夜节律；营气循行也具有昼夜节律，昼行二十五周，夜行二十五周；卫气与营气夜半子时会合于手太阴肺经，即五十而复大会，这也是昼夜规律。青壮年昼精夜瞑也是日节律之一。人体法日节律见于《灵枢·营卫生会》《灵枢·五十营》《灵枢·卫气行》等篇。《素问·生气通天论》的“故阳气者，一日而主外，平旦人气生，日中而阳气隆，日西而阳气已虚，气门乃闭。是故暮而收拒，无扰筋骨，无见雾露，反此三时，形乃困薄”也阐述了人体阳气循行具有日节律。

人体五脏病轻重有日节律变化规律。《灵枢·顺气一日分为四时》指出了人体五脏病在一日当中具有旦慧、昼安、夕加、夜甚的变化节律。其云：“夫百病者，多以旦慧、昼安、夕加、夜甚。”其原理是“以一日分为四时，朝则为春，日中为夏，日入为秋，夜半为冬。朝则人气始生，病气衰，故旦慧；日中人气长，长则胜邪，故安；夕则人气始衰，邪气始生，故加；夜半人气入脏，邪气独居于身，故甚也”。《素问·脏气法时论》指出了五脏病日及季节的盛衰规律，例如，肝病平旦减轻，下晡加重，夜半稳定。平旦是指寅、卯时为日出肝木旺之时，下晡指午后申酉两个时辰，为金旺之时，夜半指子时为水旺之时。其云：“病在肝，愈于夏，夏不愈，甚于秋，秋不死，持于冬，起于春，禁当风。肝病者，愈在丙丁，丙丁不愈，加于庚辛，庚辛不死，持于壬癸，起于甲乙。肝病者，平旦慧，下晡甚，夜半静。肝欲散，急食辛以散之，用辛补之，酸泻之。”归纳该篇五脏病轻重规律，一是该脏所应季节的下一个季节减轻，被克的季节加重，所生的天干日和时辰疾病减轻，被克的天干日和时辰疾病加重；二是相应的日时则疾病好转，被克的日时疾病加重，生我的日时疾病平静。《素问·脏气法时论》指出了五脏病用药治疗规律是逆其所苦，使五脏之苦得以解除；从其所欲，以补养其脏气。如肝为将军之官，其志为怒，故“肝苦急”，宜食甘味以缓其急；肝主疏泄，其性喜舒展而恶抑郁，故“肝欲散”，宜食辛味以散之；辛味可疏泄舒散肝气，故肝以辛味为补；酸味主收敛，与“肝欲散”之性相逆，故肝以酸味为泻。提示临床组方用药应考虑药食五味与五脏特性的关系。

天气寒或热、晴天或阴天与人体气血循行也有相关性。《素问·八正神明论》指出气候温和、日光晴朗，则人体血液循行濡润畅通，卫气浮于表，血容易泻，气容易行；气候寒凉风雪雾露，日色阴霾，则人体血液凝涩不畅，卫气沉伏于里。其云：“凡刺之法，必候日月星辰、四时八正之气，气定乃刺之。是故天温日明，则人血淖液而卫气浮，故血易泻，气易行；天寒日阴，则人血凝泣而卫气沉。”《素问·八正神明论》指出针刺治疗疾病时，月亮上弦初生之时，气血尚虚，故不要用泻法；月圆之时，人体气血充实，故不要用补法，其云：“月生无泻，月满无补。”《素问·缪刺论》也指出运用缪刺法针刺，所取穴位数目的多少，要根据月亮盈亏的日数来决定，其云：“邪客于臂掌之间……以月死生为数，月生一日一痏，二日二痏，十五日十五痏，十六日十四痏。”

人体法季节律。例如，《素问·脉要精微论》指出人体脉象具有春弦、夏洪、秋毛、冬石的季节节律；《素问·六元正纪大论》指出了寒热季节用药的一般规律，即“用寒远寒，用凉远凉，用温远温，用热远热，食宜同法”。即用寒凉的药，宜远离寒凉的季节；用温热的药，宜远离温热的季节。

人体法年节律。《内经》指出了六十年一个甲子周期的气候物候及病候变化规律，各年的气候变化与人体脏腑功能活动相关，例如《素问·气交变大论》云：“岁木太过，风气流行，脾土受邪。”“岁火太过，炎暑流行，肺金受邪。”“岁土太过，雨湿流行，肾水受邪。”“岁金太过，燥气流行，肝木受邪。”“岁水太过，寒气流行，邪害心火。”指出了根据岁运岁气阴阳五行属性的组方原则。

脏气法时的“人与天地相参”的整体医学观，体现了《内经》认识人体生命规律的基本方法，提示医生对天时的宜忌，不可不知；提示养生保健宜顺应天时。

正如《素问·八正神明论》云：“八正之虚邪，而避之勿犯也。以身之虚，而逢天之虚，两虚相感，其气至骨，入则伤五脏，工候救之，弗能伤也，故曰：天忌不可不知也。”

## 14　人与天地相参

人与天地相参，出自《素问·咳论》《灵枢·岁露论》。

人与天地相参，说明了《内经》中人与自然息息相关的整体生命观。人体生命生存于自然界当中，自然界存在着人类赖以生存的环境和条件，自然界环境的变化又可以直接或间接地影响人体生命活动。《内经》受我国古代哲学思想的影响，在研究人体生命活动规律时，将人体置于大自然的整体背景下，来研究人体与自然界的相互关系，发现人与自然是一个有机的整体，天与人是相应的，从而提出了“人与天地相参”的观点。如《素问·六微旨大论》云：“上下之位，气交之中，人之居也。故曰：天枢之上，天气主之；天枢之下，地气主之；气交之分，人气从之，万物由之。”

首先，人体生命是秉承天地之气而生的。例如，《灵枢·岁露论》云：“人与天地相参也，与日月相应也。”《素问·至真要大论》云：“天地之大纪，人神之通应也。”《素问·宝命全形论》云：“人以天地之气生，四时之法成。”《素问·生气通天论》云：“夫自古通天者，生之本，本于阴阳。”《素问·六节藏象论》云：“天食人以五气，地食人以五味。五气入鼻，藏于心肺，上使五色修明，音声能彰。五味入口，藏于肠胃，味有所藏，以养五气，气和而生，津液相成，神乃自生。”讲的均是人体生命的形成及生命活动依赖天地自然之精气，人体五脏功能活动系统与自然界的四时阴阳消长变化具有收受通应的密切关系。

人体生命节律与自然节律是同步的，例如，《素问·生气通天论》云：“故阳气者，一日而主外，平旦人气生，日中而阳气隆，日西而阳气已虚，气门乃闭。”《素问·脉要精微论》云：“四变之动，脉与之上下。以春应中规，夏应中矩，秋应中衡，冬应中权。是故冬至四十五日，阳气微上，阴气微下；夏至四十五日，阴气微上，阳气微下。”都说明了人体阳气与自然界昼夜阴阳消长变化相通应的规律及人体四时之脉象是随着自然界四时阴阳消长变化而发生变化的。

“人与天地相参”还体现在人体对自然环境的调节适应能力上，例如，《灵枢·五癃津液别》指出：“天暑衣厚则腠理开，故汗出……天寒则腠理闭，气湿不行，水下留于膀胱，则为溺与气。”说明人体生命活动在正常情况下，体液的代谢与自然界冬夏寒暑变化也是息息相通的。

人体疾病及其传变与自然阴阳变化是密切相关的，例如，《灵枢·五变》指出：“百疾之始期也，必生于风雨寒暑。”《素问·咳论》以咳嗽为例，说明了五脏与各个季节的通应关系，其云：“人与天地相参，故五脏各以治时感于寒则受病，微则为咳，甚者为泄为痛。乘秋则肺先受邪，乘春则肝先受之，乘夏则心先受之，乘至阴则脾先受之，乘冬则肾先受之。”五脏各在其所主的时令感邪受病，感邪较轻的则咳嗽，较重的则为腹痛、泄泻。秋季感邪则肺先受之，春季感邪则肝先受之，夏季感邪则心先受之，长夏感邪则脾先受之，冬季感邪则肾先受之。感受不同季节时令的邪气，均可影响相关脏腑功能而波及于肺发生咳嗽，说明了五脏对相应季节时邪的易感性及人与自然界时令节律的相关性。

再如，《素问·脏气法时论》也指出了五脏病起、愈、不愈、甚、持的季节和时日，以肝为例，其曰：“肝主春，足厥阴少阳主治，其日甲乙，肝苦急，急食甘以缓之。”“病在肝，愈于夏，夏不愈，甚于秋，秋不死，持于冬，起于春，禁当风。肝病者，愈在丙丁，丙丁不愈，加于庚辛，庚辛不死，持于壬癸，起于甲乙。肝病者，平旦慧，下晡甚，夜半静。”再如，《素问·热论》指出了伤寒六经传变次第，其云：“伤寒一日，巨阳受之……六日厥阴受之。”《素问·气交变大论》也指出“岁火太过，炎暑流行，肺金受邪。民病疟，少气咳喘，血溢血泄注下……岁金太过，燥气流行，肝木受邪。民病两胁下少腹痛，目赤痛眦疡，耳无所闻”等，说明了人体疾病的发生发展变化与自然的季节、时、日的阴阳变化有着密切关系。

《素问·金匮真言论》《素问·阴阳应象大论》《素问·五运行大论》《素问·六节藏象论》以及运气七篇等，以五行生克关系为基本框架，将自然界的五方、五时、五气等与人体以五脏为核心的五大功能活动系统密切联系，构成了一个人与自然息息相应的整体结构模式。例如，《素问·五运行大论》指出：“南方生热，热生火，火生苦，苦生心，心生血，血生脾。其在天为热，在地为火，在体为脉，在体为息，在脏为心……喜伤心，恐胜喜；热伤气，寒胜热；苦伤气，咸胜苦。”文中把天之六气、地之五行、方位与人体的脏腑、七情等方面紧密相连，均说明人体生命与自然相通应的关系。

因此，《内经》指出，在预防疾病及治疗疾病时，要将疾病与自然季节气候特点，以及地域寒热地势高低相结合，首先要知道自然气候特点，不要违背自然气候之时令，例如，《素问·五常政大论》指出：“必先岁气，无伐天和。”治疗用药必须顺应四时规律。诸如此类，不胜枚举。

“人与天地相参”的整体医学观，贯穿于《内经》始终，数千年来，指导着中医养生保健、预防疾病及临床法时治疗。

## 15　岁有胎孕不育

岁有胎孕不育，语出《素问·五常政大论》。

岁有胎孕不育，意为毛、羽、倮、介、鳞五类虫在不同的年份里，其生长发育繁殖状况是不同的。

在同一年份里，为什么有的动物孕育繁殖得很好，有的孕育繁殖不好甚至不孕育呢？

这是因为自然之六气与五类虫有相生相制的关系。六气，此指司天之六气。五类虫，指顺应天之五行之气所化生的毛、羽、倮、介、鳞五类虫，毛虫属木，羽虫属火，倮虫属土，介虫属金，鳞虫属水。六气五类各有相生相制，虫的五行属性与司天或在泉之气的五行属性相同，则其生长发育就旺盛，若不相同或相克，则不育，即同其气则盛，异其气则衰。这是自然界生物生长的一般规律。正如《素问·五常政大论》云："帝曰：岁有胎孕不育，治之不全，何气使然？岐伯曰：六气五类，有相胜制也，同者盛之，异者衰之，此天地之道，生化之常也。"

例如，厥阴风木司天之年，即年支是巳、亥的年份，厥阴风木司天、少阳相火在泉。毛虫类动物属木，其性同司天之气，故安静，生长正常；羽类的虫属火，其性与在泉之气少阳相火相同，故羽虫繁殖孕育生长旺盛；在五行中，火克金，介虫属金，故介虫繁殖少或不育。正如《素问·五常政大论》云："厥阴司天，毛虫静，羽虫育，介虫不成。”

厥阴风木在泉的年份，即年支是寅、申的年份，属于木的毛虫同其气，故动物生长繁殖旺盛；木克土，属于土的倮虫类动物耗损；木郁于下，火失其生，故属于火的羽虫类繁殖少或不育。《素问·五常政大论》指出厥阴风木“在泉，毛虫育，倮虫耗，羽虫不育”。

再如，少阴君火司天之年，即年支是子、午的年份，少阴君火司天，阳明燥金在泉。羽虫类动物属火，与司天之气属性相同，故羽虫安静，生长正常；介虫类动物属金，与在泉之气属性相同，故介虫发育繁殖，生长旺盛；在泉之气属金，金克木，故属于木的毛虫类动物繁殖少或不育。正如《素问·五常政大论》云：“少阴司天，羽虫静，介虫育，毛虫不成。”

少阴君火在泉的年份，即年支是卯、酉的年份，羽虫属火，其性与在泉之气少阴君火相同，故羽虫类动物生长繁殖旺盛；火克金，介虫类动物属金，故介虫耗损、繁殖少或不育。《素问·五常政大论》指出少阴君火“在泉，羽虫育，介虫耗不育”。

再如，太阴湿土司天之年，即年支是丑、未的年份，太阴湿土司天，太阳寒水在泉。倮虫类动物属火，与司天之气属性相同，故倮虫类动物安静，生长正常；鳞类动物的五行属性属水，与在泉之气太阳寒水属性相同，故鳞虫类动物发育繁殖，生长旺盛；在泉之气是太阳寒水，水克火，水盛则火衰，故羽虫类动物繁殖少或不育。正如《素问·五常政大论》云：“太阴司天，倮虫静，鳞虫育，羽虫不成。”

太阴湿土在泉的年份，即年支是辰、戌的年份，倮虫类动物属土，与在泉之气太阴湿土的五行属性相同，故倮虫类动物生长繁殖旺盛；土克水，故五行属性属水的鳞类动繁殖少或不育。《素问・五常政大论》指出太阴湿土“在泉，倮虫育，鳞虫不成”。

再如，少阳相火司天之年，即年支是寅、申的年份，少阳相火司天，厥阴风木在泉。羽类动物属火，与司天之气属性相同，故羽类动物安静，生长正常；毛类动物属木，与在泉之气厥阴风木的属性相同，故毛类动物发育繁殖，生长旺盛；在泉之气属木，木克土，故五行属土的倮虫类动物繁殖少或不育；正如《素问・五常政大论》云：“少阳司天，羽虫静，毛虫育，倮虫不成。”

少阳相火在泉的年份，即年支是巳、亥的年份，羽类动物属火，与在泉之气少阳相火的五行属性相同，故羽类动物生长繁殖旺盛；火克金，介壳类动物属金，介虫类动物受其制，故耗损；少阳相火在泉，木气属于已经过之气，即已退之气，毛虫类动物属木，故毛虫类动物繁殖少或不育。《素问・五常政大论》指出少阳相火“在泉，羽虫育，介虫耗，毛虫不育”。

再如，阳明燥金司天之年份，即年支是卯、酉的年份，阳明燥金司天，少阴君火在泉。介壳类动物属金，与司天之气相同，故介壳类动物安静，生长正常；羽类动物属火，与在泉之气少阴君火的五行属性相同，故羽类动物发育繁殖，生长旺盛；在泉之气属火，介壳类动物属金，火克金，故介壳类虽然生但不成，正如《素问・五常政大论》云：“阳明司天，介虫静，羽虫育，介虫不成。”

阳明燥金在泉的年份，即年支是子、午的年份，介壳类动物属金，其性与在泉之气阳明燥金相同，故介壳类动物生长繁殖旺盛；金克木，毛类动物属木，故毛类动物受其制而耗损；金火之气不相合，羽类动物属火，故繁殖少或不育。《素问·五常政大论》指出阳明燥金"在泉，介虫育，毛虫耗，羽虫不成"。

再如，太阳寒水司天的年份，即年支是辰、戌的年份，太阳寒水司天，太阴湿土在泉。鳞类动物属水，其性与司天之气相同，故鳞类动物安静，生长正常；倮体类动物属土，与在泉之气太阴湿土的五行属性相同，故发育繁殖，生长旺盛。正如《素问·五常政大论》云："太阳司天，鳞虫静，倮虫育。"

太阳寒水在泉的年份，即年支是丑、未的年份，鳞类动物属水，故生长发育；水克火，羽类动物属火，故羽类动物受其制而耗损；水土之气不相和，倮虫类动物属土，故倮虫类动物繁殖少或不育。《素问·五常政大论》指出太阳寒水"在泉，鳞虫耗，倮虫不育"（原文"鳞虫"二字后，疑脱"育，羽虫"三字）。

不难发现，各类动物生长繁殖是否正常，是随五运六气的变化而变化的。自然界五类动物的生长发育繁殖与各岁的司天之气及在泉之气有关。与该年司天之气五行属性相同的动物生长正常，与该年在泉之气五行属性相同的动物生长繁殖旺盛。被司天之气乘克太过的那类动物，生长差；被在泉之气乘克太过的那类动物繁育少或不繁育。在不同的年份，有的动物生长正常，有的动物繁殖旺盛，有的动物不育，这是大自然五运六气变化所致的正常现象，这就是所说的“中根”，即生命现象产生的根本。生命现象产生的外在因素也可按五行加以归类。所以万物的生化皆有五气、五味、五色、五类、五宜之别。正如《素问·五常政大论》云：“五类衰盛，各随其气之所宜也。”

《内经》指出，在自然界中，生命现象产生的根本，叫作神机，神机去则生命之机停止。生命现象产生的外在条件，叫作气立，失去气立则生化之机灭绝。所以五运六气与自然界万物之间存在着制约、相胜、相生、相成的密切关系，所以说，如果不懂五运与六气的相互加临关系，以及它们之间的异同，就不足以谈万物之生化。正如《素问·五常政大论》云：“根于中者，命曰神机，神去则机息。根于外者，命曰气立，气止则化绝。故各有制，各有胜，各有生，各有成。故曰：不知年之所加，气之同异，不足以言生化。”

岁有胎孕不育的理论，是《内经》整体恒动观的重要内容，对于研究自然生物的生命现象、研究人体生命，以及研究自然生态平衡具有重要意义。

## 16　亢则害，承乃制

亢则害，承乃制，出自《素问·六微旨大论》。

《素问·六微旨大论》云：“亢则害，承乃制，制则生化，外列盛衰，害则败乱，生化大病。”其大意是，在自然气候变化中，风、热、火、湿、燥、寒六气过亢则为害，亢盛之气得到制约，自然界才能正常生化。

亢则害，承乃制，是《内经》认识自然事物及人体生命活动的重要观点。它说明了自然现象中存在着六气之间承制关系及规律，自然界所表现出的自然现象，是六气相互承制作用的结果，也是自然界事物之间存在的普遍规律。例如，《素问·六微旨大论》云："相火之下，水气承之；水位之下，土气承之；土位之下，风气承之；风位之下，金气承之；金位之下，火气承之；君火之下，阴精承之。"在自然六气气候变化过程中，存在着一种自稳定机制，以保持六气的正常运行状态，这种自稳定机制的实质是自然界五行生克制化规律作用的结果，这种制约关系对维持自然界正常生化状态是不可或缺的。

人之五脏六腑与天之五运六气变化相应，人之生命活动、疾病的发生发展乃至疾病的治疗方法，亦包含着亢害承制之理，可以从亢害承制角度来探讨疾病的病机。五运之气的偏亢过度，就要出现"胜己之化"的假象，因此，在临床上，如湿邪过盛而见筋脉强直，即"湿极反兼风化制之"的表现；风邪太过而见筋脉拘急，又是"燥金主于紧敛短缩劲切，风木为病，反见燥金之化"所致，由此刘完素提出"木极似金，金极似火，火极似水，水极似土，土极似木"的观点，为临床治疗火极似水、阳证似阴等复杂疑似证候提供了可靠的诊断依据。

后世医家从临床角度对其理论进行深入研究，并将其广泛应用于病证的分析及治疗中，丰富了亢害承制理论的临床运用，并使其成为中医学的重要理论。

例如，金代医家刘完素基于《内经》亢害承制理论，提出六气过亢则"反兼胜己之化"，将五行生化的自然之理推之于人体病机，用以说明病机存在本质与标象的内在联系；其在《素问玄机原病式》中云："风木旺而多风，风大则反凉，是反兼金化，制其木也；大凉之下，天气反温，乃火化承于金也；夏火热极而体反出液，是反兼水化制其火也。"提出了"所谓五行之理，过极则胜己者反来制之"的著名观点，正是由于这种"反兼胜己之化"的存在，才使自然气运维持正常，万物才能生化不息。

再如，元代医家王履则认为在人体也有"亢而自制"和"亢而不能自制"两种病机，可用汤液、针石、导引之法以治之，制其亢，除其害。明代医家虞抟指出五脏之间功能的和谐、情志的转换、邪气的更易、疾病的传变，无不是"承制"关系的表现。明代医家李梴在《医学入门》中指出："以人身言之，心火亢甚，口干、发燥、身热，则脾土失养，肺金受害。由是水乘而起，以复金母之仇，而制平心火，汗出发润、口津身凉而平矣。苟肾水愈微而不能上制，心火愈盛而不能下退，则神去气孤，而灾害不可解矣。"

"亢则害，承乃制"的理论观点，对于人们研究自然气候规律、自然事物变化规律、人体生命活动规律，以及临床诊断治疗、养生保健均具有普遍指导意义。

## 17　阳道实，阴道虚

阳道实，阴道虚，出自《素问·太阴阳明论》。

阳道实，阴道虚，是《内经》认识自然规律、人体脏腑功能特点及脏腑疾病特点的一个重要观点，它指出了自然阴阳及人体阴阳的规律。道，指规律。

从自然界天地角度来说，天地和日月均具有阴阳虚实规律，凡事物属于阳者，具有刚悍、充实、向外的特点；凡事物属于阴者，具有柔弱、不足、向内的特点。天地为万物之父母，天为阳，运行于地之外；地居中央，为阴，依赖天之大气托举而运行；日属于阳，运行于月之外，月属于阴，依靠日之光而又圆缺。

从人体阳气阴精角度来说，即阳主卫外，阴主内藏，例如，十二经脉的循行规律是手足三阳经六腑之脉，循行于阳分，即人体之表；手足三阴经六脏之脉，循行于人体阴分。再如，人体阳气刚悍，其运行是向上向外，其作用是卫护肌表抵御外邪；阴精在内，其性阴柔，是阳气功能活动的物质基础，正如《素问·生气通天论》云："阴者藏精而起亟也，阳者卫外而为固也。"

从人体脏腑阴阳虚实角度来看，人体六腑为阳，主传导；五脏为阴，主藏精。外感邪气侵犯人体易伤于阳分，进而邪气传于阳腑，导致阳经、阳腑之病，其证候表现为多热证、多实证。而内伤七情、饮食劳倦等内因，一般损伤人体阴分，其病发于内，致使脏气受损，故阴经之病证，多寒证、多虚证。

进而再从脾胃阴阳虚实角度来看，脾为阴脏，其病多虚；胃腑为阳，其病多实。足阳明胃经之病，津液易伤，其病多从燥化、热化，故以热证、实证为多见；而足太阴脾经之病，阳气易伤，病多从湿化、寒化，故以寒证、虚证多见。因此，后世有"实则阳明，虚则太阴"之说，即实证责之于胃，虚证责之于脾。

《内经》中的"阳道实，阴道虚"，突出了人体脏腑功能特点及脾胃功能特点，对临床治疗脏腑疾病及养生保健具有重要指导价值。在临床治疗上，例如，《伤寒论》中指出的邪气入里化热，侵犯阳明之经，症见身大热、大汗出、烦渴引饮、舌苔黄燥、脉洪大等，治宜清热生津，以白虎汤清热为先；邪传阳明胃腑，症见腹满而痛，大便不通，潮热谵语，舌苔黄厚燥裂，脉沉实滑数，治宜清热通腑，以承气汤通降为要；太阴阳虚，寒湿不化，症见腹满时痛、呕吐、自利不渴、舌淡苔白、脉象迟缓等，治宜温阳健脾，以理中汤类温补建中为主。

也就是说，脏病多是精气不足的虚证，腑病多是传导迟滞的实证；脏病常用补法，腑病多用泻法，后世中医治则中“六腑以通为用”，说的就是六腑传化饮食物的功能要畅通，临床上采用通里攻下治法治疗急腹症，也是六腑“以通为用”“以降为顺”理论的具体运用。

那么，知道了这个道理，在日常生活中，调理身体、养生保健时，就以上述脏腑及脾胃的虚实为依据，饮食有节，起居有常，心情愉快，劳逸适度，勿冒犯六淫邪气，以使人体脏腑及脾胃阴阳气血调和。

## 18　阳气者，若天与日

阳气者，若天与日，语出《素问·生气通天论》。

阳气者，若天与日，意指人体中的阳气，好比自然界的太阳那样重要；自然界没有了太阳，万物将不复存在；人体没有了阳气，生命也将停止。《素问·生气通天论》运用了取象比类的方法，说明了人体阳气的重要性。《素问·生气通天论》云："阳气者，若天与日，失其所，则折寿而不彰。"

人体阳气有什么作用呢?《素问·生气通天论》指出了阳气的重要性及作用，其云："故天运当以日光明。是故阳因而上，卫外者也。""阳气者，精则养神，柔则养筋。""凡阴阳之要，阳密乃固。"意为在天地自然中，必须要有太阳的温暖和光明，万物才得以生存，人体生命阳气也是起到卫护机体和温煦机体的作用。太阳温暖居上，人之阳气也顺其上升之性，向上向外起到温煦和卫护作用。

因此，人体阳气作用主要有两方面：一是卫外御邪作用。"阳因而上，卫外者也""阳者卫外而为固也"均指出了阳气具有固护肌表，抗御外邪侵袭的作用。阴阳相对平衡固然重要，但是，在阴阳相对平衡当中，阳气起着主导作用，阳气致密于外，阴精才能固守于内。阳气不足，不能卫护肌表，则六淫邪气侵犯人体，发生相关疾病。二是气化温养作用。天之阳气蒸腾气化水液，温暖大地，促进万物的生长化收藏，人体之阳气温养脏腑经脉，化生和温运精气血津液，以维持机体的正常功能活动，例如，"阳气者，精则养神，柔则养筋"就指出了人体之神得阳气之温养，则意识思维活动正常，人体之筋脉得阳气温养，则筋脉柔和，屈伸自如，也就是说人体五脏六腑经脉气血及四肢百骸全身脏腑组织均依赖阳气的温养，才能发挥正常的功能。人体阳气不足，机体失去阳气的温煦，则发生相关疾病。

人体阳气功能失常，会发生哪些疾病呢?

人体阳气卫外功能失常，则令六淫邪气乘虚而入。《素问·生气通天论》指出，如果感受寒邪，寒为阴邪，又易伤阳气，则阳气被郁，出现邪正交争于肌表的发热恶寒等；若感受暑邪，暑为阳邪，其性炎热，易伤气津，邪热内盛，出现多汗心烦，喘喝有声，若扰及心神，则见神昏多言；如果伤于湿邪，湿为阴邪，其性重浊，易困遏阳气，阻滞气机，留着筋脉，则可见头身沉重如裹，筋脉挛急或松弛痿软，肢体运动障碍；如果伤于风邪，风邪侵袭人体，肌表阳气温运失常，水湿不化，则可见头面甚或全身水肿；如果风热火湿燥寒六淫邪气更替伤人，人体阳气反复受损，则阳气衰竭。正如《素问·生气通天论》云："因于寒，欲如运枢，起居如惊，神气乃浮。因于暑，汗，烦则喘喝，静则多言，体若燔炭，汗出而散。因于湿，首如裹，湿热不攘，大筋软短，小筋弛长，软短为拘，弛长为痿。因于气，为肿。四维相代，阳气乃竭。"

如果由于过劳、情志不遂及饮食起居无节等内因，导致人体阳气失常，也会引发相关疾病。《素问·生气通天论》指出，平素过度烦劳，致使阳亢精亏，复加夏季暑热汗出伤津，则阳亢阴竭，突发昏厥，病名为煎厥。此病发病迅速，来势凶猛，临床表现除昏厥外，还伴有耳闭、目盲等。其云："阳气者，烦劳则张，精绝，辟积于夏，使人煎厥。目盲不可以视，耳闭不可以听，溃溃乎若坏都，汩汩乎不可止。阳气者，大怒则形气绝，而血菀于上，使人薄厥。有伤于筋，纵，其若不容。"张介宾在《景岳全书·厥逆》中云："煎厥者，即热厥之类，其因烦劳而病积于夏，亦今云暑风之属也。"

大怒致使人体阳气上逆，血随气上涌，致突然昏厥，病名为薄厥。其临床表现为昏厥、肢体不能随意运动，这也是中医对脑中风的最早记载。

人饮食过度，膏粱厚味太过，易助湿生痰生热，生热则阳热蓄积，痰湿则易阻遏阳气，热毒逆于肉里，易发生疔疮一类的病变。人体阳气偏沮，阳气运行不畅，见半身有汗、半身无汗者，病名为偏枯。人体阳气郁遏，还可导致痤、疿、皶。阳热蓄积，可致疔疮。即《素问·生气通天论》云：“汗出偏沮，使人偏枯。汗出见湿，乃生痤疿。高梁之变，足生大丁，受如持虚。劳汗当风，寒薄为皶，郁乃痤。”

《素问·生气通天论》还指出，如果人体阳气不足，开阖失司，外邪入侵，久留不去，易致多种病证。如人体阳虚，寒邪痹阻于体内，筋脉失于温养，可致大偻病；人体阳虚，邪气陷经脉肉腠，气血凝滞，久则经脉溃漏，成为瘘管；邪气由腧穴传入，内迫五脏，影响五脏主神功能，则见善畏惊骇等神志症状；人体阳气不足，寒邪凝滞，营卫失调，凝阻于肌肉之间，则发痈肿；人体阳虚卫表不固，汗出不止，形体虚弱，阳气消灼，风邪乘虚而入，久之则发为风疟。

《素问·生气通天论》进一步指出了在人体阴阳平衡的关系中，阳气发挥着主导作用，阳气致密于外，阴精才能固守于内；如果阳气偏亢，不能致密于外，则阴精消耗乃至竭绝。其云：“凡阴阳之要，阳密乃固。”“阳强不能密，阴气乃绝。”

“阳气者，若天与日”，强调了人体阳气的重要性，人体阳气不足，在外，则六淫邪气侵入，易发生外感类疾病，邪气步步深入于里，则病情越发深重。人体阳气不足，加之过劳、情志不遂、饮食不节等，致使脏腑肢体筋脉及神气失去温养，易发生相关疾病。

由此可知，阳气是人体生命活动的动力，《内经》重阳思想对后世医家医学理论及临床治疗产生深远影响。例如，明代医家张介宾在《类经·疾病类》中指出："然则天之阳气，惟日为本，天无此日，则昼夜不分，四时失序，万物不彰矣。其在于人，则自表自里，由上自下，亦唯此阳气而已。人而无阳，犹天之无日，欲保天年，其可得乎？《内经》一百六十二篇，天人大义，此其最要者也。"张介宾还在《类经附翼·大宝论》中提出了"天之大宝，只此一丸红日；人之大宝，只此一息真阳"的著名论点。

阳气者，若天与日，提示临床诊治及平日养生保健，均宜重视保护人体阳气，远离寒凉之地，远离寒凉之品。

## 19　化不可代，时不可违

化不可代，时不可违，语出《素问·五常政大论》。大意为自然万物的生化是任何事物都不能替代的，也不是人的因素能替代的，自然阴阳时序规律是不可违背的。化，自然万物的生化；代，替代；时，季节时序；违，违背。

太虚元气周而复始地运行，九星七曜悬朗周旋，其阴阳刚柔运行规律产生了春温、夏暖、秋凉、冬寒的气候变化，也就有了自然万物的春生、夏长、秋收、冬藏的物候现象，自然万物依赖太虚元气周而复始的气化作用而生生化化。

因此，自然万物的生化，其根本是天地阴阳之气的气化作用，是太虚元气周而复始地运行布散精气的结果，这是天道规律，这个天道规律是不以人的意志为转移的。正如唐代医家王冰云：“化，谓造化也。代大匠斲，犹伤其手，况造化之气，人能以力代之乎，夫生长收藏，各应四时之化，虽巧智者，亦无能先时而致之，明非人力所及，由是观之，则物之生长收藏化，必待其时也。物之成败理乱，亦待其时也。物既有之，人亦宜然。或言力必可致而能代造化违四时者，妄也。”

万物的生成都赖于天地阴阳之气的气化，气始则物生化，气散则物有形，气敷布则物繁茂，气终则其象变为收藏，万物的变化与气化的过程始终是一致的。《素问·五常政大论》云：“气始而生化，气散而有形，气布而蕃育，气终而象变，其致一也。”

地势高低不同，地域西北东南不同，其气化作用所致的万物生化也有差异。一般来说，地势高的地域，阴气偏盛，万物的生长发育比天时要晚；地势低的地域，阳气偏盛，万物的生长发育比天时要早；这是地势高低不同所形成的一般规律，也是万物生化的一般规律。《素问·五常政大论》云：“崇高则阴气治之，污下则阳气治之，阳胜者先天，阴胜者后天，此地理之常，生化之道也。”

《素问·五运行大论》云：“候之所始，道之所生。”意思是自然事物外在的表象，即物候现象，是天地阴阳之气相互作用的结果。道，指天地阴阳之气运行规律。

《素问·五常政大论》指出，地势高低对于人体生命的气化也有一定影响。地势高的地方其人多寿，地势低的地方其人多早夭；地势高低差别小，人的寿夭差别也小；地势高低差别大，人的寿夭差别也大。治病时宜通晓天道和地理、四时阴阳更迭、时令气候先后、人体寿夭生化规律，才能了解人体内外形气的病变。其云："高者其气寿，下者其气夭，地之小大异也，小者小异，大者大异。故治病者，必明天道地理，阴阳更胜，气之先后，人之寿夭，生化之期，乃可以知人之形气矣。""化不可代，时不可违……养之和之，静以待时，谨守其气，无使倾移，其形乃彰……无代化，无违时，必养必和，待其来复。"

自然界的生化现象是不以人的主观意志而改变的客观规律，这个四时运行的规律不可违反。不要以人的主观意志改变客观规律，不要违反四时寒暑的运行规律，必须善于顺时调养，使正气来复。

## 20　升降出入，无器不有

升降出入，无器不有，出自《素问·六微旨大论》。

升降出入，无器不有，是《内经》对自然万物气机运动基本形式的概括，气之升降出入运动对于生物体是无处不有，无时不有。

《素问·六微旨大论》云："出入废则神机化灭，升降息则气立孤危。故非出入，则无以生长壮老已；非升降，则无以生长化收藏。是以升降出入，无器不有。故器者生化之宇，器散则分之，生化息矣。故无不出入，无不升降。化有小大，期有近远，四者之有，而贵常守，反常则灾害至矣。"论述了气的升降出入对于生物体存在的普遍性及气的升降出入对维持万物生化活动的重要性，气机升降出入失常则生命活动失调或死亡。

升降出入是自然天地阴阳之气运动的基本规律。可以从以下三个方面来理解。一是在自然界升降出入表现为天气下降，地气上升的天地阴阳之气的上下升降交互运动，例如,《素问·六微旨大论》指出：“气之升降，天地之更用也。”“升已而降，降者谓天；降已而升，升者谓地。天气下降，气流于地；地气上升，气腾于天。故高下相召，升降相因，而变作矣。”意为天气下降，地气上升，升降相因，阴阳相感的过程是天地之气氤氲而化生万物的过程，只有天地之气升降不息，才有自然界的勃勃生机。二是天地云雨之气的形成，也是天地之气升降过程的表现之一。例如,《素问·阴阳应象大论》的“地气上为云，天气下为雨；雨出地气，云出天气”指出了自然云雨的产生是天地之气升降的结果。四时之气春生、夏长、秋收、冬藏的生化状态，也是四时阴阳升降出入的结果。因此，如果天气不降，地气不升，则自然界生化停止、生机止息，万物夭亡，正如《素问·四气调神大论》云：“交通不表，万物命故不施，不施则名木多死。”三是在《内经》五运六气理论中，升降出入还指自然天地气机的升降出入运行失常所致的胜复郁发等异常气候，轻则使人体脏腑气机升降失常，重则导致自然灾害及瘟疫类疾病的发生。

升降出入是人体阴阳之气运动的基本形式。从以下三方面来理解：一是人体阴阳之气亦具有升降出入的规律。人体清阳之气主升，浊阴之气主降；清阳之气向上向外走体表，浊阴之气向下向内入脏腑，例如,《素问·阴阳应象大论》云：“清阳出上窍，浊阴出下窍；清阳发腠理，浊阴走五脏；清阳实四肢，浊阴归六腑。”人体阴阳升降出入失常则发生疾病，例如，“清气在下，则生飧泄；浊气在上，则生䐜胀”。二是升降出入运动是人体脏腑气机运动的基本形式。人体气之升降出入运动停止，则生命活动将终止。人体脏腑气机升降功能运动为肝气自左而升，肺气自右而降，一升一降；心气为阳布于表，肾气为阴主内，一出一入。脾胃居中焦，为其他四脏气机升降出入之枢纽，正如《素问·刺禁论》所云：“肝生于左，肺藏于右，心部于表，肾治于里，脾为之使，胃为之市。”再如，人体饮食水谷代谢及精微之气的化生亦是以五脏气机升降出入为基础的，如《素问·经脉别论》云：“饮入于胃，游溢精气，上输于脾，脾气散精，上归于肺，通调水道，下输膀胱，水精四布，五经并行。”三是人体三阴三阳经脉主持人体阴阳表里出入。《灵枢·根结》指出，人体三阴三阳之气除了运行气血，联络脏腑与肢体的功能之外，又有主持人体阴阳之气表里出入的作用，其云：“太阳为开，阳明为阖，少阳为枢……太阴为开，厥阴为阖，少阴为枢。”张志聪认为“无病之人，六气循行，皆从厥阴而少阴，少阴而太阴，太阴而少阳，少阳而阳明，阳明而太阳”，即人体之气的运行是由一阴而三阴，由一阳而三阳，而邪气的传变，则与正气的运行相反。四是人体营卫之气的运行也是内外升降交互运行的，营卫之气的升降出入失常则影响睡眠，因此，调和营卫是临床治疗失眠或多寐的原则之一。气机失调则出现气上、气下、气消、气乱等升降失常所致的疾病。

“升降出入，无器不有”的观点，数千年来始终有效地指导临床，历代医家对此颇有见解。刘完素以升降出入理论为指导，主张以开郁散结之法治疗热证之在表者；金代医家李杲认为损伤脾胃则升降失常，有阴无阳；金代医家张元素制定出药物的“风生升，热浮长，湿化成，燥降收，寒沉藏”升降规律；清代医家吴达指出中焦脾胃升降出入失常，可影响在火上一心、水下一肾、左木一肝、右金一肺四脏的功能；清代医家张琦指出脾胃升降出入的运动，还能制约各脏气机的升降过度，维持其协调状态。清代医家周学海认为气机升降失常多为内伤，气机出入失常多为外感。

“升降出入，无器不有”的观点，指导中医临床诊治疾病时宜抓住气机这个关键环节，“百病生于气”，即疾病的发生都是气机升降出入失调所致，例如，清阳之气该升而不升，则会出现头晕、耳鸣、目眩、目花、腹泻、疲乏无力、气短、脏器下陷等；浊阴之气该降而不降，则会出现肺气上逆的咳嗽、咳喘、咳痰等，肝气上逆的易怒、目赤、口苦、眩晕等，胃气上逆，则会出现呃逆、胃胀、食欲不振、胃痛、大便不畅等；还有的人自汗、盗汗，以及无汗，这也均是气机的出入失调所致，因此在养生保健及预防疾病中，宜重视调节气机，即对气之升降出入的调理。

## 21 太虚寥廓，肇基化元

太虚寥廓，肇基化元，出自《素问·天元纪大论》。天，指自然界。元，指元始，万物之始。纪，即规律，可见《素问·天元纪大论》这一篇主要阐述了自然界正常气候变化是人类和万物资生的本原。其中，最具代表性的观点就是“太虚寥廓，肇基化元”。

“太虚寥廓，肇基化元”，意为宇宙太空辽阔无际，其中的太虚元气是宇宙变化的原始基础，是万物资生的根源；九星明朗，悬耀于天空，七星遵循着天道有规律地不断环周旋转，于是，天运就有了阴阳的变化，大地就有了生长化收藏的现象，也有了昼夜明亮与黑暗的交替，也就有了四时寒暑往来，最终自然界万物的生化及品类也都彰显出来了。正如《素问·天元纪大论》云：“太虚寥廓，肇基化元，万物资始，五运终天，布气真灵，总统坤元，九星悬朗，七曜周旋，曰阴曰阳，曰柔曰刚，幽显既位，寒暑弛张，生生化化，品物咸章。”

太虚寥廓，肇基化元，是我国古代宇宙观的重要观点之一，也是中医学气学说的精华所在。古天文学将宇宙称为“太虚”或“天地”，认为无限广阔的宇宙空间充满着能够生化万物的“大气”，这个大气具有生机，天地万物都由此而化生，这个大气是宇宙万物化生的本原。

太虚之中“大气”的运动和演化形成了“七曜”（日、月、木、火、土、金、水五星）及二十八星宿，同时，太虚之中“大气”也是众星悬浮并运行于太虚之中的物质基础及动力，正如《素问·五运行大论》指出：“地为人之下，太虚之中者也……大气举之也。”意为我们生活的地球也位于太虚之中，由大气托举着有规律地运行，日月五星围绕大地做周天运动，就出现了自然的阴阳刚柔之化，昼夜寒暑之变，自然万物因而生化不息，物种日益增多。该宇宙观说明了宇宙自然界日月行星及地球运动变化规律及其统一性，指出了太虚空间是一个有生命力的生化不息的宇宙。

从原文中不难发现，宇宙是由天和地、形和气两种对立统一的物质形态构成，在宇宙物质结构的每一层次上都存在形和气两大类物质形态。形，例如日月行星，占据空间有限；而气即太虚元气没有一定形状，具有空间的广延性，并且，气其大无外，其小无内，气聚成形，形散为气。太虚元气分为阴气和阳气，阳气质地轻清，具有上升、飘浮、温热、蒸腾、弥散、气化运行的特性，能使"太虚"之中的有形之物转化为包括天空在内的所有无形之气，所以《内经》指出"积阳为天""清阳为天""阳化气"；阴气质地重浊，有沉降、凝聚、寒凉、凝敛、聚合、收引的特性，可使无形之气聚积成为包括各个星体及人类生存之大地在内的有形之物，所以《内经》指出"积阴为地""浊阴为地""阴成形"。

"太虚寥廓，肇基化元"，是《内经》认识宇宙自然及人体生命的基本出发点，也是《内经》"人与天地相参"整体医学思想提出的自然科学基础。《内经》在"太虚寥廓，肇基化元"宇宙观指导下，创建了中医学理论体系，建立了天地人三才一体的医学模式，促进了五运六气理论的产生。也正是由于《内经》"太虚寥廓，肇基化元"宇宙观，以及《内经》太极、道气、阴阳五行、五运六气、天人相应等核心理论为依托，才使中医学具有了强大的生命力，历经数千年仍然有效地运用于临床，服务于人类生命健康。

# 22　四变之动，脉与之上下

四变之动，脉与之上下，出自《素问・脉要精微论》。

四变之动，是指自然界春夏秋冬四季气候有寒热温凉的有序动态变化。脉与之上下，意为脉象是随着自然界四季寒热温凉变化而发生浮沉的有序动态变化。上、下，此指脉象浮、沉变化；四变，指四季。

在一年四季中，人体正常的脉象是怎样变化的呢?《素问・脉要精微论》云："春应中规，夏应中矩，秋应中衡，冬应中权。"意为春季的脉象，应该圆滑而动，如圆规之象；夏季的脉象，应该方正盛大，脉峰比较明显，如矩之象；秋季之脉象，不上不下，平衡于中，如称重量的杆秤；冬季之脉象，伏沉入里深至骨，如秤锤之下沉。《素问・脉要精微论》又形象地指出了四季正常脉象，春季的脉象微浮，如鱼儿游在水波上；夏季的脉象洪盛，如万物茂盛；秋季的脉象内守，如蛰虫将要伏藏；冬季脉象伏沉至骨，似蛰虫深藏于内。其云："春日浮，如鱼之游在波；夏日在肤，泛泛乎万物有余；秋日下肤，蛰虫将去；冬日在骨，蛰虫周密，君子居室。故曰：知内者按而纪之，知外者终而始之。"

"四变之动，脉与之上下"与《素问・平人气象论》春弦、夏洪、秋毛、冬石含义相同。

为什么会有这样的沉浮变化呢？在大自然一年的阴阳盛衰节律中，冬至一阳生，此后，阳气渐长，阴气渐消，气候温热之象日渐明显，白天逐渐变长，黑夜逐渐变短，就是《内经》说的阳气微上，阴气微下，所以，春季天气渐热，脉象由里出表，表现为弦脉；夏季阳气盛，天气热，脉象表现洪大而盛。相反，夏至一阴生，此后阴气渐长，阳气渐消，气候渐渐寒凉，白天逐渐变短，黑夜逐渐变长，这就是《内经》说的阴气微上，阳气微下，气候寒凉之象日渐明显，所以，脉象也随之由表入里，秋季的脉象由夏季的洪大变平，冬季的脉象好像秤砣一样深沉于里。

如果人体脉象与四时阴阳气候不相符合，则为病脉。正如《素问·脉要精微论》云："四变之动，脉与之上下，以春应中规，夏应中矩，秋应中衡，冬应中权。是故冬至四十五日，阳气微上，阴气微下；夏至四十五日，阴气微上，阳气微下。阴阳有时，与脉为期，期而相失，知脉所分。分之有期，故知死时。微妙在脉，不可不察，察之有纪，从阴阳始，始之有经，从五行生，生之有度，四时为宜，补泻勿失，与天地如一，得一之情，以知死生。"

"四变之动，脉与之上下"，一是告诉我们脉应自然春夏秋冬四时的道理。自然界阴阳消长盛衰，形成了春、夏、秋、冬四时更迭，因而有春温、夏暑、秋凉、冬寒之气候特征。人体生命活动与四时阴阳变化相通应，人体脉象的变化亦与之相应，所以脉象就有了春中规、夏中矩、秋中衡、冬中权的浮沉之变化。二是告诉我们人体脉象随四时阴阳之消长而变化的周期性变化规律，是人顺应自然的本能反应，是人体本能性的自我调节现象，这样才能使人体内外环境和谐统一。

若脉象与四时阴阳消长变化不相符，说明人体脏腑经络气血内环境出现了问题。故诊脉辨病，必须掌握脉应四时之原理。

## 23　金木者，生成之终始也

金木者，生成之终始也，语出《素问·天元纪大论》。

“金木者，生成之终始也”，意为自然万物的生长化收藏现象是始于春木而终于秋金。金，代表“收”，指秋之成熟；木，代表“生”，指春之生长。

《素问·天元纪大论》指出，自然界阴阳变化所表现出来的作用，在天为玄，玄远的天道能主宰万物的生化；在人则为掌握并运用天道，在地则为万物的生化，能化生万物。人如果掌握了天道，就能产生无穷的智慧，变化莫测的天道能产生神妙无穷的变化。自然阴阳的变化，在天表现为风，在地为木；在天表现为热，在地为水，在天表现为湿，在地为土；在天表现为燥，在地为金，在天表现为寒，在地为水。自然阴阳的变化，在天表现为无形的六气，在地表现为有形的五行，形气相互感召则化生自然万物。天与地是万物的上下，左与右是阴阳升降的道路，水与火是阴阳的象征，金与木是万物生长化收藏的始终。六气有多有少，五行有盛有衰，天之六气与地之五行上下感召，自然万物的生化现象和规律就都显现出来了。其云：“夫变化之为用也，在天为玄，在人为道，在地为化，化生五味，道生智，玄生神。神在天为风，在地为木；在天为热，在地为火；在天为湿，在地为土；在天为燥，在地为金；在天为寒，在地为水。故在天为气，在地成形，形气相感而化生万物矣。然天地者，万物之上下也；左右者，阴阳之道路也；水火者，阴阳之征兆也；金木者，生成之终始也。气有多少，形有盛衰，上下相召，而损益彰矣。”

“金木者，生成之终始也”，虽然指自然万物生于春木，成于秋金的从生至成的生长过程，实际上，它说明了自然万物的生化过程及变化过程，自然中任何事物均具有由发生至盛壮、由盛壮至衰老、由衰老至死亡、再新生的过程，其根本原因在于自然阴阳之气的周期性运动，说明整个自然界是一个有机的整体，万事万物都在这个整体中有规律地运动，有规律地生长消亡，这就是《内经》的整体恒动观。

“左右者，阴阳之道路也”，此句源于古人观天象定方位。方法是面南而立，则左东右西，太阳自左而升，至右而降，所以说，左右是阴阳升降的道路。“金木者，生成之终始也”，指出了自然万物的生长化收藏现象及万物的生化规律，人体生命的阴阳消长节律与自然阴阳盛衰节律相一致，疾病节律也受到自然阴阳消长节律的影响，因此，也成为中医学认识人体生命及疾病变化的指导思想。

## 24 天不足西北，地不满东南

天不足西北，地不满东南，语出《素问·阴阳应象大论》。

《素问·阴阳应象大论》云：“天不足西北，故西北方阴也，而人右耳目不如左明也。地不满东南，故东南方阳也，而人左手足不如右强也。”意为天不足西北，地不满东南，天人是相应的，所以，人的右侧耳目不如左侧聪明，左侧手足不如右侧手足灵活。

“天不足西北，地不满东南”，指在自然界中，西北方位，其地势相对偏高，因此，阴气偏盛，阳气相对不足；而东南方位，其地势相对偏低，因此，阳气偏盛，阴气相对不足。天，指阳气；地，指阴气。自然之阴阳气机升降规律是左升右降，即人面南而立，则左东右西，太阳自左升至右降、东升西落，上为阳，下为阴。

人体生命秉承天地自然之气而生，天地阴阳之盛衰在人体也能体现出来。

人体之气机升降也是左升右降，人体阴阳是左侧为阳，右侧为阴；上为阳，下为阴。

西北方属阴，人体右侧属阴，主降，阴气从右侧下降，下行聚集于下部，即人体右侧是下盛而上虚，即人体上部是左侧盛实、右侧不足，所以，在上部的右侧的耳目不如左侧的耳目聪明。东南方属阳，人体左侧属阳，阳主升，阳气自左而升；人体左侧是阴气相对不足，阳气相对偏盛，所以，人体之在下的手足是左侧手足不如右侧手足灵活。即《素问·阴阳应象大论》云：“东方阳也，阳者其精并于上，并于上则上明而下虚，故使耳目聪明，而手足不便也。西方阴也，阴者其精并于下，并于下则下盛而上虚，故其耳目不聪明，而手足便也。”

《素问·阴阳应象大论》进一步指出，如果人体上部和下部同时感受邪气的话，那么，若邪气在上部，则右侧重，左侧轻；若邪气在下部，则左侧重，右侧轻。其云：“故俱感于邪，其在上则右甚，在下则左甚，此天地阴阳所不能全也，故邪居之。”明代医家张介宾指出：“夫邪之所凑，必因其虚，故在上则右者甚，在下则左者甚。盖以天之阳不全于上之右，地之阴不全于下之左，故邪得居之而病独甚也。”

“天不足西北，地不满东南”的观点，以自然天地及方位阴阳二气盛衰之理，阐释了人体左耳目明及右手足灵便的道理，强调了人与天地阴阳相应性及统一性，提示临床辨证论治宜将人体与天地阴阳变化相结合。

## 25 旦慧、昼安、夕加、夜甚

旦慧、昼安、夕加、夜甚，出自《灵枢·顺气一日分为四时》。该篇指出“夫百病者，多以旦慧、昼安、夕加、夜甚”。

旦慧、昼安、夕加、夜甚，指出了多数疾病在一昼夜中的变化规律。旦慧，指平旦神志清爽，病情减轻；昼安，指白昼稳定，病情比较平稳；夕加，指傍晚加重、严重；夜甚，即深夜最重。

这是为什么呢？因为在正常情况下，人体阳气在一昼夜之中的盛衰变化是不同的，阳气在一天当中的消长盛衰的变化规律好比四季阳气的消长盛衰变化。

一昼夜当中，平旦之时，自然界阳气始生似春季，人体阳气也随之始生；正午日中之时，自然界阳气旺盛似夏季，人体阳气也随之旺盛；傍晚日入之时，自然界阳气渐渐内收似秋季，人体阳气也随之内收入里；夜半之时，自然界阴气最盛，阳气内藏似冬季，人体阳气也随之内藏。

在一昼夜中，人体阳气随着自然阴阳消长盛衰变化节律而发生昼夜变化，这是人体顺应自然昼夜变化自我调节的本能。

因此，“旦慧”，是因为早晨自然界阳气渐盛，人体正气始盛，邪气始衰，正气来复，所以疾病表现平稳；“昼安”，是因为白昼自然界阳气最盛，正能胜邪，故病人状态良好；“夕加”，是因为傍晚阳气渐渐内收入里，阳气不足，故傍晚加重；“夜甚”，是因为夜半阳气入里，邪气独盛于身，正不胜邪，故夜半病情更重。

由于人体五脏各脏阴阳属性及功能特性不同，昼夜轻重还有差异，例如，《素问·脏气法时论》指出：“肝病者，平旦慧，下晡甚，夜半静。肝欲散，急食辛以散之，用辛补之，酸泻之……心病者，日中慧，夜半甚，平旦静。心欲耎，急食咸以耎之，用咸补之，甘泻之……脾病者，日昳慧，平旦甚，下晡静。脾欲缓，急食甘以缓之，用苦泻之，甘补之……肺病者，下晡慧，日中甚，夜半静。肺欲收，急食酸以收之，用酸补之，辛泻之……肾病者，夜半慧，四季甚，下晡静。肾欲坚，急食苦以坚之，用苦补之，咸泻之。”

在临床实际当中，有些疾病确实具有昼夜节律，诸如心脏病、肺系疾病、肝系疾病等，均不同程度地存在着昼轻夜重的情况。

疾病“旦慧、昼安、夕加、夜甚”的昼夜轻重节律，也不是绝对的，还要结合病人的体质状况，以及疾病的轻重缓急情况。

“旦慧、昼安、夕加、夜甚”是疾病昼夜变化的一般规律，掌握这一规律对于临床诊治疾病、判断疾病预后、指导疾病预防，尤其对于把握疾病在一昼夜中的变化规律、关注疾病易加重的时间段，提前予以积极的预防和治疗，均具有重要的临床价值。

## 26 春弦、夏洪、秋毛、冬石

春弦、夏洪、秋毛、冬石，出自《素问·平人气象论》。意指一年四季气候的寒热温凉不同，人体脉象也随之有所变化。也就是说，同一个人在不同的季节里，其脉象的表现是不一样的。春季，脉如琴弦；夏季，脉象洪大；秋季，脉象渐入里；冬季，脉象如石头落地，深沉于里。

春弦、夏洪、秋毛、冬石，与《素问·脉要精微论》“春应中规，夏应中矩，秋应中衡，冬应中权”含义相同，由于春季天气渐暖，自然界阳气逐渐生发，人体脉象随之由里出表，夏季自然界阳气偏盛，人体脉象随之洪大，秋季自然界气候偏凉，阴气渐盛，阳气渐渐入里，人体脉象也随之显示入里之平脉，冬季天气寒冷，人体阳气内收内藏，脉象表现深沉。

春弦、夏洪、秋毛、冬石的四季脉象变化，是人体生命活动顺应自然气候寒热温凉变化的正常脉象表现。各季节脉象表现虽然是春弦、夏洪、秋毛、冬石，但是，春季特别弦，夏季特别洪，脉象失去柔软和缓之象，就是不正常的脉象了。

那么，怎么能知道春弦、夏洪、秋毛、冬石的脉象是正常的还是异常的呢？判断的标准是脉要有胃气，有胃气之脉是《内经》始终强调的。什么是有胃气之脉呢？即脉来从容和缓。虽然人的体质不同，疾病不一，各季节脉象表现也各有所异，但是，只要脉象是有胃气之脉，从容和缓，则标志着预后良好，即脉以胃气为本。因脉气源于胃气，脉气有赖于胃气的供养，胃气充足，胃正常受纳腐熟水谷，吸收水谷精微，则脏腑气血旺盛，在脉象上即反映出有胃气的脉象。反之，胃气衰败，气血不足，则脏腑精气虚衰甚至竭绝，则脉象见脏真之气独现的真脏脉，即脉特别弦，特别沉。

所以，胃气的多少有无，是辨别四时五脏平脉、病脉及死脉的重要依据。四时五脏之脉均应以胃气为本，兼见应时之象。若只见本脏之脉，而毫无和缓从容之胃气则为真脏脉，是胃气已竭、五脏精气外泄不藏的危候。

怎么做才能保持四时都是正常的脉象呢？还是《内经》一直强调的外防和内调。外防，即虚邪贼风避之有时，及时躲避四时不正常的邪气，以免风寒暑湿燥火之邪侵犯人体。内调，即饮食有节，起居有常，不妄作劳，恬淡虚无。按时起居，按时饮食，不要过度劳累，保持心情愉快，才能保持体内脏腑气血正常，表现在脉象上，脉象自然就正常了，身体具备了与自然相应的调节能力，其脉象自然就随着春夏秋冬的气候变化有春弦、夏洪、秋毛、冬石的调节性变化了。

# 第二篇

# 生命观

# 1 神

神，是《内经》中重要命题之一。《内经》大约有六十三篇论及“神”。

在《内经》中，“神”字共出现233次，其中，《素问》共出现151次，《灵枢》共出现82次。纵观《内经》之神，其含义归纳有三：

一指自然界天地阴阳运动变化的规律。例如，阴阳不测谓之神、玄生神、神在天为风、神明之府，神明之为纪等。《素问·气交变大论》指出：“天地之动静，神明为之纪，阴阳之往复，寒暑彰其兆。”《素问·天元纪大论》也指出：“夫变化之为用也，在天为玄……玄生神。神在天为风，在地为木；在天为热，在地为火；在天为湿，在地为土；在天为燥，在地为金；在天为寒，在地为水，故在天为气，在地成形，形气相感而化生万物矣。”天之风热暑湿燥寒六气变化，应地之木火土金水之五行，天之六气与地之五行上下相召，相互作用，就产生了自然气候及万物的生长化收藏物候现象，产生了各种生命现象，这就是神的作用，神的作用是以天地阴阳二气为基础的。《素问·阴阳应象大论》云：“阴阳者，天地之道也，万物之纲纪，变化之父母，生杀之本始，神明之府也。”也说明了自然万物的生长化收藏变化，都是天地自然阴阳二气相互作用的结果，天地阴阳二气是一切事物变化的关键和前提，离开了天地阴阳二气，万物将不复存在，故将阴阳二气称作“神明”。

二指人体整体生命活动力，即人体广义的神。如“出入废则神机化灭，升降息则气立孤危”“得神者昌，失神者亡”等，说明了神机、神气在人体生命活动中的重要性。人体生命活动之神，包括正常之神和异常之神。

正常之神，例如，《灵枢·决气》云：“两神相搏，合而成形，常先身生，是谓精。”说明人体生命的形成是秉承父母精血之两神，《灵枢·本神》云：“生之来谓之精，两精相搏谓之神。”意为秉承父母之精形成的生命活动，称作神。《灵枢·天年》云：“何者为神……血气已和，营卫已通，五脏已成，神气舍心，魂魄毕具，乃成为人。”说明健全的人体生命应该是形神毕具、形神一体的。

异常之神，例如，《素问·玉版论要》的“神转不回，回则不转”及《灵枢·天年》的“失神者死，得神者生也”讲的是人体生命活动失去神之主宰，则生命活动也将停止。再如，《素问·汤液醪醴论》指出，治疗疾病没有效果的原因是“神不使”，其云：“帝曰：形弊血尽而功不立者何？岐伯曰：神不使也。帝曰：何谓神不使？岐伯曰：针石，道也。精神不进，志意不治，故病不可愈。今精坏神去，荣卫不可复收。何者？嗜欲无穷，而忧患不止，精气弛坏，荣泣卫除，故神去之而病不愈也。”大意是疾病发展到形体败坏、精血耗尽时，治疗多不见效，其原因是病人的神气不能发挥作用。因为病人神气已散，精神颓败，志意昏乱，对针石、药物已无反应，所以不能治愈。病人之所以精神散乱，荣卫枯散，是因为不懂养生之道，嗜好欲望及忧愁思虑，使精气衰败，荣枯卫散，神无所依，智虑去身，对针石药物失去反应，所以不能治愈。

三指人的精神意识、思维活动，即人体狭义之神。人的精神意识活动是总统于心而分属于五脏的，狭义之神包括正常之神和异常之神。

正常之神，首先，心主神。例如，《素问·灵兰秘典论》的“心者，君主之官也，神明出焉”，《素问·六节藏象论》的“心者，生之本，神之变也”，《灵枢·九针论》的“心藏神”，《灵枢·五色》的“积神于心，以知往今”均说明了人身之神总统于心，心有分主魂神意魄志这五神当中的“神”。

神分属于五脏。例如，《灵枢·本神》的“肝藏血，血舍魂”“脾藏营，营舍意”“心藏脉，脉舍神”“肺藏气，气舍魄”“肾藏精，精舍志”以及《素问·阴阳应象大论》的“人有五脏化五气，以生喜怒悲忧恐”“脾在志为思”，《素问·宣明五气》的“并于肺则悲”，《素问·举痛论》的“惊则心无所倚，神无所归，虑无所定”，均认为五神分属五脏，肝藏魂、脾藏意、心藏神、肺藏魄、肾藏志。

神，还指人的思维活动。例如，《灵枢·本神》篇就指出了精神魂魄心意志思智虑的形成过程及人由“任物”到“处物”的认知思维过程，对人的认知思维过程的描述极为精致，包含了由感觉→知觉→记忆→比较→分析→综合→判断的由感性到理性，由低级到高级，由刺激到反应，由认识事物到正确处理事物的意识思维过程，其云：“随神往来者谓之魂，并精而出入者谓之魄，所以任物者谓之心，心有所忆谓之意，意之所存谓之志，因志而存变谓之思，因思而远慕谓之虑，因虑而处物谓之智。”可贵的是，其中，还讨论了人之魂魄，魂，也属于神志活动，依附神而存在，属阳；魂在神的支配下运动，如果魂离开了神的支配，则出现梦话、梦游、梦幻等无意识的感觉和动作。魄，也属神志活动，依附有形之精而存在，故属阴；形体本能的感觉、运动及行为都属于魄的作用表现，如视觉、听觉、触觉、婴儿吸吮、眨眼反射等。

异常之神。人的精神情志失常，则耗伤五脏之精气，易导致五脏疾病，例如，《灵枢·本神》云："心怵惕思虑则伤神，神伤则恐惧自失，破䐃脱肉，毛悴色夭，死于冬……肾盛怒而不止则伤志，志伤则喜忘其前言，腰脊不可以俯仰屈伸，毛悴色夭，死于季夏……是故用针者，察观病人之态，以知精神魂魄之存亡得失之意，五者以伤，针不可以治之也。"五脏功能失调，则出现异常的精神情志表现，例如，《灵枢·本神》云："肝气虚则恐，实则怒……脾气虚则四肢不用，五脏不安，实则腹胀，经溲不利……心气虚则悲，实则笑不休。"

调神则正气充足，疫邪不易干犯。《内经》指出，不同干支年，由于五运六气所致的异常气候，容易发生瘟疫，此种情况下，可以用针刺等方法调神，病人要谨遵医嘱，配合调神以扶助正气，使疫疠毒邪不干犯人体，例如，《素问·刺法论》云："假令甲子……其刺以毕……可以寅时面向南，净神不乱思，闭气不息七遍，以引颈咽气顺之，如咽甚硬物，如此七遍后，饵舌下津令无数。假令丙寅……其刺如毕，慎其大喜欲情于中，如不忌，即其气复散也，令静七日，心欲实，令少思。假令庚辰……刺毕，可静神七日，慎勿大怒，怒必真气却散之。"《素问·本病论》还指出，若其人本有七情不节，伤神损及五脏，又恰逢五运六气失常所致的异常气候年，又妄恣耗神，则神气失守，神光不聚，易患五疫，令人暴亡。

《内经》指出了调神气预防疾病的重要性及方法。例如，《素问·上古天真论》指出形神共调，“形与神俱，而尽终其天年，度百岁乃去”以及《素问·离合真邪论》的“以闭其神……令神气存”，《素问·移精变气论》的“得神者昌，失神者亡”均强调了守神、藏神对于人体生命活动的重要性。《素问·四气调神大论》等篇还指出了四时调神的具体方法。从临床疾病角度来看，发现人之神气及精神状态，对于疾病发生、发展密切相关，人之神气及精神状态决定着疾病的预后善恶和转归。

## 2 天癸

天癸，见于《素问·上古天真论》。

天癸，指肾精中一种先天而生的具有促进生殖功能成熟的物质。

《素问·上古天真论》云：“女子七岁，肾气盛，齿更发长；二七而天癸至，任脉通，太冲脉盛，月事以时下，故有子……七七，任脉虚，太冲脉衰少，天癸竭，地道不通，故形坏而无子也。”“丈夫八岁，肾气实，发长齿更；二八，肾气盛，天癸至，精气溢泻，阴阳和，故能有子……七八，肝气衰，筋不能动，天癸竭，精少，肾脏衰，形体皆极。八八，则齿发去。”可见，天癸在人体生长、发育、生殖等方面发挥着重要的功能。

天癸的功能正常与否与人体肾中精气盛衰相关，肾中精气充盛，则天癸功能正常，在女性，则月经按时到来，具有生育能力；在男性，则精子持续产生，具备性机能及生育能力。

肾中精气不足，则天癸功能失常，导致相关疾病。例如，肾中精气不足，天癸萌发过迟，则导致性晚熟，在幼儿，则毛发生长迟缓或稀疏，眠差眠不安，发育迟缓，说话晚，走路晚，囟门闭合迟缓，牙齿生长缓慢等；在女性，则青春期延迟，月经晚潮，原发性闭经，不孕，更年期提前，胎孕萎弱不长，乳房过早萎缩，更年期综合征等；在男性，则少精，弱精，阳痿，早衰，尿淋沥不畅等；若因先天后天饮食等因素，致使天癸萌发过早，则引起性早熟，女性月经早潮，乳房过早发育，多乳房症，绝经期晚，崩漏等，男性阳强，遗精，早泄等。

由此可见，天癸的功能正常与否直接关乎人体生命的生长、发育、衰老及生殖机能，因此，呵护天癸，保护肾中精气，才能尽可能地避免上述相关疾病的发生。

《内经》认为，天癸与肝、肾、脾胃、冲任以及女子胞等关系密切。

天癸与肾关系密切。肾主生长发育和生殖，肾气是天癸的物质基础。天癸的“至”与“竭”是以肾气盛与衰为前提，肾主生殖功能是通过天癸来实现的。人体外在的发育、月经、排精、生育能力、筋骨劲强等表现，实质是由内在的肾中精气由渐盛至盛、由盛至衰来决定的。肝肾精血同源，肝之血盛衰与否能影响天癸进而影响人的后天生殖。肝的疏泄依赖肾精的充养，肾中生殖之精依赖肝血化生来补充。

天癸与肝关系密切。肝在五行中属木，主疏泄，天癸按时溢泄有赖于肝气疏泄及肝气的调达；肝之疏泄功能可促使肾之封藏开阖有度，以及精卵排出及输进，并调节气血，促进受孕即生育能力。

天癸与脾胃关系密切。脾胃为后天之本，为气血生化之源，对天癸的"至"与"竭"有较大的影响。脾胃化生的气血是构成肾精的物质基础，天癸的后天之源乃是源于脾胃化生的水谷精微，故天癸发育成熟有赖于脾胃水谷精微的滋养，才能如期而至和如期而竭。

天癸与冲任关系密切。天癸是冲任二脉充盈和发挥正常功能的物质基础。天癸至，则冲任气血流通，注于胞宫成为月经，注于精室则有精泄。冲任则是天癸运行的通道，天癸通过冲任抵达四肢百骸、五脏六腑。

天癸与女子胞关系密切。天癸是月经按时来潮及孕育胎儿的先决条件。天癸注于胞中，在任冲二脉充盈作用下，使女子胞的月经按时来潮，促进胞宫发育，孕育胎儿。

在生活中，怎样呵护天癸呢？从以下几点做起：一要保持心情愉悦，如此才能使人体内的气机通畅，肝发挥正常的疏泄功能；二要节制房事，避免房劳伤肾，养护肾中精气；三要饮食有节，不吃寒凉的食物，以保护脾胃，使气血能够正常化生，以填充肾精；四要适当锻炼身体，使经络气血畅通。

由于人体生长壮老的生命过程是肾气由始至盛至衰变化过程的外在表现，人体生长发育各阶段表现及生殖功能强弱均是肾气作用的结果，故"天癸"理论为中医临床儿科治疗五迟、五软及五虚证提供了理论依据，同时也为后世中医妇科学的发展奠定了理论基础。临床上补后天以实先天、补后天以养先天的治疗原则就是该理论的具体应用。

## 3　四海

四海，出自《灵枢·海论》。

海，百川汇聚之所。古人认为，大自然有东、西、南、北四海和十二条河流；十二条河流即清、渭、海、湖、汝、渑、淮、漯、江、河、济、漳。《内经》认为，人体生命秉承天地阴阳之气而生，人体生命也有四海和十二条运行气血的通道，即十二经脉，人身四海及十二经脉与自然之四海及十二条河流相应。正如《灵枢·海论》云："黄帝问于岐伯曰：余闻刺法于夫子，夫子之所言，不离于营卫血气。夫十二经脉者，内属于腑脏，外络于肢节，夫子乃合之于四海乎？岐伯答曰：人亦有四海、十二经水。经水者，皆注于海。海有东、西、南、北，命曰四海。黄帝曰：以人应之奈何？岐伯曰：人有髓海，有血海，有气海，有水谷之海，凡此四者，以应四海也。"

人体的四海是胃为水谷之海，冲脉为十二经之海，膻中为气海，脑为髓之海。

胃为水谷之海。胃的主要功能是受纳腐熟水谷，饮食物都要经过胃的受纳腐熟，进一步吸收水谷精微，进而化生成气血即营养物质，所以胃是气血生化之源，是水谷之海。源，即源头。胃为水谷之海，也是后世脾胃为后天之本的理论根源。《内经》中还有相关阐述，例如，《素问·灵兰秘典论》的"脾胃者，仓廪之官"意思是脾胃主饮食物的受纳。《灵枢·胀论》的“胃者，太仓也”，认为胃好像是大粮仓，《素问·五脏别论》的“胃者，水谷之海，六腑之大源也”，也指出胃的作用是受纳腐熟水谷及消化饮食水谷。人体出生之后，身体后天的精气血液及营养物质全赖饮食物所化，因此，如果脾胃气虚，消化饮食物的功能则减弱，就会出现食欲下降、胃胀、腹胀、呃逆、胃痛、大便不畅、便溏、疲乏、消瘦等，久而久之，营养不良，气血亏虚则引发他病。所以说脾胃为后天之本，胃为水谷之海，提示保护脾胃对人体生命健康至关重要。

冲脉为十二经之海。冲脉起于小腹，向下出于会阴，再向上行于脊柱，外行的部分与足少阴肾经交会，之后沿着腹部两侧上行至咽喉，环绕口唇，可见，冲脉的循行是贯通全身，并与肾及下焦多脏腑多条经脉相联系，为人体气血之要冲；月经、胎孕及生殖生育等疾病常与冲脉有关，在中医临床上，这类疾病常配合调理冲脉的方法来治疗。在《内经》中有很多篇章都提到冲脉的重要作用，例如，《素问·痿论》云：“冲脉者，经脉之海也。”明代医家张介宾在《类经》中也指出：“所谓伏冲者，以其最深也，故凡十二经之气血，此皆受之以荣养周身。”说明冲脉贯通上下，营养全身。

膻中为气海。中，含义有二，一指胸中，人体宗气汇聚之处。宗气是由水谷之精气与自然界清气相结合而聚于胸中的气，又名“大气”，宗气在胸中汇聚之处，称作“气海”。宗气，上出喉咙以司呼吸，下贯心脉以行气血。宗气不足，则讲话无力、语声低微、气短、懒言、疲乏无力，甚至宗气下陷而致阴器脏器下垂、眼睑下垂、胃下垂、子宫下垂、脱肛等。宗气充足，则讲话声音洪亮、精力充沛、体力充足、呼吸均匀等。二指胸前正中第四肋间隙也就是两乳正中的膻中穴，膻中穴属于任脉的穴位。《灵枢·五味》云：“其大气之抟而不行者，积于胸中，命曰气海。”《灵枢·邪客》云：“宗气积于胸中，出于喉咙，以贯心脉，而行呼吸焉。”均强调了膻中是宗气汇聚之处，强调了宗气充足对人体健康的重要性。

脑为髓之海。意为脑是骨髓汇聚之处。脑髓充足，则骨骼发育正常，筋骨结实，四肢健壮有力，脏腑坚固，牙齿、头发及身体各部位生长发育正常，耳聪目明且富有智慧。如果脑髓不足，小孩则见有发育迟缓，个头矮小，小孩说话晚，牙齿生长迟缓，头发长得稀疏，智力发育缓慢等发育迟缓现象；在成年人，如果脑髓不足则见腰膝酸软，骨骼关节疼痛，目干，目花，健忘，头晕，头痛，耳鸣，月经失调，贫血，甚至不孕不育，骨骼关节退行性病变等。《素问·五脏生成》云：“诸髓者，皆属于脑。”《素问·奇病论》云：“髓者以脑为主，脑逆故令头痛，齿亦痛，病名曰厥逆。”均说明脑是髓汇聚之处。

《灵枢·海论》指出了四海不足的症状表现，其云：“气海有余者，气满胸中，悗息面赤；气海不足，则气少不足以言。血海有余，则常想其身大，怫然不知其所病；血海不足，亦常想其身小，狭然不知其所病。水谷之海有余，则腹满；水谷之海不足，则饥不受谷食。髓海有余，则轻劲多力，自过其度；髓海不足，则脑转耳鸣，胫酸眩冒，目无所见，懈怠安卧。黄帝曰：余已闻逆顺，调之奈何？岐伯曰：审守其腧，而调其虚实，无犯其害，顺者得复，逆者必败。”

《内经》的四海理论对后世产生了重要影响。例如，清代名医喻嘉言把宗气叫“大气”，其云：“五脏六腑，大经小络，昼夜循环不息，必赖胸中大气斡旋其间。大气一衰，则出入废，升降息，神机化灭，气立孤危矣。”清代医家张锡纯也根据膻中为气海的理论，创立了升陷汤以治疗大气下陷的病证，通过升提气机调治脏器下陷的病证。张锡纯还根据“冲为血海”创制了固冲汤、安冲汤等系列方剂治疗月经病、胎孕病证。

《灵枢·海论》指出：“黄帝曰：凡此四海者，何利何害？何生何败？岐伯曰：得顺者生，得逆者败；知调者利，不知调者害。”《内经》强调四海对于人体生命至关重要，在平日养生保健及预防疾病当中，要关注四海的调摄，从饮食、起居、心情、运动等方面来呵护四海，以维护身体健康。

## 4　藏象

藏象，出自《素问·六节藏象论》。

藏者，藏也；指藏于体内的脏腑；象，主要指内里脏腑表现于外的征象，即脏腑在内，有其征象或现象表现于外表相应部位或组织器官；脏腑藏于内，有其征象表现于外，因此，可以根据外在征象判断内里脏腑盛衰，这是中医学“以象测藏”“司外揣内”认识方法的依据，也是中医学望闻问切四种诊察方法形成的基础。《内经》认为人体是一个以五脏为核心，与六腑相配合，以精气血液为物质基础，通过经络循行联系着体表四肢百骸，并与外界自然环境紧密相连的有机整体。

五脏在内，各自表现在外的征象都是什么呢？其主要功能及其与形体组织、精神活动、四时阴阳的关系又是怎样的呢？

《素问·六节藏象论》指出，心是生命活动的根本，心主血脉、心主藏神，人的精神智慧藏于此，其荣华显现在面，其功能是充养血脉，因居上焦，又为阳脏，故为阳中之太阳，与夏气相通应。肺主一身之气，肺藏魄，其荣华显现在皮毛，能充养皮肤，为阳中之太阴，与秋气相通应。肾主蛰藏，为藏精之处，其荣华显现在发，能充养骨骼，为阴中之少阴，与冬气相通应。肝是耐受疲劳的根本，是藏魂之处，其荣华显现在爪甲，能滋养筋脉，能化生气血，为阴中之少阳，与春气相通应。胃、小肠、三焦、膀胱，主受纳腐熟水谷，是产生营养之处，好像盛物的器皿一样，能盛受水谷，传送糟粕，吸收精微。脾其荣华显现在唇四白，能充养肌肉，为至阴，与土气相通应。因胆属少阳，主春升之气，所以，上述脏的功能正常与否，主要取决于胆的功能是否正常。其云："心者，生之本，神之变也，其华在面，其充在血脉，为阳中之太阳，通于夏气；肺者，气之本，魄之处也，其华在毛，其充在皮，为阳中之少阴，通于秋气；肾者，主蛰，封藏之本，精之处也，其华在发，其充在骨，为阴中之太阴，通于冬气；肝者，罢极之本，魂之居也，其华在爪，其充在筋，此为阴中之少阳，通于春气；脾、胃、大肠、小肠、三焦、膀胱者，仓廪之本，营之居也……其华在唇四白，其充在肌，其味甘，其色黄，此至阴之类，通于土气。"

再如，肝开窍于目，心开窍于舌、脾开窍于口，肺开窍于鼻，肾开窍于耳，目、舌、口、鼻、耳也是五脏精气及功能正常与否的表现之处。例如，《灵枢·脉度》篇指出五脏藏于内，其精气通过所属经脉显现于颜面诸窍，五脏功能正常，则诸窍和利；五脏失和，则七窍不通，其云："五脏常内阅于上七窍也。""五脏不和则七窍不通。"《灵枢·五阅五使》篇也指出面部五官就是五脏的外侯，其云："五官者，五脏之阅也。"

脏腑之间的相互关系又是怎样的呢？脏腑的功能活动并不是孤立的，而是既分工又合作的相互密切配合的关系，共同维持人体生命活动。

藏象，是中医学特有的关于人体生命活动的系统理论，后世的藏象学说是对藏象的长期观察下形成的。《素问·六节藏象论》的藏象，构建了以五脏为核心的人体五大功能活动系统，揭示了人体内在脏腑与外观形象之间的有机联系，客观地反映了中医学"以象测藏"的认识方法，以及从空间时间整体的角度分析和认识人体复杂的生命活动规律的基本思路，是临床诊治疾病时辨证论治的理论基础。

藏象理论，不仅指导临床诊治，对于养生保健也具有重要指导意义，运用按摩、针灸等方法对人体体表的官窍、头面、躯干及肢体不同部位进行调理，能够疏通经络气血以达到调整内在相关脏腑功能的目的。

## 5　五输穴

十二经脉在肘膝关节以下各有井、荥、输、经、合五个腧穴，合称五输穴。五输穴见于《灵枢·九针十二原》等篇。

五输穴是十二经脉气血运行流注的重要穴位。《灵枢·九针十二原》云："所出为井，所溜为荥，所注为输，所行为经，所入为合。"即井穴多位于手足末端，似水之源头，是经气所出的部位；荥穴多位于掌指或跖趾关节前，似微小水流，且尚未形成大河流，是经气流行的部位；输穴多位于掌指或跖趾关节后，似水流由小到大，由浅注深，是经气渐盛的部位；经穴多位于腕踝关节以上，似水流宽大畅通无阻，是经气渐盛的部位；合穴多位于肘膝关节，似江河水流汇入湖海，经气从此处深入体内，进而汇合于脏腑。

五输穴各有其主治病证。例如，《灵枢·顺气一日分为四时》指出："病在脏者，取之井；病变于色者，取之荥；病时间时甚者，取之俞；病变于音者，取之经；经满而血者，病在胃及以饮食不节得病者，取之合。"即井穴可以治疗神志病、脏腑功能失调之证；荥穴主要用于清泄各经热证；输穴可以治疗慢性病、间歇性疾病；经穴可以治疗声音失常的疾病；合穴可以治疗脏腑功能失常的疾病。《难经·六十八难》也提到了五输穴的主治病证，其云："井主心下满，荥主身热，输主体重节痛，经主喘咳寒热，合主逆气而泄。"可见，五输穴的治疗范围是十分广泛的。

《灵枢·本输》记载了十一经的五输穴名称和位置，但缺手少阴心经的五输穴，至《针灸甲乙经》才补充完备。

手太阴肺经的五输穴即井穴、荥穴、输穴、经穴、合穴依次为少商、鱼际、太渊、经渠、尺泽，平日里受风后咳嗽可点揉鱼际穴，或摩擦鱼际至太渊的部位。

手厥阴心包经的五输穴即井穴、荥穴、输穴、经穴、合穴依次为中冲、劳宫、大陵、间使、曲泽，外感热病可以拍打大陵穴到曲泽穴的部位以解热。

手少阴心经的五输穴即井穴、荥穴、输穴、经穴、合穴依次为少冲、少府、神门、灵道、少海，夜晚失眠可按摩点揉神门穴帮助睡眠。

足太阴脾经五输穴即井穴、荥穴、输穴、经穴、合穴依次为隐白、大都、太白、商丘、阴陵泉。

足厥阴肝经的五输穴即井穴、荥穴、输穴、经穴、合穴依次为大敦、行间、太冲、中封、曲泉，怒气引起的头晕、头痛可点揉太冲穴调节。

足少阴肾经的五输穴即井穴、荥穴、输穴、经穴、合穴依次为涌泉、然谷、太溪、复溜、阴谷，睡前用手掌搓搓涌泉穴能帮助睡个好觉。

手阳明大肠经的五输穴即井穴、荥穴、输穴、经穴、合穴依次为商阳、二间、三间、阳溪、曲池，外感热病出现发热、咽痛可在曲池穴挤痧缓解。

手少阳三焦经的五输穴即井穴、荥穴、输穴、经穴、合穴依次为关冲、液门、中渚、支沟、天井，如果大便干燥、便秘可点揉支沟穴帮助排便。

手太阳小肠经的五输穴即井穴、荥穴、输穴、经穴、合穴依次为少泽、前谷、后溪、阳谷、小海，晨起落枕可按揉后溪穴，日常久坐也可按揉后溪穴缓解肩颈部的酸痛。

足阳明胃经的五输穴即井穴、荥穴、输穴、经穴、合穴依次为厉兑、内庭、陷谷、解溪、足三里，足三里是重要的保健穴位，平日可常按揉或艾灸足三里穴。

足少阳胆经的五输穴即井穴、荥穴、输穴、经穴、合穴依次为足窍阴、侠溪、足临泣、阳辅、阳陵泉，膝盖腿脚疼痛可常常按摩阳陵泉穴。

足太阳膀胱经的五输穴即井穴、荥穴、输穴、经穴、合穴依次为至阴、通谷、束骨、昆仑、委中，腰背和下肢酸痛可点揉委中穴缓解。

在《内经》中，外感病证及内伤病证常用五输穴调治。例如《素问·咳论》指出咳嗽的治疗，五脏咳，针刺五脏相应经脉的输穴；六腑咳，针刺六腑相应经脉的合穴。再如，《素问·痿论》指出痿证的治疗方法之一是针刺荥穴和输穴。再如，《素问·刺法论》指出当自然气候异常，六气运行升降不前之时，当针刺五输穴，木郁升之不前，针刺肝经井穴；火郁升之不前，针刺心经荥穴；土郁升之不前，针刺脾经输穴；金郁升之不前，针刺肺经经穴；水郁升之不前，针刺肾经合穴。

《素问·刺法论》还指出，自然气候异常，厥阴风木之气不迁正，当泻足厥阴肝经的荥穴；少阴君火之气不迁正，当针刺心包经的荥穴；太阴湿土之气不迁正，当针刺足太阴脾经的荥穴；少阳相火之气不迁正，当针刺手少阳三焦经的荥穴；阳明燥金之气不迁正，当针刺手太阴肺经的荥穴；太阳寒水之气不迁正，当针刺足少阴肾经的荥穴。

《素问·刺法论》还指出，若自然气候异常，加之人体五脏精气失守导致的瘟疫，也针刺五输穴予以调治，如厥阴司天失守，天运虚，人之肝气亦虚，又受外邪侵犯，则四肢厥逆，甚或昏倒，若病人身温，可用针刺之法，刺足少阳胆经之所过丘墟穴，再刺肝俞穴。

若人心气虚，又遇少阴君火、少阳相火司天失守，又感受外邪，是谓三虚，又逢火运不及之年，则水疫之邪侵犯，令人暴死，可刺手少阳三焦经之所过阳池穴来防治，再刺心俞穴。

若人脾气虚，又遇太阴湿土司天失守，又感受外邪，是谓三虚，又逢土运不及之年，则木疫之邪侵犯，令人暴死，可刺足阳明胃经之所过冲阳穴来防治，再刺脾俞穴。

若人肺气虚，又遇阳明司天失守，又感受外邪，是谓三虚，又逢金运不及之年，则火疫之邪侵犯，令人暴死，可刺手阳明大肠经之所过合谷穴来防治，再刺肺俞穴。

若人肾气虚，又遇太阳司天失守，又感受外邪，是谓三虚，又逢水运不及之年，则土疫之邪侵犯，折伤正气，使人神魂失守，突然死亡，可刺足太阳膀胱经之所过京骨穴来防治，再刺肾俞穴。

《素问·刺法论》还指出，针刺五输穴可预防瘟疫。心的功能失调，可针刺手少阴心经的原穴神门；肺的功能失调，可针刺手太阴肺经的原穴太渊；肝的功能失调，可针刺足厥阴肝经的原穴太冲；胆的功能失常，可针刺足少阳胆经的原穴丘墟；膻中的功能失常，可针刺手厥阴心包经的荥穴劳宫；脾的功能失常，可针刺足太阴脾经的原穴太白；胃的功能失常，可针刺足阳明胃经的原穴冲阳；大肠的功能失常，可针刺手阳明大肠经的原穴合谷；小肠的功能失常，可针刺手太阳小肠经的原穴腕骨；肾的功能失常，可针刺足太阴肾经的原穴太溪；三焦的功能失常，可针刺手少阳三焦经的原穴阳池；膀胱的功能失常，可针刺足太阳膀胱经的原穴京骨。

五输穴，也是平日预防疾病及保健按摩的重要穴位，可以根据自身脏腑的盛衰，来按摩肘膝关节以下的五输穴或五输穴相应部位。

## 6　形、质、态

形、质、态，在《内经》中主要用以表示体质。也就是说，在《内经》中，没有“体质”一词，而是用形、质、态等来代表体质。

在我国古代医书里，也有与形、质、态相同或相近的字词来表示体质。例如,《千金要方》的“禀质”,《小儿卫生总微方论》的“赋禀”,《类经》的“禀赋”,《医贯》的“气禀”，明清时期常用“气体”“形质”“体质”表示体质。

《内经》中对于人体体质的认识很有特色，首先，认为形神一体，外在之形体与内在之精神情志相关；外在之形体与内在之脏腑相关，人之体质与先天禀赋及后天调养密切相关等,《内经》体质理论具有中医特色，阐述全面系统，多角度多方法对体质予以分类。

例如，五行分类法。《灵枢·阴阳二十五人》为人体体质五行分类法的代表篇章，以五行的特性为依据，根据人体的肤色、形体、举止、性格等生理和心理特征，以及与四时气候的适应性等特点，将人先划分为木形、火形、土形、金形、水形五种类型，进而又结合五音太少、阴阳属性以及手足三阳经的左右上下、气血多少之差异，将五行的每一行再分为五种类型，即五五二十五种体质类型。其云：“先立五形金木水火土，别其五色，异其五形之人，而二十五人具矣。”

再如，阴阳分类法。阴阳分类法，包括阴阳五分法和阴阳四分法。一是阴阳五分法，《灵枢·通天》将人体体质分为太阴、少阴、太阳、少阳、阴阳平和五类，指出了五类体质的内在心理特点及外在行为特征；进而又指出五类体质针刺时的注意事项，针刺时，太阴之人，急泻其阴；少阴之人，因阳少不能摄血，故易造成阴血脱失；太阳之人，微泻其阳，否则阳气耗脱，不养神，易狂乱，阴阳俱脱易暴死；少阳之人，当实阴经、泻阳络，但不可太过，否则气脱则难以治愈。二是阴阳四分法，《灵枢·行针》根据人的阴阳偏盛、偏衰的不同，将体质分为重阳、重阳有阴、阴多阳少、阴阳和调四种类型，指出体质不同，对针刺治疗的反应有迟、早、逆、剧等差异。重阳之人，其神易动，其气易往，针刺时反应快；重阳有阴之人，阴阳之离合难，故其神不能先行，较重阳之人反应迟；阴多阳少之人阴气沉而阳气浮，气往难，针刺时反应迟缓；阴阳和调之人，血气淖泽滑利，针入而出，疾而相逢，针刺时反应适中。

再如，脏腑分类法。《灵枢·本脏》篇根据脏腑的大小、高下、坚脆、端正、偏倾厚薄，将人格体质分为不同类型。其云：“五脏者，固有小大、高下、坚脆、端正、偏倾者；六腑亦有小大、长短、厚薄、结直、缓急。凡此二十五者各不同，或善或恶，或吉或凶。”强调人体每一内脏之坚脆，形态结构、位置高低、位置是否偏颇等不同，其外在的形态特征及对自然气候的调节适应能力也不同，因此，其人易发病证也各异。

再如，体态分类法。体态分类法是根据人的外表形态来分类，这一方法比较直观，《灵枢》的《论勇》《阴阳二十五人》《逆顺肥瘦》《卫气失常》等分别从面色、毛发、体型、腠理、骨骼等个体外观形态特征对体质进行了分类。《灵枢·五变》还将体表形态与内脏机能结合对体质进行分类。

再如，须毛分类法。《灵枢·阴阳二十五人》根据人体的体毛等多少的差异予以分类，以辨别手足三阳经脉气血多少。

再如，肥瘦分类法。《灵枢·逆顺肥瘦》根据外表体型将体质分为肥人、瘦人、壮人、肥瘦适中之人及壮士五种类型。《灵枢·卫气失常》又将肥胖体质以其形态特征划分为膏型、脂型和肉型。

再如，外之体态于内之脏腑结合的分类法。《灵枢·五变》把体表形态与内脏机能结合起来，将个体体质分为肉不坚腠理疏、五脏皆柔弱、小骨弱肉、粗理肉不坚、肠胃恶五种类型，指出了不同体质的易发病证。

再如，勇怯分类法。《灵枢·论勇》篇以勇怯将人体体质划分为勇、怯两种类型，并对其心理特征、外部特征及其与内在脏腑的关系予以阐述。

再如，形志苦乐分类法。《素问·血气形志》以形志苦乐将人体体质分为五种，即形乐志乐、形苦志乐、形苦志苦、形乐志苦、形数惊恐。指出了形志苦乐与易发病的关系及五种治疗措施。

再如，地域体质分类法。《素问·异法方宜论》根据东南中西北五个地域环境，将人体体质按照地域分为五类，指出了不同地域人群的体质特征与其生存的地域气候及饮食生活习惯有关，五种体质易发疾病不同，其治疗方法亦各异。

体质决定着发病与否。一般而言，正气旺盛者，体质强健，抗病力强；正气虚弱者，体质羸弱，抵抗力差。因此，人体能否感受外邪而发病，主要取决于个体的体质状况。如《灵枢·本脏》云："五脏皆坚者，无病；五脏皆脆者，不离于病。"《灵枢·五变》曾以斧斤伐木为喻，作了精辟形象的论述，指出："木之阴阳尚有坚脆，坚者不入，脆者皮弛，至其交节，而缺斤斧焉。夫一木之中，坚脆不同，坚者则刚，脆者易伤……凡此五者，各有所伤，况于人乎。"《灵枢·论勇》又云："有人于此，并行而立，其年之长少等也，衣之厚薄均也，卒然遇烈风暴雨，或病或不病。"其原因即在于体质之强弱，即"黑色而皮厚肉坚，固不伤于四时之风，薄皮弱肉者，则不胜四时之虚风"说明了体质因素在发病中的主导地位。

内伤杂病的发病亦与体质密切相关。正如《灵枢·本脏》云："人之有不可病者，至尽天寿，虽有深忧大恐，怵惕之志，犹不能减也，甚寒大热，不能伤也；其有不离屏蔽室内，又无怵惕之恐，然不免于病者。"关键即在于体质之差异。

清代医家吴谦在《医宗金鉴》中指出："凡此九气(怒、喜、悲、恐、寒、炅、惊、劳、思)以生之病，壮者得之，气行而愈；弱者得之，发为病也。"说明同样的情志刺激，由于体质强弱不同，则结果也不同。《灵枢·五变》指出：“肉不坚，腠理疏，则善病风。”“五脏皆柔弱者，善病消瘅。”“小骨弱肉者，善病寒热。”“粗理而肉不坚者，善病痹。”

在体质与治疗方面，《素问·示从容论》提出年龄、体质不同，治疗的部位各有所宜，即“夫年长则求之于腑，年少则求之于经，年壮则求之于脏”后世医家重视体质与疾病。清代医家吴德汉《医理辑要·锦囊觉后编》明确指出了体质因素往往能决定个体对某种致病因子的易感性，其云：“要知易风为病者，表气素虚；易寒为病者，阳气素弱；易热为病者，阴气素衰；易伤食者，脾胃必亏；易劳伤者，中气必损。”明代医家汪绮石在《理虚元鉴》指出心理与发病的关系，其云：“顾私已者，心肝病少；顾大体者，心肝病多。不及情者，脾肺病少；善钟情者，脾肺病多。任浮沉者，肝肾病少；矜志节者，肝肾病多。”明代医家李中梓在《医宗必读》列“不失人情论”，人之“好恶”“缓急”“得失”“慎疏”“有无主见”不同，治法也不同。

一般而言，小儿脏腑娇嫩，气血未充，稚阴稚阳之体，常易感受外邪或因饮食所伤而发病；年高之人，五脏精气多虚，体质转弱，易患痰饮、咳喘、眩晕、心悸、消渴等病；肥人或痰湿内盛者，易患眩晕、中风等病；瘦人或阴虚体质者，易患肺痨、咳嗽诸疾；阳弱阴盛体质者易患肝郁气滞之证。

现代医学对人体个体体质与疾病关系的研究越来越予以重视。不同体质及心理特点的人，其易患疾病有所不同，存在一定的疾病倾向性。例如，多血质者易患与脂质代谢有关的心血管疾病或代谢性疾病，如高血脂、高血糖、冠心病、高血压、胆系疾病等；抑郁质者易患神经衰弱、内脏下垂、哮喘病、溃疡病、便秘、心动过速等病；胆汁质者易患骨关节类疾患。

《内经》形态质理论，是中医学体质理论的基础，对指导养生防病具有重要意义。明代医家汪绮石在《理虚元鉴》指出："虚劳之人，其性情多有偏重之处，每不能撙节其精神，故须各就性情所失以为治。其在荡而不收者，宜节嗜欲以养精；在滞而不化者，宜节烦恼以养神；在激而不平者，宜节忿怒以养肝；在躁而不静者，宜节辛勤以养力；在琐屑而不坦夷者，宜节思虑以养心；在慈悲而不解脱者，宜节悲哀以养肺。"

《内经》为代表的中医学理论认为，影响人体体质的因素主要有先天因素和后天饮食、起居、生活环境、情志不节等，还有年龄因素、性别因素、气候因素、地理因素、劳逸因素、社会因素及其他因素等。

## 7　十二经脉

十二经脉，记载于《灵枢·经脉》等篇。

十二经脉，指循行于人体的十二条经脉。经脉是人体运行气血、联络脏腑形体官窍、沟通上下表里内外的通道，是人体重要的组织系统。经络系统主要包括经脉和络脉，经脉为主干，络脉为分支。

十二经脉，包括手三阴经，即手太阴肺经、手厥阴心包经、手少阴心经；手三阳经，即手阳明大肠经、手少阳三焦经、手太阳小肠经；足三阳经，即足阳明胃经、足少阳胆经、足太阳膀胱经；足三阴经，即足太阴脾经、足厥阴肝经、足少阴肾经，上下表里内外循行，如环无端。

十二经脉左右对称地分布于左右两侧，分别循行于上肢或下肢的内侧或外侧，每一条经脉又分别隶属于与其相表里的一脏或一腑。十二经脉的名称各不相同，每一条经脉的名称是根据其分布于上肢或下肢、四肢的内侧面或外侧面、所述的脏腑的名称，再加上阴阳属性而命名的。命名的规律是上为阳，下为阴；外为阳，内为阴；腑为阳，脏为阴。具体是：

行于上肢的为手经，行于上肢外侧的三条经脉为手三阳经，即手阳明大肠经、手少阳三焦经、手太阳小肠经；行于上肢内侧的三条经脉为手三阴经，即手太阴肺经、手厥阴心包经、手少阴心经。

行于下肢的为足经，行于下肢外侧的三条经脉为足三阳经，即足阳明胃经、足少阳胆经、足太阳膀胱经；行于下肢内侧的三条经脉为足三阴经，即足太阴脾经、足厥阴肝经、足少阴肾经。

阴经属于脏，络于腑；阳经属于腑，络于脏。胸中三脏，肺属手太阴，心包为手厥阴，心为手少阴，依次循行于上肢内侧前缘、中线、后缘。与此三脏相表里的大肠属手阳明（与手太阴肺经相互表里）、三焦属手少阳（与手厥阴心包经相互表里）、小肠属手太阳（与手少阴心经相互表里），依次分布于上肢外侧面的前缘、中线、后缘。

腹部三脏，脾属足太阴、肝属足厥阴、肾属足少阴，其经脉循行于下肢内侧，依次分布于下肢内侧的前缘、中线、后缘，在小腿下半部足厥阴肝经在前缘，足太阴脾经在中线；与此三脏相表里的胃、胆、膀胱三腑，胃属足阳明经、胆属足少阳经、膀胱属足太阳经，依次分布于下肢的外侧的前缘、中线和后缘。

十二经脉在人体的循行规律为：手三阴经起于胸中，经过上肢内侧走向手指端，交接于手三阳经；手三阳经从手指端循上肢外侧上行，经过肩部，上行于头面部，与足三阳经交接；足三阳经起于头面部沿着颈部肩部背部下行，经过躯干，行于下肢外侧至趾端，交接于足三阴经；足三阴经起于足趾，经过下肢内侧上行，行于腹部、胸部，与手三阴经交接。《灵枢·逆顺肥瘦》篇将十二经脉循行规律概括为：手之三阴，从胸走手；手之三阳，从手走头；足之三阳，从头走足；足之三阴，从足走胸腹。

十二经脉的交接流注次序是：从手太阴肺经开始，依次传递到手阳明大肠经，足阳明胃经，足太阴脾经，手少阴心经，手太阳小肠经，足太阳膀胱经，足少阴肾经，手厥阴心包经，手少阳三焦经，足少阳胆经，足厥阴肝经，再回到手太阴肺经。脏的经脉是属脏络腑，腑的经脉是属腑络脏。

十二经脉有六对表里相合关系，太阳与少阴为表里，少阳与厥阴为表里，阳明与少阴为表里。即手太阳小肠经与手少阴心经互为表里，手少阳三焦经与手厥阴心包经互为表里，手阳明大肠经与手太阴肺经互为表里，足太阳膀胱经与足少阴肾经互为表里，足少阳胆经与足厥阴肝经互为表里，足阳明胃经与足太阴脾经互为表里。

十二经脉的大体循行路线是：手太阴肺经，起于中脘部，终于食指，交于手阳明大肠经。邪犯经脉易致胸、肺、咽喉部、经脉循行部位的其他病证，例如咳嗽、气喘、咯血、咽喉肿痛、胸痛等。

手阳明大肠经，起于食指，终于鼻侧，交于足阳明胃经，邪犯经脉易致头面病、五官病、热病、皮肤病、肠胃病、神志病、经脉循行部位的其他病证，例如头痛、腹痛、风疹、湿疹、昏迷、癫狂、发热等。

足阳明胃经，起于鼻旁，终于足大趾，交于足太阴脾经。邪犯经脉易致胃肠、头面五官、神志病、热病经脉循行部位的其他病证等，例如胃痛、腹胀、便秘、头痛、面痛、目赤肿痛等。

足太阴脾经，起于足大趾，终于心中，交于手少阴心经。邪犯经脉易致脾胃、妇科、前阴等病，例如腹痛、腹胀、胃痛、痢疾、月经不调、痛经、遗尿等。

手少阴心经，起于心中，终于小指，交于手太阳小肠经。邪犯经脉易致心系、神志、经脉循行部位的其他病证，如心痛、心悸、癫狂、不寐、肩臂疼痛等。

手太阳小肠经，起于手小指，终于目内眦，交于足太阳膀胱经。邪犯经脉易致头面五官病、热病、神志病、经脉循行部位的其他病证，如头痛、眩晕、耳鸣、耳聋、癫狂、颈项强痛，小指麻木疼痛等。

足太阳膀胱经，起于目内眦，终于足小趾，交于足少阴肾经。邪犯经脉易致脏腑病、神志病、头面五官病、经脉循行部位的其他病证，如癫、狂、痫、头痛、下肢痹痛等。

足少阴肾经，起于足小趾，终于胸中，交于手厥阴心包经。邪犯经脉易致头面五官病、妇科病、前阴病、经脉循行部位的其他病证，例如头痛、目眩、咽喉肿痛、月经不调、小便频数、下肢厥冷、内踝肿痛等。

手厥阴心包经，起于胸中，终于无名指，交于手少阳三焦经。邪犯经脉易致心胸、神志、胃腑、经脉循行部位的其他病证。例如心痛、心悸、心烦、胸闷、胃痛、呕吐、肘臂麻木等。

手少阳三焦经，起于无名指，终于目外眦，交于足少阳胆经。邪犯经脉易致头面五官病、热病、经脉循行部位的其他病证，例如头、目、耳、颊、咽喉、胸胁痛等。

足少阳胆经，起于目外眦，终于足大趾，交于足厥阴肝经。邪犯经脉易致头面五官病、肝胆病、神志病、热病、经脉循行部位的其他病证，例如目疾、耳疾、咽喉疾病、黄疸、口苦、胁痛、癫狂、下肢痹痛等。

足厥阴肝经，起于足大趾，终于肺中，交于手太阴肺经。邪犯经脉易致肝胆病、妇科病、前阴病、经脉循行部位的其他病证，例如黄疸、胸胁胀痛、呕逆、中风、痛经、带下、下肢痹痛、麻木、不遂等。

十二经脉的每条经脉上都有穴位，手太阴肺经有11个穴位，手阳明大肠经有20个穴位，足阳明胃经有45个穴位，足太阴脾经有21个穴位，手少阴心经有9个穴位，手太阳小肠经有19个穴位，足太阳膀胱经有67个穴位，足少阴肾经有27个穴位，手厥阴心包经有9个穴位，手少阳三焦经有23个穴位，足少阳胆经有44个穴位，足厥阴肝经有14个穴位，督脉有28个穴位，任脉有24个穴位。

十二经络循行与十二时辰相应，手太阴肺经应寅时，即3点至5点；手阳明大肠经应卯时，即5点至7点；足阳明胃经应辰时，即7点至9点；足太阴脾经应巳时，即9点至11点；手少阴心经应午时，即11点至13点；手太阳小肠经应未时，即13点至15点；足太阳膀胱经应申时，即15点至17点；足少阴肾经应酉时，即17点至19点；手厥阴心包经应戌时，即19点至21点；手少阳三焦经应亥时，即21点至23点；足少阳胆经应子时，即23点至1点；足厥阴肝经应丑时，即1点至3点。

人体的经络系统，除了十二经脉，还有奇经八脉、十二经别、十五别络，十二经筋、十二皮部等，奇经八脉，是督脉、任脉、冲脉、带脉、阴跷脉、阳跷脉、阴维脉、阳维脉的合称，奇经八脉纵横交错地分布于十二正经之间，起着加强十二正经之间的联系并调节十二经脉气血的作用。十二经别，是从十二经脉分出，循行于胸腹及头部的重要支脉，加强了十二经脉表里两经的联系。十五别络，是经脉分出的支脉，多分布于体表，有十五条，又称“十五别络”，加强了表里两经的联系，渗灌气血以濡养周身。十二经筋，是十二经脉的筋膜系统，是十二经脉之气濡养筋肉骨节的体系，具有约束骨骼、屈伸关节的作用。十二皮部，是十二经脉及其所属络脉在体表的分布，是经气布散之处，具有卫护机体、防御外邪的作用。

十二经脉，又称十二正经。十二经脉是经络的主干，奇经八脉、十二经别、十五络脉、十二经筋、十二皮部等彼此相互联系、相互配合，共同发挥输送气血津液以营养周身的作用。

由此可见，十二经脉以及奇经八脉、十二经别、十五络脉、十二经筋、十二皮部等周身的脉络，具有运行气血以营养脏腑组织，联络形体官窍以沟通上下内外，感应传导信息，调节全身功能活动的基本功能；全身经脉能够联络脏腑肢节，沟通表里上下，通行气血阴阳。

气血是人体生存所必需的物质，经络则负责输送气血且贯通全身，当经络受到阻塞，脏腑组织就不能得到足够的营养物质，保持经络畅通是身体健康的重要条件之一。若邪犯经脉或脏腑功能失调引发病证，可以通过针灸、按摩、拔罐、健身功法等保持经脉的通畅，气血的正常运行。

经络是外邪由表入里的途径，也是体内病变反映于外的途径，更是脏腑病变相互传变的途径。学习和了解十二经脉，对于临床循经诊断、分经诊断，以及针灸推拿治疗、药物归经治疗，还有养生保健循经调理、循经按摩等，具有特别重要的意义。

## 8　三部九候

三部九候，出自《素问·三部九候论》。

三部九候是我国古代的诊察方法之一。三部，即人体的上、中、下三个诊脉部位。九候，即这三个部位的每一部又分天、地、人三候，三三共九候。

《内经》认为，天地的至数从一至九。一是天，二是地，三是人，三而成天，三而成地，三而成人，三三得九，以应地之九野，所以人也有天、地、人三部，每部又含有三候，合计九候。在《内经》当中，三部九候主要用以判断疾病部位、疾病轻重及疾病的预后善恶。《素问·三部九候论》云："天地之至数，始于一，终于九焉。一者天，二者地，三者人，因而三之，三三者九，以应九野。故人有三部，部有三候，以决死生，以处百病，以调虚实，而除邪疾。"

那么，三部的位置及每一部的位置具体在哪儿呢？

上部在头部，上部的天是两额的动脉，大约太阳穴部位，以候头部之气；上部的地是两颊的动脉，大约大迎穴部位，以候口齿之气；上部的人是两耳前动脉，大约耳门穴部位，以候耳目之气。

中部在上肢，中部的天是手太阴两手寸口部位的动脉，即今之手腕脉诊处，以候肺；中部的地是手阳明大肠之脉，大约合谷穴部位，以候胸中之气；中部的人是手少阴心之脉，大约神门穴部位，以候心。

下部在下肢，下部的天是足厥阴肝之脉，大约大腿内侧的五里穴(女子取太冲穴)；下部的地是足少阴肾之脉，大约足内踝后的太溪穴部位；下部的人是足太阴脾之脉，大约大腿内侧箕门穴部位。所以下部的天用以诊察肝，下部的地用以诊察肾，下部的人用以诊察脾胃。

由此可见，三部九候诊法总体有上、中、下三个诊察部位，每一部位又各有天、地、人三个具体候诊位置，这种诊察方法的寓意是三三为九，以应地之九野，人的九脏又与地之九野相应。人之九脏，是指人有五个藏神之脏，即肝、心、脾、肺、肾；还有四个形脏，即胃、大肠、小肠、膀胱，共合为九脏。

诊察三部九候有什么意义呢？

三部九候的诊法是遍体诊法，在诊察疾病时，需要同时切按或观察上、中、下各部位之脉的搏动是否相协调相一致，左侧与右侧的脉之搏动是否相一致相协调。如果三部九候均不相协调，则预后不良或必死；如果上下左右之脉参差不齐，搏动不一致，预示疾病很严重；如果上下左右之脉不相协调，混乱无律，这是死证。如果中部之脉虽然平调，但是与其他经脉不相协调，也是死证；如果中部之脉衰弱，也是死证；如果两目深陷，也是死证。其云："三部九候皆相失者死。上下左右之脉相应如参舂者病甚。上下左右相失不可数者死。中部之候虽独调，与众藏相失者死。中部之候相减者死。目内陷者死。"

三部九候诊法，在《内经》多篇有记载，《素问·三部九候论》云："决死生奈何……三部九候皆相失者死。"《素问·离合真邪论》云："夫邪之入于脉也……从而察之，三部九候，卒然逢之，早遏其路。""审扪循三部九候之盛虚而调之……刺不知三部九候病脉之处，虽有大过且至，工不能禁也……不知三部九候，故不能久长。"《素问·调经论》阐述诊法时，提到"九候若一"，《素问·调经论》也提到九候，其云："身形有痛，九候莫病，则缪刺之；痛在于左而右脉病者，巨刺之。必谨察其九候，针道备矣。"

三部九候是古代的一种遍体诊脉的方法，这种上中下遍体诊脉法，虽至今在临床上已不常用，但是，其中的手太阴脉之寸口诊脉法一直沿用至今。

《难经》中也有三部九候诊脉法，与《素问·三部九候论》名同实异。《难经》的三部九候诊脉法，见于《难经·十八难》，其云："脉有三部九候，各何主之？然：三部者，寸、关、尺也。九候者，浮、中、沉也。上部法天，主胸以上至头之有疾也；中部法人，主膈以下至脐之有疾也；下部法地，主脐以下至足之有疾也。审而刺之者也。”可知，三部，指手太阴肺经寸口诊脉处的寸、关、尺三部脉；九候，指寸、关、尺三部脉均有浮取、中取、沉取三候。寸关尺三部脉每部均有浮中沉三候，三三共九候。寸部在上，取法于天，以诊察胸部以上至头部的病变；关部在中，取法于人，以诊察胸膈以下至脐之间的病变；尺部在下，取法于地，以诊察脐部以下至足之间的病变。《难经》强调临证诊察疾病时，应该先运用三部九候诊脉方法确定疾病的部位，然后再进行针刺治疗。

## 9　气穴气府

气穴，指脏腑经络之气输注出入的穴位，即人体经络上的穴位，见于《素问·气穴论》等篇。气府，是各经脉之气所发的穴位，也是各经脉之气交会之处，见于《素问·气府论》。

人体有多少个穴位呢?《素问·气穴论》指出，有三百六十五个穴位。其云：“气穴三百六十五以应一岁。”

人体除了有十二经脉，还有孙络，人体的孙络与三百六十五穴相会，所以孙络也与一岁相应。孙络是从经脉别出的，如果经脉的血气盛就能够泻注于络脉，络脉也有三百六十五脉，都贯注于十四络脉，孙络的作用是驱散邪气，使荣卫畅通。如果感受外邪，就尽快用泻法针刺孙络。

人体小的肌肉与肌肉汇聚之处叫溪，人体大的肌肉与肌肉汇聚之处叫谷，所以，溪和谷，也统称溪谷。溪谷能通行荣卫之气，并与宗气会合；如果寒邪留滞溪、谷，荣卫之气运行不畅则筋脉肌肉挛缩，肋肘不能伸展，肌肉麻木不仁，发为骨痹；溪谷与三百六十五穴相会，也与一岁相应。《素问·气穴论》云："肉之大会为谷，肉之小会为溪……溪谷三百六十五穴会，亦应一岁。"

三百六十五个腧穴，也是临床诊治疾病时的针刺穴位，平日保健按摩时，也可以选择能够到的穴位自行按摩。在临床上，还有一种穴位，叫"阿是穴"，即哪里痛就针刺哪里，当医生按到了病人的痛处，病人立即喊："啊—是"，"阿是穴"的名称就是这么来的。《灵枢·经筋》篇中的"以痛为腧"的针刺方法，就是针刺"阿是穴"，"阿是穴"至今仍广泛有效地应用于临床。

气府，是各经脉之气所发的穴位，也是各经脉之气交会之处。虽然气府是腧穴，但是，它不同于一般的腧穴，它既是脉气所发之处，又是各经脉之气交会之处；既有本经的腧穴，又有他经的腧穴；可见，经脉与经脉之间还存在着经气交会。由于腧穴是经脉之气汇聚之处，能反映脏腑经络气血的病变，故针刺此穴能调整脏腑经络气血的病变，在《素问·气府论》中有记载，足太阳经脉之气所通达的穴位有七十八个，足少阳经脉之气所通达的穴位有六十二个，足阳明经脉之气所通达的穴位有六十八个，手太阳经脉之气所通达的穴位有三十六个，手阳明经脉之气所通达的穴位有二十二个，手少阳经脉之气所通达的穴位有三十二个，督脉之气所通达的穴位有二十八个，任脉之气所通达的穴位有二十八个，冲脉之气所通达的穴位有二十二个。气府能反映脏腑经络气血的病变，故针刺此穴能调整脏腑经络气血的病变。

人体骨节与骨节交汇之处的缝隙，即骨孔，也称“骨空”，全身的骨孔也分布着许多腧穴，这些穴位是人体气之所在之处，也是人身之气穴，是诊治疾病的要穴。例如，感受风邪，寒战汗出，颈项痛，头痛，身体重，恶寒，应刺第一颈椎上间的风府穴；感受大风而汗出的，应灸脊背上方第六胸椎棘突下，旁开三寸处譩譆穴；受风恶风的，应刺眉头的攒竹穴；落枕的，应刺肩上横骨间的肩井穴；腰痛不可以转摇牵引睾丸的，应刺尻骨孔隙中的八髎穴；瘰疬、鼠疮发寒热的，应刺膝关节上外侧骨缝中的寒府穴。

任脉起于会阴，上行毛际，循腹里上行关元上至咽喉，上颐部循面部入目中。冲脉起于气街，与足少阴肾经并行，夹脐上行，布散于胸中。任脉发生病变，在男子则病结于内而成为七疝，在女子则成为带下病和癥瘕积聚之病。冲脉发生病变，则逆气上冲，腹部拘急。督脉发生病变，则脊柱强硬反张。

督脉发生病变的，取横骨上缘的曲骨穴；病逆气上冲咽喉的，取夹颐的大迎穴；膝关节屈伸不利的，取股部的髀关穴；坐下而膝关节疼痛的，当取环跳穴；站立时膝关疼痛并感到骨缝发热的，应取阳关穴；膝痛牵引足大趾的，应取腘中的委中穴；坐而膝痛如有物隐藏的，应取髀关穴；膝痛不能屈伸的，应取背部足太阴的腧穴；若膝痛牵引髎骨其痛如折，可取阳明经中的俞髎（即足三里穴)。

再如，治疗水肿的五十七个孔穴，均分布在尻骨、颅骨边际、脊骨下孔、两肩、臂骨、腕骨、桡骨、股骨、尻骨、扁骨等骨缝或骨与骨之间的缝隙中，详见《素问·骨空论》。

灸法选取的穴位，很多也是在骨与骨的缝隙中取穴。例如，《素问·骨空论》指出，治外感发热恶寒，先灸项后的大椎穴，再灸尾骶骨端。寻找灸的穴位时，宜先观察背部的腧穴，在有凹陷的穴位灸之；举臂时，在肩上有凹陷处，可灸；两季胁间京门穴，可灸；外踝上绝骨之端阳辅穴，可灸；足小趾和四趾间侠溪穴，可炙；腨下凹陷处承山穴，可灸；外踝后昆仑穴，可灸；缺盆骨上按之痛坚处，可灸；膺上中央陷骨间的天突穴，可灸；掌横骨下阳池穴，可灸；脐下关元穴，可灸；毛际两旁气冲穴，可灸；膝下三寸两筋间三里穴，可灸；足阳明胃经足跗上冲阳穴，可灸；头顶百会穴，可灸；被犬咬的，就在犬咬之处灸三壮，按照治犬咬之法灸之。

## 10　平人气象

平人气象，是《素问·平人气象论》的篇名。

平人，是指气血平和之人，即阴阳平衡之人。气，指脉气，古人认为，脉不自行，随气而至，随气而动。象，是指脉象。平人气象，意思是说气血平和之人，即健康之人的脉象是什么样的，并以健康人的脉象作为标准，则有病的脉象、不正常的脉象就显而易见了。

平人的脉象是搏动几次呢？《素问·平人气象论》指出，平人的脉象是，人一呼脉搏搏动2次，一吸脉搏也搏动2次，一呼一吸脉搏搏动4次，这是平人的脉搏搏动次数，如果在呼吸之间也可能又出现一次脉搏搏动，也就是一呼一吸脉搏搏动5次，这也是平人的脉搏次数。平人，一般不生病，可以把平人的这个一呼一吸脉动4次或5次，作为标准，以衡量不正常脉搏次数。医生一般是健康的，可以视为平人，所以医生在为病人诊脉时，可以调整好呼吸，以判断病人的脉搏搏动是否正常，观察病人的脉搏波动次数是多于正常的次数，还是少于正常的次数。单凭脉搏次数判断平人，还不够，脉象还要均匀柔和有力量。《素问·平人气象论》云："黄帝问曰：平人何如？岐伯对曰：人一呼脉再动，一吸脉亦再动，呼吸定息脉五动，闰以太息，命曰平人。平人者，不病也。常以不病调病人，医不病，故为病人平息以调之为法。"明代医家吴崑也指出："医不病则呼吸调匀，故能为病人平息以调脉。若医者病寒，则呼吸迟，病人脉类于数。医者病热，则呼吸疾，病人之脉类于迟。皆不足以调病人脉也。"古代医家强调，如果医生生病了，假设病寒，则呼吸次数少；病热则呼吸次数多，这种情况下，就不能把医生的呼吸次数作为衡量脉搏次数的标准了。

脉搏搏动次数多少算是不正常的呢？《素问·平人气象论》指出，如果人一呼脉搏搏动1次，一吸脉搏搏动1次，这是正气不足、正气衰竭所致。如果人一呼脉搏搏动3次，一吸脉搏搏动3次，并且脉象躁急，这是数脉，脉搏搏动快，这样的人如果上肢前臂内侧热，这是外感温热之邪所致；如果上肢内侧不热，脉象兼有滑脉，可能是被风邪所伤；如果脉象艰涩，是邪气痹阻经脉，致使脉络不通所致。如果人一呼脉搏搏动4次或4次以上，病情很危急，预后不良；如果触及不到脉搏搏动，说明五脏精气衰竭，有可能是生命垂危之脉；如果脉象快慢不定，一会快一会慢，脉律错乱没有规律，这是五脏精气衰败的危险之脉。

平人气象，告诉了我们平人即健康无病之人的脉搏搏动次数是一呼一吸即一息脉4~5至，脉律均匀。医生没有生病的话，诊脉时先调整好自己的呼吸，以测定病人脉搏次数是否正常。如果脉搏次数少于平人的4~5次，或者多于平人的4~5次，都是病脉，都是不正常的脉搏次数。不同的脉搏次数，代表着不同的疾病。其云："人一呼脉一动，一吸脉一动，曰少气。人一呼脉三动，一吸脉三动而躁，尺热曰病温；尺不热脉滑曰病风，脉涩曰痹。人一呼脉四动以上曰死，脉绝不至曰死，乍疏乍数曰死。"

若脉搏搏动次数不足，少于平人的，叫作迟脉，是气虚阳弱所致；如果迟之甚者，达到了脉绝不至的程度，是气绝阳败的危候；如果脉搏搏动次数超过平人的次数，这是数脉，是气盛阳亢所致；如果脉搏搏动的很厉害，数之极者，这是阴竭阳极之危象；如果脉律极其不规整，快慢不定，这是人体阴阳俱衰之象，预后不良。

当然，人体正常情况下，睡觉时或休息时的脉搏搏动次数会相对平缓一些，激动时或运动时的脉搏搏动次数会相对多，这都是正常的。

## 11　平人绝谷

平人绝谷，出自《灵枢·平人绝谷》篇。

平人，指正常无病之人；绝谷，指不进饮食。这一篇主要讲解了正常人不进饮食七天就死亡的道理。

首先，来看一下胃肠总的容量和长度。

胃的周长是一尺五寸，直径是五寸，长度是二尺六寸，呈横而弯曲之形，能容纳水谷三斗五升，其中谷物大约是二斗，水大约一斗五升，基本能使胃充满。饮食物进入胃之后，经过脾气的转输，水谷精微上输于肺，肺位于上部主宣发，使水谷精微等营养物质布散于全身，其中，剽悍滑疾的部分，散于下焦，灌溉诸肠。

小肠的周长是二寸半，直径是八分半稍弱，长是三丈二尺，能容纳谷物二斗四升，水饮六升三合半稍多。

回肠的周长是四寸，直径是一寸半稍弱，长二丈一尺，能容纳谷物一斗，水饮七升半。广肠的周长是八寸，直径是二寸半稍多，长二尺八寸，能容纳谷物九升三合零八分之一合。

肠胃总长是五丈八尺四寸，能容纳水谷九斗二升一合半稍多，以上就是肠胃能受纳水谷的数量。

正如《灵枢·平人绝谷》云："胃大一尺五寸，径五寸，长二尺六寸，横屈，受水谷三斗五升，其中之谷常留二斗，水一斗五升而满。上焦泄气，出其精微，剽悍滑疾，下焦下溉诸肠。小肠大二寸半，径八分分之少半，长三丈二尺，受谷二斗四升，水六升三合合之大半。回肠大四寸，径一寸寸之少半，长二丈一尺，受谷一斗，水七升半。广肠大八寸，径二寸寸之大半，长二尺八寸，受谷九升三合八分合之一。肠胃之长，凡五丈八尺四寸，受水谷九斗二升一合合之大半，此肠胃所受水谷之数也。"

那么，为什么人七日不进饮食便会死亡呢？

在正常人的肠胃中，并不是总保持上述容量的，实际情况是胃中充满饮食时，肠中是处于已排空而虚的状态；肠中充满时，胃中是处于已排空而虚的状态，肠与胃的充盈与空虚是一虚一实更迭变化的。所以，如果腑气上下通畅正常，五脏的功能则正常，血脉和利，精与神就内藏，可以说，人体神的功能依赖水谷精气的滋养。

在肠胃之中，通常能存留谷物二斗，水一斗五升。正常人一日排便两次，每次排二升半，一日共排五升，七日共计排出三斗五升，体内残留的水谷就排尽了。因此，正常人若七日不进饮食就会死亡，主要是因为水谷精气津液全都竭尽的缘故。正如《灵枢·平人绝谷》所云："平人则不然，胃满则肠虚，肠满则胃虚，更虚更满，故气得上下，五脏安定，血脉和利，精神乃居，故神者，水谷之精气也。故肠胃之中，当留谷二斗，水一斗五升，故平人日再后，后二升半，一日中五升，七日五七三斗五升，而留水谷尽矣。故平人不食饮七日而死者，水谷精气津液皆尽故也。"

了解正常无病之人七日不进饮食便会死亡的道理，说明了人之五脏六腑、四肢百骸、精气津液血脉全赖饮食水谷化生的精微以滋养，脾胃为后天之本，是人体气血生化之源，所以人绝水谷则死，强调了人体正常饮食以维持生命活动的重要性。

## 12　壮火、少火

壮火、少火，语出《素问·阴阳应象大论》。

壮火，指药物和食物的气味属于纯阳的；少火，指药物和食物的气味属于温和的。这是中医学最早的药食气味理论，也是中药四气五味、升降浮沉、性味归经的渊薮。

《素问·阴阳应象大论》云："壮火之气衰，少火之气壮；壮火食气，气食少火；壮火散气，少火生气。"意为药食的气味属于纯阳的，会使人体的正气衰弱；药食的气味属于温和的，可以使人体正气强壮；药食的气味属于纯阳的，可消蚀人体的正气；药食的气味属于温和的，可滋生人体的正气；药食的气味属于纯阳的，可耗散人的正气，药食的气味属于温和的，可生养人体的正气。文中的"之"，有使、令之意。"气"指人体正气。文中的第一个"食"字，指消蚀；第二个"食"字，同"饲"，后世医家结合临床运用，对壮火、少火的认识多有阐发。例如，明代医家马莳释云："气味太厚者，火之壮也。用壮火之品，则吾人之气不能当之而反衰矣，如用乌、附之类，而吾人之气不能胜之，故发热。气味之温者，火之少也。用少火之品，则吾人之气渐尔生旺，而益壮矣，如用参、归之类，而气血渐旺者是也。""何以壮火之气衰也？正以壮火能食吾人之气，故壮火之气自衰耳。何以少火之气壮也？正以吾人之气能食少火，故少火之气渐壮耳。"

明代医家李中梓指出，火，指阳气；壮火，指亢盛的阳气，即人体病理之火；少火，指平和的阳气，即人体生理之火。李中梓指出亢盛之阳，能消耗人体的正气，而温和之阳，能助益人体的正气，其在《内经知要》中云："火者，阳气也。天非此火，不能发育万物，人非此火，不能生养命根，是以物生必本于阳。但阳和之火则生物，亢烈之火则害物。故火太过则气反衰，火和平则气乃壮。"以天地阴阳之气化生万物分析了壮火、少火对自然万物及人体的影响。

明代医家张介宾也在《类经·阴阳类》中指出："火，天地之阳气也。不能生万物；人非此火，不能有生，故万物之主，皆由阳气。但阳和之火则生物，亢烈之火反害物。故火太过则气反衰，火和平则气乃壮……此虽承气味而言，然造化之道，少则壮，壮则衰。"

《内经》壮火、少火理论，对后世医家认识火热病证的病机及治疗有很大影响。例如，东汉医家张仲景在治疗发热病证的方药中，加入补气药，如白虎加人参汤、竹叶石膏汤、小柴胡汤中用人参，其意皆为补益被热邪耗伤的正气。金元医家李东垣据此提出了"火者，元气之贼""火与元气不两立，一胜则一负"的观点，认为火盛则气衰，气盛则火灭，主张"甘温益气除热"治疗发热证的方法，创立了"补脾胃泻阴火升阳汤""补中益气汤"系列甘温除热方药，既补脾胃之气又能泻阴火，为后世治疗气虚发热证提供了重要理论与方法。

《内经》中的壮火、少火，在临床多见于气虚火旺、火旺耗气，或火热与气虚夹杂等，若只清热则耗阴精，若只补气则助火邪，当温和益气，即《素问·至真要大论》指出的"劳者温之""损者温之"之意，对于劳伤过度，气虚致热之人，宜用温和徐徐补气之法。

《内经》壮火、少火理论，也提示临床治疗疾病时，对于纯阳之品的运用宜慎重。"壮火之气衰，少火之气壮"，其本义不仅阐述了药物气味的峻烈和温和对人体正气的不同作用，而且表明了人体"火"与"气"之间的密切关系。

一是，药物和食物的纯阳之品，其性峻烈燥热，久服或服用不当，则使人体气阴两伤；二是，外感阳热之邪气侵犯人体，能消耗人体正气；三是，人体的阳亢也属壮火，阳亢则耗气伤阴，消耗人体正气。

《内经》壮火、少火理论，也提示平日养生保健，勿乱用大热和燥热之品自行补益，否则，不但不能达到补益的作用，反倒消耗人体正气，出现相关症状乃至疾病。

## 13　血汗同源

《内经》认为，血与汗同源异名。《灵枢·决气》篇指出："中焦受气取汁，变化而赤，是谓血。""腠理发泄，汗出溱溱，是谓津。"说明血源于中焦水谷之精微所化，汗乃体内之津所化，津亦源于中焦水谷之精微所化。

血与津均是人体内重要的营养物质，两者同源，由于分布部位不同，作用也不同，名称亦各异。血，源于水谷精微，经过脏腑气化作用变化而赤，运行于经脉之中，奉养身体，维持生命活动。津，亦源于水谷精微，是人体中较轻薄的体液，运行于皮肤肌腠，由于其循行部位比较浅，其外泄则为汗。

由于血与津同源异名，所以血与津两者相互依存相互转化，假若其中一者损伤的话，会连及另一者，血少会致津减，津亏会累及于血，导致血少。所以，《灵枢·营卫生会》篇指出："夺血者无汗，夺汗者无血。"无，勿也。意思是说失血的病人，勿再发其汗；大汗伤津的病人，勿用耗血之品，这是根据血与汗同源理论而提出的治疗原则。

在人体生命活动中，血与汗两者关系密切，汗乃津液所化，血由营气所生，二者均来源于水谷精微。而津液又是血液的重要成分，故二者同源。在人体疾病过程中，血与汗两者又相互影响，若出汗太多必然伤津，化血无源而血少；而失血之人又必伤津液，津液亏损，汗出无源而少汗。因此，在中医临床上，治疗失血、血虚患者时，不能妄夺其汗；治疗脱汗的病人，也不宜用动血之品或针刺放血等疗法。

血汗同源及“夺血者无汗，夺汗者无血”的观点对中医临床实践有着重要指导意义，后世医家在此基础上多有发挥和运用，例如，《伤寒论》“衄家，不可发汗”“疮家，虽身疼痛，不可发汗”“亡血家，不可发汗”“淋家，不可发汗”“咽喉干燥者，不可发汗”，以及刘河间产后“不可汗、不可下、不可利小便”之法，皆是以伤血而不可更失津液为原则而创立的治疗原则，其思想及方法均导源于《内经》。

## 14　形与神俱

形与神俱，出自《素问·上古天真论》。

形与神俱，是人体健康的标志，其强调的是人体的形与神要和谐。如果人体形体健康无疾，但是心理有问题或精神不正常，这不能算是健康的人；反之，如果心理健康或精神正常，但是身体患有疾病，这也不是健康之人。

《内经》从形神一体的角度，提出了“形与神俱”的形神整体观，认为人是一个形神合一的有机整体，人体生命形神协调是健康长寿的基本保证。人体形与神的关系是，形为神之宅，神乃形之主；无神则形不可活，无形则神无所依附，两者相辅相成，不可分离，离则为死，偕则为生。形与神的关系反映在人体生命活动上，那就是形壮则神旺，形为精所成，积精可以全神；神旺则形壮，神能驭气，炼气可使体健。清代医家姚止庵云："形者神所依，神者形所根，神形相离，行尸而已。故惟知道者，为能形与神俱。"

形神合一的和谐状态，是人体生命健康的最佳状态，形神共养，形神共调，能使人健康长寿，《素问·上古天真论》指出："能形与神俱，而尽终其天年，度百岁乃去。"

人体之神是统领于心又分属于五脏的，《内经》指出了五脏藏精藏神，五脏藏精，精能化气生神，例如《灵枢·本神》云："肝藏血，血舍魂。""脾藏营，营舍意。""心藏脉，脉舍神。""肺藏气，气舍魄。""肾藏精，精舍志。"意思是五脏藏精藏神，五脏所藏的精气是人身之神活动的物质基础，五神的功能是以五脏精气为物质基础的，所以，五脏又有"五神脏"之称。

正因为形与神关系密切，所以，在疾病情况下，形与神就相互影响，如果五脏发生疾病，致使其所藏的精气不足，所以就会出现异常的神志变化，如《灵枢·本神》云："肝气虚则恐，实则怒。""心气虚则悲，实则笑不休。"反之，也如此，如果耗神太过，五神过用，或者持久的激烈的情志异常变化，那么就会耗伤五脏所藏的精气，最终致使五脏功能失调，发生相应脏腑之形病，例如，《灵枢·本神》指出："是故怵惕思虑者则伤神，神伤则恐惧，流淫而不止。""心怵惕思虑则伤神，神伤则恐惧自失，破䐃脱肉，毛悴色夭。”《灵枢·邪客》亦说：“心者，五脏六腑之大主也，精神之所舍也……心伤则神去，神去则死矣。”由此可见，五脏藏精、藏气、藏神三者相互为用，密不可分。

《内经》还将形神关系用于诊断疾病、判断预后。形神关系用于诊法上，则强调形神并察，如破䐃脱肉等形败则死，失神亦也；用于判断寿夭，则为其形壮神旺者寿，形存神亡者夭。《灵枢·天年》指出了神气的有无对生命活动的重要性，其云：“失神者死，得神者生。”《内经》将形神关系用于临床疾病的治疗，例如《灵枢·本神》指出：“凡刺之法，先必本于神。”强调了神在针刺治疗中的重要性，病人的神气盛衰决定治疗效果及预后。

人体健康的标准是什么呢？《灵枢·本脏》提出了“和”字，“血和”“卫气和”“志意和”“寒温和”。“血和”“卫气和”则经脉气血运行正常；“志意和”则心理心态精神正常；“寒温和”则能够适应寒暑气候变化，不被外邪所侵犯，对于外感邪气具有一定的抵抗能力，这就是形神都健康的正常人的健康标准。《灵枢·本脏》云：“是故血和则经脉流行，营复阴阳，筋骨劲强，关节滑利矣。卫气和则分肉解利，皮肤调柔，腠理致密矣。志意和则精神专直，魂魄不散，悔怒不起，五脏不受邪矣。寒温和则六腑化谷，风痹不作，经脉通利，肢节得安矣。此人之常平也。”世界卫生组织提出关于健康的含义，一是躯体无异常，二是心理活动正常，三是适应外界环境，其思想与《内经》的健康理念相吻合。

那么，在日常生活中，怎样调理才能“形与神俱”呢？《素问·上古天真论》《素问·四气调神大论》等篇，均指出了具体调养方法，《素问·上古天真论》指出：“法于阴阳，和于术数，食饮有节，起居有常，不妄作劳，故能形与神俱，而尽终其天年，度百岁乃去。”这个调养原则包括两方面，即在外要顺应自然四时阴阳变化规律，在内要生活起居有规律。具体方法，一是法于阴阳，顺应四时，调养身心；二是和于术数，锻炼身体，保精养神；三是饮食有节，五味和调，滋补气血，适寒温，节饥饱；四是起居有常，按时作息，怡养神气；五是不妄作劳，劳逸结合，保养形气。如此，才能形神协调，尽终其天年。《素问·四气调神大论》强调要顺应自然四时生长化收藏的时令特点来调养形与神。

总之，形与神俱，强调了形与神的密切关系，诊治疾病宜形神兼顾，养生保健及预防疾病宜形与神共养。

## 15　五味入五脏

五味入五脏，出自《素问·宣明五气》《灵枢·五味》等篇。

五味，指药物和食物的酸、苦、甘、辛、咸；五脏，指人体肝、心、脾、肺、肾。五味入五脏，意为饮食的酸苦甘辛咸五味进入胃之后，各自分别先入其所喜之脏，即酸味先入肝，苦味先入心，甘味先入脾，辛味先入肺，咸味先入肾。五味入五脏，即酸苦甘辛咸五味是先入各自所通应之脏，之后遍及五脏；也就是说，某一味并不是只入某一脏而不入他脏。《灵枢·五味》篇也指出：“五味各走其所喜，谷味酸，先走肝；谷味苦，先走心；谷味甘，先走脾；谷味辛，先走肺；谷味咸，先走肾。”《素问·宣明五气》也指出：“五味所入：酸入肝，辛入肺，苦入心，咸入肾，甘入脾，是谓五入。”《灵枢·九针论》篇云：“酸走筋，辛走气，苦走血，咸走骨，甘走肉，是谓五走也。”走，即入的意思。《灵枢·九针论》指出了五味所走之脏，即五味各入所喜之五脏，又各有所走，酸入肝，肝主筋，故酸走筋；辛入肺，肺主气，故辛走气；苦入心，心主血脉，故苦走血；咸入肾，肾主骨，故咸走骨；甘入脾，脾主肌肉，故甘走肉。这就是五味所走。

如果饮食的酸苦甘辛咸五味均衡，则能滋养五脏，所以《素问·生气通天论》云：“阴之所生，本在五味。”意指五脏的精气来源于饮食五味。如果过食五味，则先伤所入之脏，之后再伤及他脏，即《素问·生气通天论》说的“阴之五宫，伤在五味”。说明了饮食物的酸苦甘辛咸五味，对五脏具有“养”和“伤”的双重作用。《素问·生气通天论》还进一步指出日常饮食要五味调和，并谨慎遵守，才能骨骼结实，筋脉柔和，经脉气血运行正常，才能达到百岁的目的，其云：“是故谨和五味，骨正筋柔，气血以流，腠理以密，如是则骨气以精，谨道如法，长有天命。”

《素问·生气通天论》指出，如果长期饮食五味偏颇，久而久之会损伤先入之脏，进而伤及五脏。例如，过食酸味，则影响肝的功能，肝气被伤波及于脾，脾气虚弱；过食苦，则心气受损，心气不足，则肾水克伐心火，致使寒凝血脉，则面色黧黑无光泽；过食甘味，即爱吃甜的食物，则损伤脾气，致使脾不运化，胃气壅、腹胀、出现肥胖、血糖升高，带来血压、血脂等问题。所以肥胖之人、三高之人要少吃或不吃含糖高的食物。过食辛味，即爱吃辛辣的食物，这里的辛辣，不只是辣椒之类，还包括酒，过食辛辣则肺气受损，筋脉失充，神气失养，胃肠功能受损严重，出现胃痛、胃胀、溃疡、充血、糜烂、息肉之类，所以胃肠道及消化系统疾病患者要禁忌辣的食物、忌酒。过食咸味，则肾气受损，不能主骨生髓而致骨病，进而伤及于脾，损伤于心。所以心脑血管疾病及肾脏疾病的病人要少盐低盐。《素问·生气通天论》云："是故味过于酸，肝气以津，脾气乃绝；味过于咸，大骨气劳，短肌，心气抑；味过于甘，心气喘满，色黑，肾气不衡；味过于苦，脾气不濡，胃气乃厚；味过于辛，筋脉沮弛，精神乃央。"

《素问·宣明五气》也指出了药物及食物的五味禁忌，气病勿多食辛味，血病勿多食咸味，骨病勿多食苦味，肌肉病勿多食甘味，筋病勿多食酸味，其云："五味所禁：辛走气，气病无多食辛；咸走血，血病无多食咸；苦走骨，骨病无多食苦；甘走肉，肉病无多食甘；酸走筋，筋病无多食酸。是谓五禁，无令多食。"

《灵枢·九针论》还提出了五裁，裁，制约之意，即五味的摄入，应当有所节制，筋病应少食酸味，气病应少食辛味，骨病应少食咸味，血病应少食苦味，肉病应少食甘味。即使是平时很喜欢吃的某种口味，也应加以控制，不要多食，必须根据自己所患的病证，在饮食口味方面加以节制，这就叫五裁。其云："病在筋无食酸；病在气无食辛；病在骨无食咸；病在血无食苦；病在肉无食甘。口嗜而欲食之，不可多也，必自裁也，命曰五裁。"

《素问·脏气法时论》指出了适宜五脏的五味及食物，

并强调食物当中，五谷是最重要的，五谷养五脏，果类为辅助，菜类为补充，肉类为五脏之所益，谷肉果菜各类食物宜均衡，不宜偏颇，杂合服之，可以补精益气，谷肉果菜长期偏颇，则疾病随之而来。其云："肝色青，宜食甘，粳米牛肉枣葵皆甘。心色赤，宜食酸，小豆犬肉李韭皆酸。肺色白，宜食苦，麦羊肉杏薤皆苦。脾色黄，宜食咸，大豆豕肉栗藿皆咸。肾色黑，宜食辛，黄黍鸡肉桃葱皆辛。辛散，酸收，甘缓，苦坚，咸耎。毒药攻邪，五谷为养，五果为助，五畜为益，五菜为充，气味合而服之，以补精益气。此五者，有辛酸甘苦咸，各有所利，或散或收，或缓或急，或坚或耎，四时五脏，病随五味所宜也。"

《素问·脏气法时论》还指出，用药物及食物调治五脏疾病时。酸苦甘辛咸五味的运用，要顺应五脏功能之性，顺其性则为补，逆其性则为泻。其云："肝欲散，急食辛以散之，用辛补之，酸泻之。""心欲耎，急食咸以耎之，用咸补之，甘泻之。""脾欲缓，急食甘以缓之，用苦泻之，甘补之。""肺欲收，急食酸以收之，用酸补之，辛泻之。""肾欲坚，急食苦以坚之，用苦补之，咸泻之。"

五味入五脏，提示日常饮食要注意五味均衡勿偏颇，才能不断为五脏补充营养，使五脏功能正常；若长期五味偏颇，阴阳失调，则损伤五脏引发相关疾病。

## 16　十二脏之相使

十二脏之相使，出自《素问·灵兰秘典论》。

十二脏之相使，意为人体十二脏腑的功能之间是相互配合的。

《素问·灵兰秘典论》是《内经》论藏象的重要篇章。篇中以古代朝廷官职做比喻，阐述了人体六脏六腑共计十二脏腑的功能，指出心的作用，好比君主，人的精神意识思维活动均由心来主宰；肺好比宰相，治理调节全身的气机；肝好比将军，人之谋虑出于此；胆好比法官，具有决断能力；膻中好比贴近君主的臣使，具有保护君主及传达君主喜乐的作用；脾胃好比粮库，能受纳腐熟水谷五味；大肠是传导糟粕的器官，水谷变化的糟粕由此而排出；小肠接受由脾胃消化过来的水谷，再进行分清泌浊；肾是使身体强健的器官，人的智慧及技巧由此而出；三焦主管疏通水道，调整全身水液的运行及代谢；膀胱是水液汇聚之处，贮藏的水液经过气化排出体外。其云："黄帝问曰：愿闻十二脏之相使，贵贱何如？岐伯对曰：悉乎哉问也！请遂言之。心者，君主之官也，神明出焉。肺者，相傅之官，治节出焉。肝者，将军之官，谋虑出焉。胆者，中正之官，决断出焉。膻中者，臣使之官，喜乐出焉。脾胃者，仓廪之官，五味出焉。大肠者，传道之官，变化出焉。小肠者，受盛之官，化物出焉。肾者，作强之官，伎巧出焉。三焦者，决渎之官，水道出焉。膀胱者，州都之官，津液藏焉，气化则能出矣。"

十二脏腑的功能不是独立的，相互之间有分工又相互配合，才能维持机体的正常生命活动，因此，《素问·灵兰秘典论》指出："凡此十二官者，不得相失也。"

《内经》还指出，在人体十二脏腑功能当中，最重要的是君主之官心。其云："主明则下安。""主不明则十二官危。”即在十二脏腑当中，心脏是主宰，心脏的功能正常，则十二官的功能也正常；反之，心的功能失常，则十二官的功能也受到危害，气血运行之道闭塞不通，损害身体，减少寿命。以这个道理来养生，则能长寿，终生不会有危险。

十二脏之相使，是《内经》藏象理论的重要内容，也是中医学基本理论的核心内容。人体脏腑功能之间既分工又合作的关系，突出了人体生命活动的整体性，体现了中医理论体系的基本特点。

十二脏之相使，对于临床治疗及养生保健均具有指导意义。由于脏腑之间功能是相互配合、相互关联的，因此，诊治疾病在抓主要矛盾的同时，宜兼顾脏腑功能之间的相互联系，把握脏腑之间疾病传变的规律及趋势等；十二脏之相使，提示养生保健预防疾病宜顺应脏腑之功能特性，并兼顾各脏腑之功能，不可偏颇。

## 17　五十而复大会

五十而复大会，出自《灵枢·营卫生会》。

五十而复大会，指人体的营气和卫气两者在一昼夜当中，各自在人体循行五十周次后，于夜半子时会合一次。

人体的营气和卫气在人体循行的路线各不相同。

人体营气的循行路线是怎样的呢？根据本篇及《灵枢·营气》《灵枢·五十营》《灵枢·脉度》等篇，可知营气循行是从手太阴肺经开始，沿十二经脉循行次序运行，又复合于手太阴肺经，如此“阴阳相贯，如环无端”，一昼夜运行五十周次。具体循行为：手太阴肺经—手阳明大肠经—足阳明胃经—足太阴脾经—手少阴心经—手太阳小肠经—足太阳膀胱经—足少阴肾经—手厥阴心包经—手少阳三焦经—足少阳胆经—足厥阴肝经—又回到手太阴肺经，此是一周，营气在白昼如此循行二十五周，夜里亦如此循行二十五周，一昼夜共计循行人身十二经脉五十周次，在夜半子时，营气与卫气会合于手太阴肺经。此外，营气还有一“支别”与其同时运行，支别的循行路线是从手太阴肺经始，经过督脉、任脉，复入于手太阴肺经。

人体卫气的循行路线又是怎样的呢？卫气是白昼运行于人体阳分二十五周，黑夜运行于人体阴分二十五周，一昼夜共运行五十周次，在夜半子时，卫气与营气会合于手太阴肺经。可见，昼与夜的循行路线是不同的，昼行于阳，夜行于阴。根据《灵枢·营卫生会》《灵枢·五十营》《灵枢·卫气行》等篇的描述，可知，卫气昼行于三阳，即每日平旦阴尽阳受气时，卫气由阴出阳，出于足太阳膀胱经之睛明穴，之后其气循面部的手足三阳经穴位，散行于手足三阳经；沿着足三阳经下行，从足三阳抵足，进入足心，经内踝下，循阴跷脉上行，至目内眦之睛明穴，此为卫气昼行于人体阳分一周的路线，卫气在白昼如此运行二十五周。卫气夜行于阴分，即傍晚阳尽阴受气时，卫气从足心，经过足少阴肾经进入肾脏，之后以五行相克之序周流五脏，即肾→心→肺→肝→脾→肾，此为卫气夜行于阴分一周的路线，黑夜如此运行二十五周。次日平旦阴尽阳受气时，卫气从足少阴肾经通过阴跷脉出于足太阳膀胱经之睛明穴，又开始在人体阳分的循行。此为卫气一昼夜循行人身五十周次的顺序，卫气在夜半子时与营气会合于手太阴肺经。

人体卫气，除了上述昼行于阳、夜行于阴的循行规律外，还有两种循行状态。一是卫气与营气相随运行，指卫在脉外，营在脉中，卫气与营气相伴俱行，阴阳相随，外内相贯。二是卫气还有应激运行的功能。指卫气不循脉道而散行的部分，具有卫外固护肌表防御外邪的作用，主要分布于人体皮肤、腠理、分肉、肓膜四肢等处，因其性属阳，慓急滑利，故能“温分肉，充皮肤，肥腠理，司开阖者也”。

营气和卫气在一昼夜中，在人体内周流五十周次，是怎么计算出来的呢?《灵枢·五十营》《灵枢·脉度》指出了营气和卫气在一昼夜中，在人体内周流二十八脉五十周次，指出了营气运行的速度及其与呼吸次数之间的比例的关系等，篇名“五十营”的“营”，是营运之意。

人身二十八脉长度总数为十六丈二尺，人一息(即一呼一吸)气行六寸，人一昼夜呼吸一万三千五百息，故计算可知，营气一昼夜运行人身五十周次。又，气行一周，水下二刻(古人计时用的铜漏上的刻度)，一百刻的水一昼夜滴尽，则也可得知一昼夜营气运行于人身五十周次。

《灵枢·五十营》篇指出了五十营的原理及计算方法。即周天有二十八星宿，每星宿间的距离是三十六分，人身营气一昼夜运行五十周次，日行一昼夜绕天一周，历经二十八星宿，合计为一千零八分。人身经脉，上下、左右、前后共二十八脉，营气一昼夜遍周于二十八脉，二十八脉的长度是十六丈二尺，与太阳一昼夜绕天一周，历经二十八宿相应。铜漏内一百刻度的水在一昼夜中滴尽，可以用此来计算营气运行的速度。因此，人一呼气，脉跳动两次，营气运行三寸，人一吸气，脉又跳动两次，营气又运行三寸，一呼一吸（即一息）营气运行六寸，十息，营气运行六尺，太阳绕天运行二分。人呼吸二百七十息，营气运行十六丈二尺，恰好周遍二十八脉，营气运行人身一周，铜漏水下二个刻度，日行二十分有奇。人呼吸五百四十息，营气在人身运行第二周，铜漏水下四刻，日行四十分有奇。人呼吸二千七百息，营气运行十周次，铜漏水下二十刻，日行五宿二十分有奇。一昼夜中，人呼吸一万三千五百息，营气恰好运行于人身五十周次，铜漏水下一百刻，日行二十八星宿，一百刻度的水全都漏尽，营气也周遍二十八脉五十周次。所说的交通，就是指营气运行人身二十八脉五十周次。因此，若人的营气在一昼夜中运行二十八脉五十周次，就能健康长寿。二十八脉的一周长度是十六丈二尺，五十周的长度是八百一十丈。

五十而复大会，是《内经》关于经气运行的重要观点之一，营气和卫气昼夜运行节律也是人体生命活动节律之一，体现了《内经》“人与天地相参”的整体观，对研究人体生命节律具有重要参考价值；同时也提示人体生命活动的某些机能旺盛于白昼，某些机能旺盛于黑夜，人们平日生活当中，要顺应这个正常节律生活和养生。例如，卫气循行与人体睡眠关系密切，即卫气行至人体阳分体表时，则人睡醒，卫气行至人体阴分时，则人进入睡眠状态。正如《灵枢·营卫生会》所说：“营在脉中，卫在脉外，营周不休，五十而复大会，阴阳相贯，如环无端。卫气行于阴二十五度，行于阳二十五度，分为昼夜，故气至阳而起，至阴而止。”人体生命活动与自然阴阳寒暑及昼夜节律变化息息相关，人体生命随着自然界年、月、日、时的阴阳消长变化，也有日节律、月节律、季节律、半年节律、年节律等。人体生命活动的各种节律，对于探索生命奥秘，以及指导临床防病治病均具有重要意义。

## 18 阴阳二十五人

阴阳二十五人，语出《灵枢·阴阳二十五人》篇名。

阴阳二十五人，即根据阴阳五行属性，将人体体质分为五类，每一类进而再分为五种，五五二十五种。

《灵枢·阴阳二十五人》指出天地之间，宇宙之内，一切事物的变化，都离不开木、火、土、金、水五行，人也是如此。所以五五二十五种类型的人，先根据五色不同，分为木、火、土、金、水五种类型，再将每一类分为五种。其云：“黄帝曰：余闻阴阳之人何如？伯高曰：天地之间，六合之内，不离于五，人亦应之。故五五二十五人之政……愿闻二十五人之形，血气之所生，别而以候，从外知内何如……岐伯曰：先立五形金木水火土，别其五色，异其五形之人，而二十五人具矣。”

阴阳二十五人，即《灵枢·阴阳二十五人》篇中对人体体质的分类方法。根据推演络绎的方法，将人体体质归纳为木、火、土、金、水五种类型，每一类型又以五音的阴阳属性各分出五类，合为二十五种人。其中木形之人分为上角、大角、左角、钛角、判角之人；火形之人分为上徵、质徵、少徵、右徵、质判之人；土形之人分为上宫、大宫、加宫、少宫、左宫之人；金形之人分为上商、钛商、右商、左商、少商之人；水形之人分为上羽、大羽、少羽、众之为人，桎之为人五类。

《灵枢·阴阳二十五人》进而对二十五中人的肤色、身体强弱和形态、情志等特征予以描述，例如，木形之人，可比类于五音中的上角，好像东方地区的民族，其特征是苍色皮肤，头小，面长，两肩大而宽，身背直挺，小手足，多有才能，劳心思虑，体力小，对许多事易忧虑，这种人能耐受春夏的温热，不能耐受秋冬的寒凉，感寒凉则易发生足厥阴肝经的病变，此种类型的人，看上去他们都显得雍容自得。木形人中的大角之人，可比类于左侧的足少阳胆经，并在下部显现出足少阳型的生理特征，此种人看上去显得从容自得。木形人中的左角之人，可比类于右侧的足少阳胆经，并在下部显现出足少阳型的生理特征，此种人看上去显得随和、顺从。木形人中的钛角之人，可比类于右侧的足少阳胆经，并在下部显现足少阳型的特征，此类人看上去显得努力、向上。木形人中的判角之人，可比类于左侧的足少阳胆经，并在下部显现出足少阳型的生理特征，此种人看上去显得公正、认真。其云："木形之人，比于上角，似于苍帝，其为人苍色，小头长面，大肩背，直身，小手足，好有才，劳心，少力，多忧劳于事。能春夏不能秋冬，秋冬感而病生，足厥阴佗佗然。大角之人，比于左足少阳，少阳之上遗遗然。左角之人，比于右足少阳，少阳之下随随然。钛角之人，比于右足少阳，少阳之上推推然。判角之人，比于左足少阳，少阳之下栝栝然。"

《灵枢·阴阳二十五人》指出二十五种人经脉气血多少

各不相同。眉毛秀美的，为足太阳经脉的气血多；眉毛长得不好的，是足太阳经脉的气血少；身体肥胖而肤色润泽的，为血气有余；身体肥胖但肤色不润泽的，为气有余而血不足；身体消瘦而皮肤不润泽的，是气血不足。必须详察气血盛衰及有余不足，并根据其盛衰施以补虚泻实的方法，这才是知其病之逆顺而施用的正确方法。其云："黄帝曰：二十五人者，刺之有约乎？岐伯曰：美眉者，足太阳之脉，气血多；恶眉者，血气少；其肥而泽者，血气有余；肥而不泽者，气有余，血不足；瘦而无泽者，气血俱不足。审察其形气有余、不足而调之，可以知逆顺矣。"

《灵枢·阴阳二十五人》指出无论采取怎样的针刺方法，必须先明辨二十五人的体质类型，以及其气血盛衰所表现的上下左右经脉的特点，针刺的原则都在于此。其云："必先明知二十五人，则血气之所在，左右上下，刺约毕也。"

阴阳二十五人，提示体质不同，其病各异，治疗及养生保健宜根据体质才能达到疗效。

## 19　肠胃之大小长短

肠胃之大小长短，出自《灵枢·肠胃》。

肠胃，泛指消化道，包括唇、舌、咽门、胃、小肠、回肠及广肠。在我国古代很重视人体结构的观察及度量，《灵枢·肠胃》就是关于人体内部脏腑观察度量具有代表性的篇章，该篇文中伯高解答了黄帝提出的"肠胃之小大、长短，受谷之多少奈何"问题，阐述了胃肠消化道各个部分的周长、直径、长短及容量。

文中对人体饮食水谷从入口至出口，其经过之处的长度、形状及容量是这样描述的：从口唇到牙齿长九分，口腔宽二寸半，从牙齿到会厌，深三寸半，口腔中最大容量是五合；舌的重量是十两，舌长七寸，宽二寸半；咽门的重量是十两，宽一寸半；从咽门到胃口的长度是一尺六寸；胃呈弯曲状，伸直后，长度是二尺六寸，周长是一尺五寸，直径是五寸，胃的最大容量是三斗五升。正如《灵枢·肠胃》云："唇至齿长九分，口广二寸半。齿以后至会厌深三寸半，大容五合。舌重十两，长七寸，广二寸半。咽门重十两，广一寸半，至胃长一尺六寸。胃纡曲屈，伸之长二尺六寸，大一尺五寸，径五寸，大容三斗五升。"

那么，胃之下的小肠是怎样的呢？小肠的后面附着于脊，左旋环转，回周叠积，向下连于回肠，小肠的前面附着于脐的上方，回运环绕十六曲，周长是二寸半，直径是八分半稍短，长度是三丈二尺；小肠之下是回肠，回肠从脐部开始，左旋环转回周，如叶之叠积而下，回运环反十六曲，周长是四寸，直径是一寸半稍短，长度是二丈一尺。广肠附着于脊，上接回肠，向左环转，外表的皱纹横行如叶之叠积，内壁的皱纹纵行，其皱纹好像裙子的皱褶，周长是八寸，直径是二寸半稍多，长度是二尺八寸。正如《灵枢·肠胃》云："小肠后附脊左环，回周叠积，其注于回肠者，外附于脐上，回运环反十六曲，大二寸半，径八分分之少半，长三丈二尺。回肠当脐左环，回周叶积而下，回运环反十六曲，大四寸，径一寸寸之少半，长二丈一尺。广肠傅脊，以受回肠，左环叶脊，上下辟，大八寸，径二寸寸之大半，长二尺八寸。”

人体肠胃从入口至出口，总长度是六丈四寸四分，回曲环反三十二曲，即《灵枢·肠胃》云：“肠胃所入至所出，长六丈四寸四分，回曲环反，三十二曲也。”

《灵枢·肠胃》篇内容是古代医家通过长期观察并反复度量得出的，是古人进行解剖实践活动的记载和证明。古代重视人体组织结构的度量及观察，在研究人体内脏组织时，运用解剖方法观察其形态、位置、大小、容量等。例如在《灵枢·经水》篇还有“若夫八尺之士，皮肉在此，外可度量切循而得之，其死可解剖而视之”的运用解剖方法来认识人体内在脏腑组织的方法。再如，《灵枢·骨度》篇还记载了人体骨骼的长短，其云：“头之大骨围二尺六寸，胸围四尺五寸，腰围四尺二寸。发所覆者，颅至项尺二寸；发以下至颐长一尺，君子终折。结喉以下至缺盆中长四寸……此众人之骨度也，所以立经脉之长短也。”

## 20　魄门亦为五脏使

魄门亦为五脏使，语出《素问·五脏别论》。

魄门亦为五脏使，意为魄门受五脏的支配而启闭。魄，通粕。魄门，即肛门。使，役使、支配之意。《素问·五脏别论》云：“魄门亦为五脏使，水谷不得久藏。”

魄门的启闭与五脏有什么关系呢？“魄门亦为五脏使，水谷不得久藏”，揭示了魄门与五脏之间的密切关系。具体是，魄门的启闭要依赖于心神的主宰，肝气的条达，脾气的升提，肺气的宣降，肾气的固摄，才能不失其常度，正常开启和闭合；魄门开启和闭合功能正常，又能协调五脏和六腑的气机升降。

魄门的启闭与内在脏腑气机密切相关，便秘或泄泻虽属魄门和大肠传导功能失常，但是与其内在脏腑功能失调相关，外之魄门功能与内在脏腑功能相辅相成。《素问·阴阳应象大论》指出："清气在下，则生飧泄。""湿胜则濡泻。""春伤于风，夏生飧泄。"《素问·厥论》指出："少阴厥逆，虚满呕变，下泄清，治主病者。"《素问·举痛论》云："寒气客于小肠，小肠不得成聚，故后泄腹痛矣。"《灵枢·师传》篇云："胃中寒则腹胀，肠中寒则肠鸣飧泄。"《素问·至真要大论》云："暴注下迫，皆属于热。""澄澈清冷，皆属于寒。"

例如，便秘，虽是魄门失启，但是实质与饮食失节、情志失调、起居失常等相关，影响了内在脾、胃、肝、胆、肺、大肠、心、肾等脏腑气机失调，因此，便秘不能一味用泻下之品，当视兼症辨治。如气机郁结之便秘，宜顺气行滞，六磨引子加减治之；气虚便秘，宜益气润肠，黄芪汤加减治之；血虚便秘，宜养血润燥，四物汤加减治之；下焦阳气衰微的便秘，宜温阳通便，济川煎加减治之等。再如，内在脏腑疾病，往往伴有大便失调症状，那么，调治脏腑气机才是治疗的根本。

再如，泄泻，虽然是魄门失闭，但是实质与饮食失节、情志失调、起居失常等病因相关，致使内在脾、胃、肝、胆、肺、大肠、心、肾等脏腑气机失调，因此，泄泻不能一味用止泻之品，也当辨治。如外感寒湿的泄泻，宜解表散寒，芳香化湿，藿香正气散加减治之；外感湿热邪气的泄泻，宜清热利湿，葛根芩连汤加减治之；食滞肠胃的泄泻，宜消食导滞，保和丸加减治之；肝气乘脾的泄泻，宜抑肝扶脾，痛泻要方加减治之；脾胃虚弱的泄泻，宜健脾益胃，参苓白术散治之；肾阳虚衰的泄泻，宜温肾健脾，固涩止泻，四神丸治之等。

后世医家临床诊治颇有体会，例如，《金匮要略》指出：“趺阳脉浮而涩，浮则胃气强，涩则小便数，浮涩相搏，大便则难，其脾为约，麻仁丸主之。”《医学启源》指出：“脏腑之秘，不可一概而论治，有虚秘，有实秘，有风秘，有气秘，有冷秘，有老人津液干结，妇人分产亡血，及发汗利小便，病后气血未复，皆能作秘。”《医学心悟》指出：“湿多成五泻，泻之属湿也，明矣。然有湿热，有湿寒，有食积，有脾虚，有肾虚，皆能致泻，宜分而治之。”

魄门亦为五脏使，提示在临床治疗魄门启闭失调所致的大便秘结或泄泻之证，要分别从肺、胃、脾、肝、肾等脏腑辨证施治；反之，相关脏腑病变也可通过调治魄门启闭而收到疗效。也提示平日养生保健，宜调节饮食、畅情志、劳逸适度、适当锻炼，若魄门的启闭出现问题不要自行用药，或长期服用寒凉泻下之品。

## 21　以母为基，以父为楯

以母为基，以父为楯，语出《灵枢·天年》篇。

以母为基，以父为楯，大意为人体生命的形成是源于父精母血。

人体生命源于父精母血。《灵枢·天年》篇对于人体生命源于父精母血有所阐述，其云：“黄帝问于岐伯曰：愿闻人之始生，何气筑为基，何立而为楯，何失而死，何得而生？岐伯曰：以母为基，以父为楯，失神者死，得神者生也。”即人体胚胎的形成，全赖父精母血的结合，父精为阳，母血为阴，母血为基础，父精为卫护，阴为基，阳为用，阴阳交感，胚胎形成，继而脏腑相继发育，营卫气血调和，神气舍于心，魂魄毕具，脱离母体，成为独立的人体。正如《灵枢·天年》所说：“黄帝曰：何者为神？岐伯曰：血气已和，荣卫已通，五脏已成，神气舍心，魂魄毕具，乃成为人。”这里的“神”，指人体生命活动。

《灵枢·本神》篇也指出，人类生命秉承天地阴阳二气，个体生命的形成源于先天父母之精，其云：“天之在我者德也，地之在我者气也，德流气薄而生者也。故生之来谓之精，两精相搏谓之神，随神往来者谓之魂，并精而出入者谓之魄。”即人体生命源于先天两精父母阴阳生殖之精的结合。隋唐医家杨上善云：“雌雄两精相搏，共成一形，先我身生，故为之精也。”魂，指在神的支配下，随神往来的非本能性的较高级的精神意识思维活动，如人的情感、思维等；魂若离开神的支配，则出现幻觉、梦游等。魄，指与生俱来的本能的，较低级的精神意识活动，主要指人体本能的感觉和动作，如新生儿的啼哭、吸吮、非条件反射的四肢运动及触觉、痛觉、温觉、视觉等均属魄的范畴。精神魂魄四者的关系，正如明代医家张介宾所说：“精对神而言，则神为阳而精为阴，魄对魂而言，则魂为阳而魄为阴，故魂则随神往来，魄则并精出入。”精神魂魄毕具，四者并存并用，才能称之为形神俱备的健康生命体。

《灵枢·决气》篇也论及了人体生命的形成，指出："两神相搏，合而成形，常先身生，是谓精。"两神相搏，指男女媾合。搏，交也。明代医家马莳云："男女媾精，万物化生，盖当男女相媾之时，两神相合，而成所生男女之形。"在自然界，阴阳相合而万形生成，万物生成无不先从精开始；精是具有生命力的，能够化生成人体生命的，在人形没有形成之前的物质，即精是禀受于先天父母，靠后天水谷精微滋养，是孕育形成新生命的原始物质。

《灵枢·经脉》篇，也指出人体形成于先天之精，先天之精发育，渐渐形成脑髓、骨骼、躯干、人形，骨骼是人体的支柱，脉是气血运行的道路，筋是刚劲的网绳，肉是坚实的墙壁，之后皮肤发育坚实，毛发生长，形成人形，待出生后，水谷入胃，化生精微，通调脉道，气血则运行于脉中。其云："人始生，先成精，精成而脑髓生，骨为干，脉为营，筋为刚，肉为墙，皮肤坚而毛发长，谷入于胃，脉道以通，血气乃行。"

自然万物及人类生命秉承自然天德下流、地气上交的天地阴阳二气的相互作用，人体生命形成源于父母之精血；决定人体生命寿夭的因素有先天禀赋，也有后天调养，先天条件是内因和基础，后天调养是外因和条件，两者相互作用，缺一不可。

## 22　五脏常内阅于上七窍

五脏常内阅于上七窍，出自《灵枢·脉度》。

五脏，指肝、心、脾、肺、肾；七窍，指头面的目、鼻、舌、口、耳。五脏的精气向上奉养于头面七窍。

五脏精气充足，则能上奉滋养于七窍，使七窍发挥正常的视觉、嗅觉、味觉、听觉等功能；如果五脏精血不足，精血不能上奉滋养于头面七窍，七窍的功能也会出现异常，因此，五脏功能正常与否或精血是否充足，往往从七窍的变化中就能够反映出来，在中医临床上，可以从七窍的功能正常与否，来判断内在五脏功能及其精气的盛衰。

《灵枢·脉度》云："五脏常内阅于上七窍也，故肺气通于鼻，肺和则鼻能知臭香矣；心气通于舌，心和则舌能知五味矣；肝气通于目，肝和则目能辨五色矣；脾气通于口，脾和则口能知五谷矣；肾气通于耳，肾和则耳能闻五音矣。五脏不和则七窍不通，六腑不和则留为痈。"

肺气通于鼻。《灵枢·脉度》云："肺气通于鼻，肺和则鼻能知臭香矣。"肺主气，肺开窍于鼻，肺气调和，其气上奉滋养于鼻窍，则鼻窍通气及嗅觉正常；若外感邪气伤肺，或劳伤伤肺，就会出现鼻塞、流涕、打喷嚏、鼻干、鼻热、鼻干涩痛、嗅觉失常，甚至鼻腔内水肿、充血、肿胀等。

心气通于舌。《灵枢·脉度》指出："心气通于舌，心和则舌能知五味矣。"心主血脉，心开窍于舌，心气和则舌能知五味，味觉正常；若外感或内伤等邪气伤心，则舌之味觉异常，邪气损伤心阳、心阴，或心血不足、心气虚、心血瘀阻，还会伴有舌胖嫩紫暗、舌呈红绛色、舌暗淡、舌红溃疡、舌疮、舌痛、舌紫暗或有瘀斑等；若心主神之功能异常，病情严重，还会出现语言障碍、神昏谵语等。

肝气通于目。《灵枢·脉度》指出："肝气通于目，肝和则目能辨五色矣。”肝藏血，肝开窍于目，肝和则肝藏血的功能正常，则上奉滋养于目，目之视觉功能正常，能辨五色；若肝血不足，目失所养，则两目昏花、视物不明；若肝经火盛，则目红肿痛；若肝阴虚，则目干涩；肝气郁结过久，则导致口苦、目眩、咽干等。

脾气通于口。《灵枢·脉度》指出：“脾气通于口，脾和则口能知五谷矣。”脾藏营，脾开窍于口，脾主运化水谷精微。味觉正常与否与脾之功能盛衰关系密切。若脾气健运，则味觉正常，食欲正常；若脾气亏虚，则口淡无味；若脾胃湿热，则口中黏腻、口中泛溢甜味、食欲不振；若肝脾不和，则口中泛酸等。

肾气通于耳。《灵枢·脉度》指出：“肾气通于耳，肾和则能闻五音矣。”肾藏精，肾开窍于耳，耳的功能正常与否与肾中精气的盈亏关系密切。若肾精充盈，则听觉正常且灵敏；若肾精亏虚，则听力下降、耳鸣，甚至耳聋。

七窍的感觉功能依赖于内在五脏精气的奉养。五脏气和，说明五脏精气充盈，五脏精气能够上奉滋养头面七窍，则五官七窍能辨色、味、声、形；如果五脏不和，则七窍不通，视觉、嗅觉、味觉、听觉等失常。

五脏常内阅于上七窍，提示临床诊治疾病，通过观察七窍的功能正常与否判断内在五脏精气的盛衰，进而调治相应之脏。提示平日养生保健防治疾病时，注重头面七窍的调养，例如，面部七窍的按摩，以及外防六淫，内调七情及饮食起居劳逸等，亦保养五脏精气，五脏精气充足，则七窍功能正常。

# 23　饮入于胃，游溢精气

饮入于胃，游溢精气，出自《素问·经脉别论》。

饮入于胃，游溢精气，指水饮入胃后，化生的精气在气化的作用下，从胃中浮游盈溢的状态。游，流动也；溢，渗溢，满溢。

《素问·经脉别论》阐述了饮食入胃后在人体的输布过程，这个过程涉及五脏六腑功能。经脉的作用及人体气机的升降，饮食物入胃后的消化、转输、吸收、代谢的过程是周身各脏腑组织器官共同作用的结果，水饮和食物进入胃之后，在受纳腐熟消化的过程中，将精华之气吸收。精华之气，即水谷之精微，即水谷化生的精气。水谷化生的精气，在诸脏腑经络的作用下，宣发布散至周身脏腑组织四肢百骸，最终起到滋养脏腑、营养周身的作用。

先来看一下，食物进入胃之后，化生的精气的转输过程。食物入胃后，经消化吸收，一部分精微物质布散到肝，滋养全身的筋膜。食物入胃，其浓稠的精微物质注于心，流注于百脉，百脉的气血流向大的经脉，朝会于肺，在肺气的作用下，气血又被推动到百脉中去，精气输布于皮毛。气血相合，流注于经脉，经脉的功能正常，又将气血运送到肝心脾肾四脏，气血的运行要保持正常、平衡，这样，在寸口部就可以诊察到脉象的变化，从而可以判断疾病的死生。正如《素问·经脉别论》云："食气入胃，散精于肝，淫气于筋。食气入胃，浊气归心，淫精于脉。脉气流经，经气归于肺，肺朝百脉，输精于皮毛。毛脉合精，行气于府。府精神明，留于四脏，气归于权衡。权衡以平，气口成寸，以决死生。”

水饮的代谢。水饮入于胃，汲取精微，将其营养物质上输于脾，再由脾的运化，把精气输布到肺，经肺的宣降作用，以三焦为通道，布达全身，其清者输布于全身四肢百骸、肌肉皮毛；其浊者下达膀胱，如此把水精布散全身，流于五脏六腑。在水液代谢过程中，肺之宣降，脾之运化转输，肾之气化作用是关键，同时，水液代谢还要与四时阴阳变化及五脏功能特性相适应。正如《素问·经脉别论》云：“饮入于胃，游溢精气，上输于脾。脾气散精，上归于肺，通调水道，下输膀胱。水精四布，五经并行，合于四时五脏阴阳，揆度以为常也。”

首先，谷食和水饮在人体的代谢过程，说明了饮食物的消化代谢、饮食物化生的精气的转输是人体整体气机气化、气机升降出入的过程；这个过程也说明了肝、心、脾、肺、肾五脏在水饮代谢过程中的重要作用，尤其是肺朝百脉的理论，突出了肺之宣发与肃降功能在精微物质输布中的重要作用；这个过程强调了经脉在精气输布过程中的重要作用；这个过程强调了人与自然阴阳五行息息相应的整体医学观。

《灵枢·五癃津液别》篇指出了人体汗、溺、唾、泪、髓五种体液源于水谷精微，具有濡润孔窍、滑利关节、补益脑髓的作用，津液代谢受季节寒暑、衣着薄厚的影响，阐述了津液代谢障碍，致使五种水液癃闭，就会产生水胀等疾病，其云：“水谷入于口，输于肠胃，其液别为五。天寒衣薄则为溺与气，天热衣厚则为汗；悲哀气并则为泣；

中热胃缓则为唾。邪气内逆，则气为之闭塞而不行，不行则为水胀。”“天暑衣厚则腠理开，故汗出；寒留于分肉之间，聚沫则为痛。天寒则腠理闭，气湿不行，水下留于膀胱，则为溺与气。”指出了津液不仅与脏腑经络气血关系密切，而且与自然寒暑变化密切相关，出汗、溺与气均是人体对外界环境变化的适应性调节反应。

再如，《素问·水热穴论》的“其本在肾，其末在肺”“肾者胃之关也，关门不利，故聚水而从其类也。上下溢于皮肤，故为胕肿。胕肿者，聚水而生病也”，《素问·灵兰秘典论》的“三焦者，决渎之官，水道出焉”“膀胱者，州都之官，津液藏焉，气化则能出矣”，《灵枢·本输》的“三焦者……实则闭癃，虚则遗溺，遗溺则补之，闭癃则泻之”均指出了人体水液代谢是肾、肺、三焦、膀胱等多脏腑经络共同作用的结果。

“合于四时五脏阴阳”的整体观，说明人体生命活动与自然四时寒暑息息相应，自然界四时寒暑的迁移，人体五脏阴阳、气血循行、水液代谢必然会随之发生相应的变化。饮食代谢过程及五液代谢的理论对后世认识和治疗水液代谢失常所致的水肿、癃闭等疾病具有重要的指导作用，例如，后世治疗水液代谢疾病重视气机升降出入功能是否正常，重视肺、脾、肾三脏功能的调节，或宣肺行水，或健脾化湿，或温运脾阳，或温肾化气行水，或疏调肝之气机，或升清降浊等。提示养生保健顺应自然季节时令，根据四时寒暑冷暖适时呵护脏腑，食饮有节，起居有常，恬淡虚无，劳逸结合，以使体内水液代谢正常。

# 24 奇恒之腑，传化之腑

奇恒之腑，传化之腑，语出《素问·五脏别论》。

《素问·五脏别论》云：“脑、髓、骨、脉、胆、女子胞，此六者，地气之所生也，皆藏于阴而象于地，故藏而不泻，名曰奇恒之腑。夫胃、大肠、小肠、三焦、膀胱，此五者，天气之所生也，其气象天，故泻而不藏，此受五脏浊气，名曰传化之腑，此不能久留，输泻者也。魄门亦为五脏使，水谷不得久藏。”

奇恒之腑，指异于通常所说的腑，包括脑、髓、骨、脉、胆、女子胞，由于这五者功能上似脏，在形态上似腑，似脏非脏，似腑非腑，所以叫作奇恒之腑。

奇恒之腑秉承地气之所生，阴阳属性属阴，其功能特点是贮藏精气，而不传化水谷；实际上，奇恒之腑的功能，除胆为六腑之一外，已包含在五脏功能之中，脑为心肾所主，髓、骨为肾所主，脉为心所主，女子胞为肾肝所主。

传化之腑，是指传导变化饮食物的器官，包括胃、大肠、小肠、三焦、膀胱。

胃、大肠、小肠、三焦、膀胱，这五者是秉承天气之所生，阴阳属性属阳，它们的作用如同天之健运，运行不息，所以传化之腑的功能特点是泻而不藏，主受纳腐熟水谷，吸收精微，传泄糟粕。传化之腑的功能以肝、心、脾、肺、肾这五脏的精气为基础，传化之腑的作用是使体内的糟粕及时排出体外，不能在体内久停，必须将糟粕及时转输和排泄，所以称其为“传化之腑”。

水谷不得久藏，关键是“久”字，水谷之糟粕的传泻久留不行，不留也不行。水谷之糟粕，在体内久藏会出现呃逆、腹胀、便秘、癃闭等系列疾病，水谷不藏会出现泄泻、遗尿等疾病，因此，“久”这个字，告诉我们水谷的传泻在体内是有度的，水谷之糟粕的传泻，传泻快了是不正常的，传泻缓慢甚至不传导也是不正常的。

奇恒之腑与传化之腑的功能相辅相成，奇恒之腑主藏精气，是传化之腑功能活动的物质基础；传化之腑主传泻水谷的同时，又吸收水谷精微，以维持人体正常的生命活动。

## 25　满而不实，实而不满

满而不实，实而不满，语出《素问·五脏别论》。

满而不实，指五脏主藏精气，而没有水谷充实。实而不满，指六腑主水谷充实与传化，没有精气盈满。满，指精气盈满；实，指水谷充实。满而不实，实而不满，指的是五脏和六腑的功能特点。

《素问·五脏别论》指出：“所谓五脏者，藏精气而不泻也，故满而不能实。六腑者，传化物而不藏，故实而不能满也。”意为五脏的功能是主藏精气，五脏不主传化水谷，五脏宜精气盈满而没有水谷充实，所以其功能特点为“满而不能实”。

六腑的功能是主传化水谷，“传化物而不藏”，六腑不主贮藏精气，六腑宜水谷充实，而没有精气盈满，故其功能特点为“实而不能满”。

五脏主藏精气，满而不实；六腑传化物，实而不满。这一理论抓住了五脏和六腑的功能特点。该理论为后世临床辨证治疗五脏和六腑疾病提供了重要理论依据。在临床诊治中，五脏疾病，多精气不足之虚证；六腑疾病，多传导迟滞之实证；五脏疾病，多用补法，以补益五脏之精气；六腑疾病，多用泻法，以祛除六腑壅滞邪气。

五脏主藏精气，满而不实；六腑传化物，实而不满。这一理论对后世医学临床诊治脏腑疾病产生深远影响。例如，后世治则中六腑“以通为用”“以降为顺”的论点即导源于此。后世医家在临床上采用通里攻下法治疗阳明腑实证，即六腑“泻而不藏”“传化物而不藏”“以通为用”“以降为顺”理论，为临床治疗中运用的典范。

五脏的“满”“藏”，六腑的“实”“泻”不是绝对的。人体脏腑功能实际状况是五脏藏精气，但是，藏中有泻，包括精气满溢而泻和脏中浊气泻出；六腑传化物，但是，泻中有藏，包括吸收精气输入五脏和传化水谷不可太过不可滑脱。所以，脏腑的“藏”与“泻”是相辅相成的，相互为用的。

五脏主藏精气，满而不实；六腑传化物，实而不满，这一理论在临床运用时，应当根据脏腑“藏”“泻”特点灵活掌握，不可拘泥。在养生保健当中，也应注意不要使五脏精气耗损，不要使六腑壅滞或滑脱。

## 26　上焦如雾，中焦如沤，下焦如渎

上焦如雾，中焦如沤，下焦如渎，出自《灵枢·营卫

生会》篇。

上焦如雾，中焦如沤，下焦如渎是从气化角度对人体三焦功能的具体描述。上焦如雾，形容上焦心肺宣发布散水谷精微的功能，如同雾露弥漫灌溉周身；中焦如沤，形容中焦脾胃腐熟水谷，吸收精微，进而将营养物质上输转送到全身的功能，如沤渍饮食物，使之变化；下焦如渎，形容下焦肾和膀胱排泄水液的功能，如同沟渠一样通畅。

上焦、中焦、下焦，在《内经》《难经》中统称三焦。三焦，可以从三个角度来认识。

一是，三焦是六腑之一，主管人体水液代谢。《素问·灵兰秘典论》指出："三焦者，决渎之官，水道出焉。"认为三焦是人体十二脏腑之一。《灵枢·本输》也指出："三焦者，中渎之腑也，水道出焉，属膀胱，是孤之腑也。"认为三焦是六腑中的一腑。《素问·五脏别论》也认为三焦是人体的一个腑，指出："夫胃、大肠、小肠、三焦、膀胱，此五者，天气之所生也，其气象天，故泻而不藏，此受五脏浊气，名曰传化之腑。"

二是，上焦、中焦、下焦的气化作用有具体的部分划分。《灵枢·营卫生会》篇指出："上焦出于胃上口，并咽以上，贯膈而布胸中，走腋，循太阴之分而行，还至阳明，上至舌，下足阳明。""中焦亦并胃中，出上焦之后。""下焦者，别回肠，注于膀胱而渗入焉。"上焦的部位是胃脘以上，内有心肺所居；中焦的部位是胃脘之脐腹以上，内有脾胃所居；下焦的部位指腹部，内有肝肾大肠小肠膀胱之所居。部位三焦的划分，对后世医家影响很大，例如，清代医家吴鞠通以《内经》部位三焦划分法为依据，创立了温病三焦辨证，指出温病的发生及病情由轻至重的传变是由上焦—中焦—下焦，此为温病传遍的三个阶段，上焦病在肺与心包，中焦病在脾与胃，下焦病在肝与肾。

三是，三焦具有气化作用，总司人体一身之气化。即《灵枢·营卫生会》的“上焦如雾，中焦如沤，下焦如渎”此文概括了上焦、中焦、下焦的气化作用。具体来说，上焦的气化作用，在《内经》多篇有记载，例如，《灵枢·决气》篇指出：“上焦开发，宣五谷味，熏肤，充身，泽毛，若雾露之溉，是谓气。”《灵枢·痈疽》也指出：“上焦出气，以温分肉。”说明上焦具有宣发布散精气的作用。中焦的气化作用，在《灵枢·决气》篇指出：“中焦受气取汁，变化而赤，是谓血。”《灵枢·营卫生会》也指出，中焦“此所受气者，泌糟粕，蒸津液，化其精微，上注于肺脉，乃化而为血，以奉生身，莫贵于此，故独得行于经隧，命曰营气”。以中焦脾胃受纳腐熟水谷，吸收水谷精微以化生血液的过程说明了中焦的气化作用。下焦的气化作用，在《灵枢·平人绝谷》篇指出：“下焦下溉诸肠。”《灵枢·营卫生会》亦指出，下焦“水谷者，常并居于胃中，成糟粕而俱下于大肠，而成下焦，渗而俱下，济泌别汁，循下焦而渗入膀胱焉”，说明了下焦之气化作用能使体内糟粕和水液排出体外。

《难经》承袭了《内经》三焦观点，《难经·三十八难》指出：“三焦者，原气之别使也，主通行三气，经历于五脏六腑。”“三焦者，水谷之道路。”后世医家据《内经》《难经》及临床医疗实践，指出“三焦者，确有一腑，盖脏腑之外，躯壳之内，包罗诸脏，一腔之大腑也”说明三焦总司人体之气化及水液代谢，其气化蒸腾及排泄作用能使脏腑功能正常，化生气血津液，以营养五脏六腑四肢百骸及神气，使人体生命活动保持正常状态。

## 27　肾者主水，受五脏六腑之精而藏之

肾者主水，受五脏六腑之精而藏之，语出《素问·上古天真论》。

《素问·上古天真论》云："肾者主水，受五脏六腑之精而藏之，故五脏盛乃能泻。"指出了肾与各脏腑的关系。肾位于腰部，故《素问·脉要精微论》云："腰者肾之府。"

肾的主要功能是藏精。《素问·六节藏象论》云："肾者，主蛰，封藏之本，精之处也。"肾所藏之精，包括先天之精和后天之精。先天之精，源于父母的生殖之精，即"两神相搏，合而成形，常先身生，是谓精"，是生命之源，脏腑阴阳之本，故又称"肾为先天之本""生命之根"。后天之精，是指人出生后，机体从饮食物中摄取的阴阳成分和脏腑功能活动中化生的精微物质，即"肾者主水，受五脏六腑之精而藏之"。

肾中所藏的先天之精和后天之精两者相互依存、相互滋生，先天之精在生命过程中不断消耗，需要后天之精的不断培育和补充，才能充分发挥其作用，五脏精气盈满，满而外溢，不断地补给肾中之精；后天之精有赖于先天之精化生元气的活力自主，才能不断摄入和化生，以维持机体的生命活动和生殖能力。清代医家何梦瑶在《医碥》中

指出："精者，一身之至宝，原于先天而成于后天者也，五脏俱有而属于肾。"《素问·上古天真论》的"肾者主水，受五脏六腑之精而藏之，故五脏盛乃能泻"，说明了肾精与五脏六腑之精先后天相辅相成关系，因此，在临床上，对于肾精不足之证、五脏精气虚弱之证，采取的补后天以实先天，补先天以养后天的治疗原则就是该理论的具体运用。

人体生命生长壮老矣的过程，其实质就是内里肾中精气由渐盛至盛，由盛至衰的过程；女子以七岁为一个阶段发生变化；男子以八岁为一个阶段发生变化，不同的年龄阶段，由于肾中精气盛衰不同，故外在生命状态强弱及行动灵活迟缓表现也不同。

肾还有主水的作用。肾主水，主要指主持和调节人体水液代谢，所以，肾又有"水脏"之称，《素问·逆调论》云："肾者水脏，主津液。"人体水液代谢是多脏腑共同作用的一个复杂过程，肾起到主要作用，一是肾阳之温煦蒸化，促进水液代谢，二是肾主司膀胱开阖，肾阳气化主开，肾气固摄主阖，二者一方功能失调则水液代谢障碍或遗尿或癃闭。正如《素问·水热穴论》云："肾者胃之关也，关门不利，故聚水而从其类也。"肾主水的作用对于临床治疗水液代谢障碍类疾病具有重要指导意义。

肾还主纳气。肾主纳气，指的是肾能摄纳和调节肺吸入的清气，使呼吸正常，使呼吸有深度而不表浅，使呼吸有根，这与肾之经脉循行有关，《灵枢·经脉》云："肾足少阴之脉……其直者，从肾上贯肝膈，入肺中。"《灵枢·本输》云："肾上连肺。"呼吸虽然由肺所主，但还需要肾的配合才能完成。肾主纳气的功能，实质上是肾主藏精作用在呼吸运动中的体现。肾中精气充满，吸入的清气才能使呼吸均匀并保持一定的深度，如果人呼吸表浅、喘息气短、气不均匀及气不接续，或呼多吸少，均视为“肾不纳气”，均可以从肾调治。

肾还主骨，肾藏精，精生髓，髓充养于骨，骨骼健壮，强健有力，所以《素问·灵兰秘典论》又云：“肾者，作强之官。”肾在志为恐，在体合骨，其华在发，开窍于耳与二阴，在液为唾。肾在五行中属水，与自然界冬气相通应，足少阴经属肾，络于足太阳膀胱经，两者构成表里络属关系。

调养肾脏对于养生保健具有指导意义，平日养生保健重视五脏的调养也是调养肾脏，对肾脏的调养也能间接调养他脏，肾与他脏相辅相成。日常叩齿、梳头、耳部按摩、提肛运动、按摩肾经循行部位、腰部保暖、足暖、足部按摩、六字诀、八段锦等均有益于肾脏的呵护。

## 28　阴之所生，本在五味；阴之五宫，伤在五味

阴之所生，本在五味；阴之五宫，伤在五味，出自《素问·生气通天论》。

阴，指阴精。五味，即酸苦甘辛咸，此处泛指各种饮食物。五宫，指五脏。五脏藏蓄阴精，故称为阴之五宫。这句话的意思是指阴精的产生本源于五味，而藏蓄阴精的五脏又会因过食五味而受伤害。

这是为什么呢？一方面饮食五味化生精微，以滋养五

脏，为五脏精气之源，是维持人体生命活动的物质基础，故饮食五味调和，则五脏精充气壮，脏腑功能协调。另一方面，若饮食失调，五味偏嗜，则会导致脏气偏盛，阴阳失衡，从而伤害人体。故调和五味，是保持人体阴阳平衡的一个重要方面。

那么，五味过量引起五脏损伤的机理是什么呢？

适量的酸味可以养肝，可是味过于酸，则肝气过盛，肝木克伐脾土，所以肝强脾弱，日久则脾气绝。过食咸味则伤肾，肾伤则骨气劳伤，肾伤水邪盛则反侮脾土，导致脾所主的肌肉萎缩；水气上凌于心，所以心气抑郁。甘入脾，过食甜味，则滞缓上焦，所以心气喘满。过食苦味则脾气受损，脾过燥不能运化津液，使胃气呆滞，失于和降则胀满。过食辛味，辛入肺，肺属金，金克木，木属肝，肝属金，同时肝主筋，所以筋脉败坏，辛散气，使精神耗散。所以《素问·生气通天论》中提出了养生准则“谨和五味”，谨慎地调和五味，就会使骨骼强健，筋脉柔和，气血通畅，皮肤致密，依照正确的养生之道去生活，就会保持身体健康，延年益寿。

饮食五味对人体具有“养”和“伤”的两重作用。饮食五味化生精微，以滋养五脏，为五脏精气之源，是维持人体生命活动的物质基础。因此，饮食五味调和，则五脏精气充盛，脏腑阴阳协调。若饮食失调，五味偏嗜过用，则不但无益，反而会导致脏气偏盛，破坏阴阳平衡，从而伤害人体。《素问·生气通天论》运用五行乘侮加以分析，即五味各有选择性地“先入”某脏，若久食过用某味，则先伤其相应之脏，继而伤害其相关之脏。如酸味太过，肝气亢盛，木乘土，而致“脾气乃绝”等。因此，调和五味是保持人体阴阳平衡的一个重要方面，过用偏嗜五味则会导致五脏阴阳失调，危害人体健康。

平日生活中，怎样预防五味过量呢？

①食无过饥。“过饥”是指饮食摄入不足，气血生化之源乏竭，则脏气虚衰。因为《灵枢·五味》云：“谷不入，半日则气衰，一日则气少矣。”所以，通过节制饮食，以求保持姣美身材的方法不值得提倡。②食无过饱。暴饮暴食，损伤脾胃功能，百病丛生。饮食不节，损伤肠胃，伤及正气成为伤害健康，引起疾病的重要因素。③味无过偏。饮食五味既能养人，又可伤人的辩证关系，认为人体阴精之化生，源于饮食五味；而饮食过量或五味偏嗜，又会成为损伤五脏阴阳的致病因素。人体的阴精，来源于饮食五味所化。正常情况下，饮食五味是人的生命赖以存活的基础，是化生脏腑精气的原始物质，但若过量或长期偏嗜五味中的某味，既可能会打破人体气血阴阳的平衡，也会破坏脏腑间的平衡而导致疾病的发生。

# 第三篇

# 疾病观

# 1 疟

疟，疟疾。疟疾是以发热恶寒、休作有时为主证的一类疾病。主要见于《素问·疟论》《素问·刺疟》。

疟疾，属于外感流行病范畴。以感受风、寒、暑邪为主要病因，夏秋两季多发，其发病以寒热交替、休作有时为特征。疟疾由于发作时间、证候等不同，又有所分类；疟疾主要机理是外感邪气与人体卫气相合，正邪交争，虚实更作，阴阳相移；其治疗则以掌握时机、避其锐气、在未发之时及发作之后进行针刺为原则。

疟疾大都由感受风邪引起，主要症状是发作和休止有固定的时间。开始发作时，先起于毫毛，表现为四肢不适，呵欠连连，继之寒冷战抖，牙关鼓动，腰脊俱痛，寒冷之后，又身体内外皆热，头痛欲裂，口渴喜冷饮。《素问·疟论》云："夫痎疟皆生于风，其蓄作有时……疟之始发也，先起于毫毛，伸欠乃作，寒栗鼓颔，腰脊俱痛，寒去则内外皆热，头痛如破，渴欲冷饮。"

疟疾的机理是邪气上下相争，虚实更替，阴阳相互胜负，虚实相互移易。春季感受风邪，夏季感受暑邪，至秋感受秋凉之气，或汗出受风，或洗澡受风，水气、风邪侵留于皮肤之内，与卫气相合，邪气也随着卫气外出于阳分，内搏于阴分，因而有规律地每日发作。《素问·疟论》云："阴阳上下交争，虚实更作，阴阳相移……卫气者昼日行于阳，夜行于阴，此气得阳而外出，得阴而内薄，内外相薄，是以日作。"

疟疾的症状，有的疟疾隔日发作一次，是因邪气稽留之处较深，内搏于阴分，使阳气独行，邪气留着于内不能外出与卫气相交争，故隔日发作一次。《素问·疟论》云："其气之舍深……是以间日而作也。"有的疟疾发作的时间一天比一天晚，这是邪气侵入风府，循背脊每日下行一节的缘故。有的一天比一天早，这是邪气从风府每日下行一节至骶骨，又沿冲脉上行至缺盆，因邪气日渐升高的缘故。隔日一发是因邪内迫五脏及于膜原，与卫气较远，部位较深，故隔日发作一次。《素问·疟论》云："邪气客于风府……以此日作稍益晏也。其出于风府……故作日益早也……故间日乃作也。"

邪气不论侵犯到什么部位，只要当卫气循行到邪气所侵犯的部位时就发病。例如，邪中于头项，待卫气行至头项则发病；邪中于背，待卫气行于背部则发病；邪气中于腰脊，待卫气行于腰脊则发病；邪气中于手足，待卫气行于手足就发病。《素问·疟论》云："故邪中于头项者，气至头项而病；中于背者，气至背而病；中于腰脊者，气至腰脊而病；中于手足者，气至手足而病。"

风病与疟疾的区别是，风病的症状持续存在，而疟疾发作有时。这是因为风病所中的风邪是稽留于所中之处的，故症状持续存在；而疟邪是随着经络循行出入于阴阳经脉，遇到卫气则与之交争就发病，故发作有时。其云："风气留其处，故常在；疟气随经络沉以内薄，故卫气应乃作。"

有的疟病其发作是先寒后热，这是夏季感受了厉害的暑邪致腠理开泄，又遇寒凉之水湿，邪气留腠理皮肤，至秋天又受风邪，这叫寒疟。先热后寒的是因为先伤于风邪，后伤于寒邪，这种叫温疟。还有只发热不恶寒的，是因阴竭于内，阳独盛于外，兼气短烦闷手足热而恶心欲吐，这叫瘅疟。其云："疟先寒而后热者……曰寒疟……先热而后寒者……曰温疟……但热而不寒者……曰瘅疟。"

秋天病疟疾则寒冷较重；冬天病疟疾则寒症状不甚；春天病疟疾则恶风；夏天病疟疾则多汗。其云："秋病者寒甚，以冬病者寒不甚，以春病者恶风，以夏病者多汗。"

温疟和瘅疟的区别是，疟是冬季感受风寒，邪藏脑髓，至春邪气仍未外出，又遇夏酷暑，使脑髓精气消烁，肌肉瘦削，腠理发泄，此时若过度用力则邪与汗从内而外，则疟发，先热而后寒。其云："温疟者，得之冬中于风，寒气藏于骨髓之中……名曰温疟。"瘅疟是肺平素有热，又因劳力汗出，风寒乘机入于皮肤肌肉则发病，因阳气盛，邪气不及于阴分，故但热不寒，邪气内藏于心，外留于肌肉，故肌肉瘦削。其云："瘅疟者，肺素有热气盛于身……令人消烁脱肉。"

疟，还分为六经疟、五脏疟、胃疟这十二种。邪客不同的经脉、脏腑，其症状各异。《素问·刺疟》指出足太阳膀胱经的疟，使人腰痛头重，背部先寒冷，先寒后热，热势很盛，热止汗出，难愈，刺委中出血。足少阳胆经的疟，使人身体倦怠，发热恶寒较轻，怕见人，见人就感到恐惧，若热多汗出则病重，可针刺该经。足阳明胃经的疟，先觉恶寒，寒甚则发热，热退时汗出，喜欢光亮及向火取暖，针刺该经足背的穴位。足太阴脾经的疟，使人闷闷不乐，常叹息，不欲饮食，多发寒热，发作时呕吐，吐后觉舒服，针刺该经。足少阴肾经的疟，使人剧烈呕吐，多发寒热，热多寒少，喜关闭门窗，难愈。足厥阴肝经的疟，使人腰痛，少腹胀满，小便不利如癃闭，但不是癃闭，小便次数多但不爽快，感到恐惧，乏力腹中不适，可针刺该经。

《素问·刺疟》指出，肺疟，感觉心里冷，冷甚则热，热时又发惊，好像看见了可怕的东西，可刺手太阴肺经和手阳明大肠经。心疟，心烦甚，想喝冷水，而病人却寒多不太热，可刺手少阴心经。肝疟，面色青，多叹息，病重时如死人，可刺足厥阴肝经使其出血。脾疟，寒冷，腹中痛，寒极则热时，肠中鸣响，之后汗出，可刺足太阴脾经。肾疟，洒淅恶寒，腰脊疼痛难以转侧，大便不畅，目昏眩，手足凉，可刺足太阳经膀胱经和足少阴肾经。胃疟，常觉饥饿，但又不能进食，进食则胀满，可刺足阳明胃经和足太阴脾经在足踝前横行络脉使其出血。

《素问·刺疟》又指出若病人脉缓大而虚，应该用药，不宜用针刺。治疗疟疾，应该在疾病未发作之前大约一顿饭的工夫，就给予治疗，刺一次病就减轻；刺两次病就明显好转；刺三次病就痊愈。若不愈就刺舌下两脉出血，再不愈就刺委中穴附近比较充盈的脉络使其出血，还要刺颈项下夹脊的穴位，错过了这个时间就失去了治疗时机。若脉沉伏于里，可刺十指间穴位使其出血则愈，在用针之前，若病人皮肤有如小豆大小的红点应给予针刺。针刺治疗疟疾，必先问病人发病时最先出现的症状，给予针刺。

针刺治疗疟疾时，切不可在邪气正盛之时强攻。热势炽盛之时、脉象混乱时、大汗出时都不能针刺，邪气亢盛之极针刺必伤正气。要在疟疾未发之际，阴气未入于阳分，阳气未并于阴分时抓紧时机针刺。《素问·疟论》云：“无刺熇熇之热，无刺浑浑之脉，无刺漉漉之汗……真气得安，邪气乃亡。”

风疟，发作时汗出恶风，当刺三阳经背部腧穴刺其出血。小腿疼痛剧烈，按之不得，叫胕髓病，当镵刺绝骨，刺其出血，其疼痛立停。若身体微微疼痛，就刺至阴穴。凡刺阴经的井穴，勿刺出血，隔一天刺一次。若疟疾口不渴，隔日发作一次的，当刺足太阳膀胱经。若口渴，隔日发作一次的，当刺足少阳胆经。温疟而汗不出的，当用五十九刺之法。

历代医家在《素问·疟论》《素问·刺疟》基础之上，对疟疾的认识及治疗有所丰富和发展，确立了许多著名而有效的方剂，尤其是张仲景在《金匮要略方论》中对疟疾进行了专篇论述；明清时期温病学派的医家，对疟疾则有更深刻的认识和行之有效的治疗方法。

## 2 痛

痛，是临床常见病证。“痛”字在《内经》中共出现686次，其中，《素问》中共出现395次，《灵枢》中共出现291次。《内经》中有77篇谈及“痛”，其中《素问》有41篇，《灵枢》有36篇。在《内经》中“痛”与“疼”没有并列提及，《内经》中，“疼”字出现6次。在《内经》中，以“痛”字命名的篇章有《素问·举痛论》《素问·刺腰痛》《灵枢·论痛》三篇。

痛之部位，遍布周身上下表里，脏腑肢节。在《素问》记载有脑户痛、头痛、心胸痛、耳痛、颊痛、颔痛、腰痛、腹痛、胃脘痛、脐周痛、膀胱痛、胁痛、经络痛、四肢痛、目痛、目赤痛、身体痛、痛无定处、咽痛、嗌痛、唇齿寒痛、面部痛、筋挛节痛、骨痛、肉痛、肤痛、皮肤痛、肩胛痛、脊背痛、腰椎痛、尻痛、足胫痛、阴器痛、五脏痛、足下痛、关节痛、缺盆痛、脚下痛、腰股痛、内痛、少腹肿痛、身尽痛、里急暴痛等。在《灵枢》记载有头颅痛、面颊痛、耳痛、目痛、齿痛、舌痛、颈项痛、颔痛、目锐眦痛、缺盆痛、臂痛、腰痛、胁痛、胁下痛、胁中痛、心痛、胸痛、肩背脊痛、腹皮痛、腹痛、小腹痛、胃脘痛、脐痛、肠痛、掌痛、骨痛、指痛、足痛、踵下痛、膝痛、肤痛、肢节痛、身痛、肌肉痛、膀胱痛、子宫痛、阴茎痛、睾丸痛等。

痛之程度，有轻有重，有缓有急，痛的时间有长有短。痛，有寒痛、有热痛、有实痛、有虚痛。例如，有头痛如破，头痛不堪，暴痛，隐痛，少腹绞痛，脑户中痛目如脱，痛卒然而止，痛甚不休，痛甚不可按，按之而痛止，按之无益，喘动应手者，卒然痛死不知人，心痛引喉身热死不可治，肌肤尽痛，痛久，气痛时来时去，腰腹时痛，病头痛以数岁不已，缺盆骨上切之坚痛如筋，诸节皆痛，头痛血痛身热，腹痛多卧身热，头痛身重恶寒，心痛发热，气厥心痛，寒热更作等。

痛之兼症，形形色色，例如，有头脑户痛兼囟顶发热，头痛兼嗌肿，心痛兼痞满，头痛兼喉痹，耳痛兼溺赤，头顶痛重兼掉瘛，少腹痛肿不得小便，头痛兼呕吐，肉痛兼血溢血泄，心痛兼谵妄，心痛兼暴喑，少腹痛兼下沃赤白，少腹肿痛兼腹胀泾溲不利等。

痛牵引它处，会出现各种牵引痛。例如，痛留顶互引眉间，心痛下与腰背相引而痛，腰痛引脊内廉，腰痛引少腹控眇，胸胁暴痛下引少腹善太息，两胁下痛引少腹，心痛引腹，咳则右胁下痛阴阴引肩背，胸痛引背，两胁满且痛引少腹，心与背相引而痛者，胸腹大胁下与腰背相引而痛，腰痛，痛引膺等。

痛的病因病机，主要有外感六淫邪气所致之痛，内伤所致之痛；外感病因当中，六淫之邪伤及人体均可以致痛；内伤饮食、七情、劳倦等均可致痛。例如，风淫致痛、火淫致痛、湿淫致痛、燥淫致痛、寒淫致痛、风寒之邪致痛、温热之邪致痛、寒湿之邪致痛、六气司天气候异常所致痛、六气之复所致痛、六气之胜所致痛、春夏秋冬季节气候所致痛、疟邪致痛、邪气客经络致痛、体虚致痛、六经失调致痛、饮食不当致痛、七情失调致痛、邪结肠腹致痛、阴阳失调致痛、经脉涩滞致痛、血行瘀滞致痛、气滞致痛、阳郁致痛、五脏热甚致痛、气机失和致痛、诸疾引发的痛等。

例如，《素问·举痛论》是论痛之专篇，该篇指出了寒邪客于经脉内外所致疼痛不外虚实两类，即寒邪致痛有虚实之分。寒邪客于脉外则血少，血气衰少，或血流不畅，组织失养，不荣则痛，属虚痛；寒邪客于脉中，则气血运行涩滞不畅，不通则痛，属实痛。其云："经脉流行不止，环周不休，寒气入经而稽迟，泣而不行，客于脉外则血少，客于脉中则气不通，故卒然而痛。"

《素问·举痛论》进而以因寒所致的十四种疼痛为例，说明了痛之病因病机、证候及辨证。寒为阴邪，易伤阳气，寒主收引，主凝滞，可使血脉缩蜷绌急，气血运行迟滞而发生疼痛。邪气侵犯部位不同，痛之症状表现各异。其云："其痛或卒然而止者，或痛甚不休者，或痛甚不可按者，或按之而痛止者，或按之无益者，或喘动应手者，或心与背相引而痛者，或胁肋与少腹相引而痛者，或腹痛引阴股者，或痛宿昔而成积者，或卒然痛死不知人有少间复生者，或痛而呕者，或腹痛而后泄者，或痛而闭不通者，凡此诸痛，各不同形。"

此十四种痛，可以划分为三类来鉴别。第一类，如果按照痛的喜按、拒按来划分，有痛而拒按的，原因是寒邪稽留，与炅气相搏，邪气壅实于经脉；有痛而按之痛止的，原因是寒邪客于肠胃膜原之间，血气凝聚不散，按之则血气暂时舒缓；有按之痛不止的，原因是寒邪客于深部经脉，按之不能及于病所。

第二类，如果按痛的特点划分，有持续性疼痛，原因是寒邪稽留，日久深入，凝结不解；有疼痛牵引他处的，原因是寒邪所客之部位与脏腑经络有络属关系；有痛处搏动应手的，原因是寒邪客于冲脉，血滞气逆。

第三类，如果按痛的伴随症状划来划分，有疼痛伴有积块的，是因为寒邪客于小肠膜原，血气稽留，日久不行，宿昔成积；有痛伴有呕吐的，是因为寒邪客于肠胃，气机失和，气逆而呕；有痛伴泄泻的，是因为寒邪客于小肠，泌别失调，清浊不分，下走大肠；有痛伴便秘的，是因为邪热客于小肠，灼伤津液，坚干不得出。

再如，《素问·刺腰痛》是论腰痛之专篇，该篇指出了足之三阴三阳、奇经八脉、支脉、络脉受邪所导致的腰痛的特点及针刺部位、针刺方法，还指出了腰痛兼证的治法；指出各种腰痛，不仅要以循经取穴为主要原则，还要根据季节、月亮盈亏来决定是否刺其出血及针刺次数的多少，强调了腰痛不独属虚证，不独属肾脏，对临床针刺治疗各种腰痛具有指导意义。具体，例如，足太阳膀胱经之腰痛牵引项脊及臀背，背困重，刺足太阳膀胱经的委中穴，刺其出血，春天勿刺其出血。足少阳胆经之腰痛，痛如针扎，行动不便不可俯仰，刺足少阳胆经在胫骨上端外侧突起部位的穴位，刺出其血，夏天勿刺其出血。足阳明胃经之腰痛，痛不可以转，目如有所见易悲伤，刺足阳明胃经在前的三个穴位，刺三穴中的上巨虚和下巨虚调和其气，刺三穴出血，秋天勿刺其出血。足少阴肾经之腰痛牵引背部深处，应刺足少阴肾经在内踝上的两个穴位，春天勿刺其出血，否则出血太多，疾病不易恢复。足厥阴肝经之腰痛，其痛处强硬如弓弦弩张，刺足厥阴肝经，在腿肚与足跟之间的外侧、用手摸之有累累硬结之处针刺，若病人喃喃自语，精神抑郁，就刺三个穴位。

《灵枢·论痛》篇从不同体质的人对疼痛的耐受性角度谈的痛，主要指对针、石、灸、焫所引起的疼痛的耐受性不同，以及对药物毒性的耐受力也不同，因此，在用针、灸、石、焫治疗时，要注意病人的体质，宜因人而异来治疗。

具体，例如，大凡骨强、筋弱、肉缓、皮肤厚的人能耐受疼痛，对于针石火病所引起的疼痛也能耐受；耐受疼痛的人，再加上皮肤色黑，骨骼结实，就是能耐火焫的人；肌肉坚实，皮肤薄的人，不能耐受针刺砭石的疼痛，对于火灸所引起的疼痛也不能耐受；同时生病的人，身体多热的，就容易治愈，多寒者，难以治愈；胃气强盛，皮肤色黑，骨骼宽大，肌肉肥厚的人，对毒性药物有较强的耐受力；肌肉瘦弱，胃气虚弱者，对毒性药物的耐受力也较弱。其云：“人之骨强、筋弱、肉缓、皮肤厚者耐痛，其于针石之痛、火焫亦然……坚肉薄皮者，不耐针石之痛，于火焫亦然……胃厚、色黑、大骨及肥者，皆胜毒；故其瘦而薄胃者，皆不胜毒也。”

再如，在《素问·至真要大论》中，指出了厥阴司天，胸胁痛；厥阴之复，里急暴痛，厥心痛，胃脘当心而痛；厥阴之胜胃脘当心而痛，少腹痛；岁厥阴在泉，心痛支满；《素问·气交变大论》指出了岁土不及，风乃大行，民病飧泄霍乱，体重腹痛，胸胁暴痛；岁木太过，风气流行反胁痛而吐甚。《素问·奇病论》指出了病头痛以数岁不已的原因为“当有所犯大寒”，内至骨髓病名叫厥逆。《素问·玉机真脏论》指出了病至膏肓大骨枯槁，大肉陷下之际，胸中气满，喘息不便，内痛引肩项，预后不良，数日至月内死亡。《素问·五脏生成》指出多食甘味则骨痛而发落等。

《素问·举痛论》指出了痛的诊察方法，即“言而可知，视而可见，扪而可得”，指出对于痛证的诊断要问诊、望诊、切诊等多种诊察方法并用，全面综合分析。明代医家张介宾指出：“凡痛而胀闭者多实；不胀不闭者多虚。痛而拒按者实；可按者为虚。喜寒者多实；爱热者多虚。饱而甚者多实；饥而甚者多虚。脉实气粗者多实；脉虚气少者多虚。新病壮年者多实；愈攻愈剧者多虚。痛在经者脉多弦大，痛在脏者脉多沉微。必兼脉证而察之，则虚实自有明辨。”

《内经》中的“疼”共出现6次。

“伤寒一日，巨阳受之，故头项痛，腰脊强。二日阳明受之，阳明主肉，其脉夹鼻络于目，故身热目疼而鼻干，不得卧也。”(《素问·热论》)

“痹，其时有死者，或疼久者，或易已者，其故何也？岐伯曰：其入脏者死，其留连筋骨间者疼久，其留皮肤间者易已。”(《素问·痹论》)

“是故卯酉之年……民病厥逆而哕，热生于内，气痹于外，足胫酸疼，反生心悸懊热，暴烦而复厥。”(《素问·本病论》)

“诸病胕肿，疼酸惊骇，皆属于火。”《素问·至真要大论》

“虚邪之入于身也深，寒与热相抟，久留而内著，寒胜其热，则骨疼肉枯。”(《灵枢·刺节真邪》)

## 3 心痛

心痛，见于《内经》多篇。《内经》根据心痛的轻重缓急，又有“真心痛”“卒心痛”“厥心痛”“久心痛”等病名。

《内经》指出心痛与外感六淫之邪及内伤等病因有关，严重的心痛预后不良。

脉涩则心痛。《素问·脉要精微论》指出脉涩则心痛，其云：“夫脉者，血之府也，长则气治，短则气病，数则烦心，大则病进，上盛则气高，下盛则气胀，代则气衰，细则气少，涩则心痛，浑浑革革至如涌泉，病进而色，弊绵绵其去如弦绝，死。”

外感六淫之邪易发心痛。在《内经》中，心痛的外因主要与五运六气所致异常气候相关，在异常气候当中，主要与寒湿火热气候有关。记载在《素问·气交变大论》《素问·五常政大论》《素问·至真要大论》《素问·六元正纪大论》等篇。

例如，岁水太过，寒气流行，谵妄心痛。《素问·气交变大论》云：“岁水太过，寒气流行，邪害心火。民病身热烦心躁悸，阴厥上下中寒，谵妄心痛……神门绝者死不治，上应荧惑、辰星。”

岁火不及，寒乃大行，心痛暴喑。《素问·气交变大论》云：“岁火不及，寒乃大行……民病……心痛暴喑，胸腹大，胁下与腰背相引而痛，甚则屈不能伸，髋髀如别，上应荧惑、辰星，其谷丹。”

岁金不及，炎火流行，热则心痛。《素问·气交变大论》云：“岁金不及，炎火乃行……上应荧惑星，民病……上应辰星，丹谷不成，民病口疮，甚则心痛。”

少阳司天，火气下临，心痛胃脘。《素问·五常政大论》云：“少阳司天，火气下临……大暑以行，咳嚏鼽衄鼻窒，曰疡，寒热胕肿。风行于地，尘沙飞扬，心痛胃脘痛，厥逆膈不通，其主暴速。”

阳明司天，燥气下临，气郁心痛。《素问·五常政大论》云：“阳明司天，燥气下临……暴热至，土乃暑，阳气郁发，小便变，寒热如疟，甚则心痛，火行于稿。”

太阳司天，寒气下临，善忘心痛。《素问·五常政大论》

云："太阳司天，寒气下临，心气上从……心热烦，嗌干善渴，鼽嚏，喜悲数欠。热气妄行，寒乃复，霜不时降，善忘，甚则心痛。"

太阳司天，寒淫所胜，病厥心痛。《素问·至真要大论》云："太阳司天，寒淫所胜……民病厥心痛，呕血血泄，鼽衄善悲，时眩仆……心澹澹大动……病本于心。神门绝，死不治。"

少阴司天，热淫所胜，心痛肺䐜。《素问·至真要大论》云："少阴司天，热淫所胜……民病胸中烦热，嗌干……甚则疮疡胕肿，肩背臂臑及缺盆中痛，心痛肺䐜。"

阳明司天之政，四之气寒雨降，则心痛。《素问·六元正纪大论》云："凡此阳明司天之政……四之气，寒雨降，病暴仆，振栗谵妄，少气嗌干引饮，及为心痛、痈肿疮疡、疟寒之疾，骨痿血便。"

少阳司天之政，初之气风温作，则心痛。《素问·六元正纪大论》云："凡此少阳司天之政……初之气……候乃大温，草木早荣，寒来不杀，温病乃起，其病气怫于上，血溢目赤，咳逆头痛，血崩胁满，肤腠中疮。"

少阴司天之政，三之气大火行，则心痛。《素问·六元正纪大论》云："凡此少阴司天之政……三之气，天政布，大火行，庶类蕃鲜，寒气时至，民病气厥心痛，寒热更作，咳喘目赤。"

厥阴在泉，心痛支满。《素问·至真要大论》云："岁厥阴在泉……民病洒洒振寒，善伸数欠，心痛支满，两胁里急，饮食不下，膈咽不通，食则呕，腹胀善噫。"

太阴在泉，饮积心痛。《素问·至真要大论》云："岁太阴在泉……民病饮积心痛，耳聋浑浑焞焞，嗌肿喉痹，阴病血见，少腹痛肿，不得小便。”

太阳在泉，上冲心痛。《素问·至真要大论》云：“岁太阳在泉，寒淫所胜，则凝肃惨栗，民病少腹控睾，引腰脊，上冲心痛，血见，嗌痛颔肿。”

少阴在泉，心痛发热。《素问·至真要大论》云：“少阴在泉，客胜则腰痛，尻股膝髀腨䯒足病，瞀热以酸，胕肿不能久立，溲便变，主胜则厥气上行，心痛发热，膈中众痹皆作。”

少阳在泉，心痛发热。《素问·至真要大论》云：“少阳在泉，客胜则腰腹痛而反恶寒，甚则下白溺白，主胜则热反上行而客于心，心痛发热，格中而呕，少阴同候。”

戊寅戊申，天符之年，易发心痛。《素问·六元正纪大论》云：“少阳、太徵、厥阴、戊寅天符、戊申天符，其运暑，其化喧嚣郁燠，其变炎烈沸腾，其病上热郁，血溢血泄心痛。”

土郁之发，心痛胁䐜。《素问·六元正纪大论》云：“土郁之发……民病心腹胀，肠鸣而为数后，甚则心痛胁䐜，呕吐霍乱，饮发注下，胕肿身重。”

厥阴之胜，当心而痛。《素问·至真要大论》云：“厥阴之胜……化而为热，小便黄赤，胃脘当心而痛，上支两胁，肠鸣飧泄，少腹痛，注下赤白，甚则呕吐，膈咽不通。”

少阳之胜，烦心心痛。《素问·至真要大论》云：“少阳之胜，热客于胃，烦心心痛，目赤欲呕，呕酸善饥，耳痛溺赤，善惊谵妄，暴热消烁，草萎水涸，介虫乃屈，少腹痛，下沃赤白。”

太阳之胜，寒厥心痛。《素问·至真要大论》云：“太阳之胜……寒厥入胃，则内生心痛，阴中乃疡，隐曲不利，互引阴股，筋肉拘苛，血脉凝泣，络满色变。”

少阴之复，暴喑心痛。《素问·至真要大论》云：“少阴之复……咳，皮肤痛，暴喑心痛，郁冒不知人……赤气后化，流水不冰，热气大行，介虫不复，病痱胗疮疡，痈疽痤痔……死不治。”

阳明之复，心痛痞满。《素问·至真要大论》云：“阳明之复，清气大举……善太息，甚则心痛否满，腹胀而泄，呕苦咳哕，烦心……死不治。”

太阳之复，心痛痞满。《素问·至真要大论》云：“太阳之复……心胃生寒，胸膈不利，心痛否满，头痛善悲，时眩仆，食减，腰脽反痛，屈伸不便……死不治。”

水郁之发，寒客心痛。《素问·六元正纪大论》云：“水郁之发……大寒乃至……故民病寒客心痛，腰脽痛，大关节不利，屈伸不便，善厥逆，痞坚腹满。”

《内经》中还记载了内伤病因导致脏腑经络气机失调则引发心痛的症状特点。

例如，心咳之状，咳则心痛。《素问·咳论》云：“心咳之状，咳则心痛，喉中介介如梗状，甚则咽肿喉痹。”

少阴厥逆，腹满心痛。《素问·厥论》云：“少阴之厥，则口干溺赤，腹满心痛……太阴厥逆，骱急挛，心痛引腹……手心主、少阴厥逆，心痛引喉，身热，死不可治。”

脉伤动心，夏病心痛。《素问·刺要论》云：“是故刺毫毛腠理……无伤脉，脉伤则内动心，心动则夏病心痛。”

病传至心，则心痛。《素问·标本病传论》云："夫病传者，心病先心痛，一日而咳，三日胁支痛，五日闭塞不通，身痛体重，三日不已死，冬夜半，夏日中。"

厥阴之复，厥心痛。《素问·至真要大论》云："厥阴之复，少腹坚满，里急暴痛，偃木飞沙，倮虫不荣，厥心痛，汗发呕吐，饮食不入，入而复出，筋骨掉眩清厥，甚则入脾，食痹而吐。冲阳绝，死不治。"

心病者，胸中痛。《素问·脏气法时论》云："心病者，胸中痛，胁支满，胁下痛，膺背肩胛间痛，两臂内痛，虚则胸腹大，胁下与腰相引而痛，取其经，少阴太阳，舌下血者。其变病，刺郄中血者。"

心热病者，卒心痛。《素问·刺热》云："心热病者，先不乐，数日乃热。热争则卒心痛，烦闷善呕，头痛面赤无汗。壬癸甚，丙丁大汗，气逆则壬癸死。刺手少阴、太阳。"

邪客足少阴之络则卒心痛。《素问·缪刺论》云："邪客于足少阴之络，令人卒心痛暴胀。"

真心痛。《灵枢·厥病》云："真心痛，手足清至节，心痛甚，旦发夕死，夕发旦死。"

心痛喜悲。《灵枢·五邪》云："邪在心，则病心痛，喜悲，时眩仆。"

心痛引背。《灵枢·邪气脏腑病形》云："心脉急甚者为瘛疭；微急为心痛引背，食不下。"

《灵枢·经脉》云："是动则病嗌干心痛，渴而欲饮，是为臂厥……心中憺憺大动，面赤目黄，喜笑不休。是主脉所生病者，烦心心痛，掌中热……实则心痛，虚则为头强。取之两筋间也。”

《灵枢·五邪》云：“邪在心，则病心痛，喜悲，时眩仆。视有余不足而调之其腧也。”

《灵枢·热病》云：“喉痹舌卷，口中干，烦心心痛，臂内廉痛不可及头，取手小指次指爪甲下去端如韭叶。”

《灵枢·杂病》云：“心痛引腰脊，欲呕，取足少阴。心痛腹胀，啬啬然大便不利，取足太阴。心痛引背，不得息，刺足少阴；不已，取手少阳。心痛引小腹满……刺足厥阴。心痛但短气不足以息，刺手太阴。心痛，当九节刺之，按，已刺按之，立已；不已，上下求之，得之立已。”

心痛乃临床常见病证，后世医家多有心得并记录，其病名也有胸痹等。

例如，《诸病源候论》云“心痛者，风冷邪气乘于心也。”“心为诸脏主而藏神，其正经不可伤，伤之而痛，为真心痛，朝发夕死，夕发朝死。”《备急千金要方》云：“治胸中逆气，心痛彻背，少气不食。”《金匮要略》云：“胸痹之病，不得卧，心痛彻背者，瓜蒌薤白半夏汤主之。”《太平圣惠方》治卒心痛，其云：“气闷欲绝，面色青，四肢逆冷，吴茱萸丸方。”《古今医统大全》云：“经曰：真心痛者，寒邪伤其君也。”《血证论》云：“火结则为结胸，为痞，为火痛，火不宣发则为胸痹。”

临床诊治心痛、胸痹时，要注意与胃痛相辨别，部分心痛，可能是胃脘痛。古代医家指出两者鉴别要点是心痛在歧骨陷处，胸痛则横满胸间，而胃脘痛在心之下。明代医家孙志宏的《简明医彀》指出：“胃受病不运行，虽多日不食，亦不死。”清代医家李用粹的《证治汇补》云：“寒痛，如身受寒气，口伤冷物，因而心痛……心痛分辨，心痛在歧骨陷处，胸痛则横满胸间，胃脘痛在心之下。”

《内经》心痛及后世医家的记录，提示平日养生保健关注心脏的调养，寒冷、炎暑的季节注意对心脏的调护，心情、睡眠、劳逸也要注意调节，以防心痛。

## 4　奇病

奇病，是《素问·奇病论》的篇名。

奇，异也。奇病，少见的异于一般疾病的病证，例如，子喑、息积、伏梁、疹筋、厥逆、脾瘅、胆瘅、厥、巅疾、肾风等，《素问·奇病论》篇对这十种奇病的病因、病机、症状、治法及预后，予以阐述。在《灵枢·大奇论》对奇病也有阐述。

子喑。子喑，即孕妇音哑，发不出声音。孕妇怀孕八九个月时音哑，这是由于胞宫的络脉被胎儿压迫，胞络受阻所致。因为胞宫的脉络连于肾，足少阴肾之脉贯肾系舌，所以胞宫脉络受阻则声音嘶哑。孕妇音哑无须治疗，待到十月分娩后，就能恢复。对于孕妇不要用泻法，若用泻法，必使精气耗散，邪气独据体内，导致疹等疾病。《素问·奇病论》云：“黄帝问曰：人有重身，九月而喑，此为何也？岐伯对曰：胞之络脉绝也……胞络者系于肾，少阴之脉贯肾系舌本，故不能言……无治也，当十月复。”文中重身，指孕妇。

息积。息积的主要症状是胁下胀满，气逆喘促，迁延二至三年也不痊愈，此病不妨碍饮食，《素问·奇病论》指出，治疗时不可用针灸，应该用导引法，再配合药物治疗，不能单独用药物治疗。其云：“病胁下满，气逆，二三岁不已……病名曰息积，此不妨于食，不可灸刺，积为导引服药，药不能独治也。”

伏梁。伏梁的主要症状是身体髀部、大腿、小腿都肿胀，绕脐腹痛；主要病因病机是风邪久留，其风寒之邪溢于大肠，留着于肓膜，肓之源在脐下，所以绕脐腹痛，《素问·奇病论》指出，这种病不可轻易用按摩或攻下法，否则会导致小便涩滞不利。其云：“人有身体髀股䯒皆肿，环脐而痛……病名曰伏梁，此风根也。其气溢于大肠而著于肓，肓之原在脐下，故环脐而痛也。不可动之，动之为水溺涩之病也。”

疹筋。疹筋的主要症状是尺脉跳动得特别快，筋脉拘急明显可见，这种病人腹部也必拘急，若见面色白或黑，则说明病情很严重。《素问·奇病论》指出：“人有尺脉数甚，筋急而见……此所谓疹筋，是人腹必急，白色黑色见，则病甚。”

逆厥。逆厥的主要症状是头痛，多年不愈，其病因是感受了厉害的寒邪，寒邪侵至骨髓，髓与脑相连，邪气上逆于脑，所以使人头痛，牙亦痛。《素问·奇病论》云：“人有病头痛以数岁不已……当有所犯大寒，内至骨髓，髓者以脑为主，脑逆故令头痛，齿亦痛，病名曰厥逆。”

脾瘅。脾瘅的主要症状是口中发甜，这是因过食肥甘美味的食物，致使五脏之气上溢所致。过食肥厚，能使人生内热；过食甜味，可使人胸腹胀满，脾失健运，脾热上溢，日久伤阴而成消渴。《素问·奇病论》指出治疗可用佩兰，以去除郁积陈腐之气。其云："有病口甘者……此五气之溢也，名曰脾瘅……此肥美之所发也……肥者令人内热，甘者令人中满，故其气上溢，转为消渴。治之以兰，除陈气也。"

胆瘅。胆瘅的主要症状是口苦，其病因是经常思虑不决，致使胆气虚，其气向上泛溢，所以口苦，《素问·奇病论》指出应针刺胆经募穴和胆俞穴。其云："有病口苦……病名曰胆瘅……此人者，数谋虑不决，故胆虚气上溢而口为之苦，治之以胆募俞。"

厥。厥的主要症状有小便淋沥不畅，日数十次正气不足的症状；寸口脉细微如发丝正气不足的脉象；还有身热如火炭，咽喉与胸部气机阻塞不通，如物阻隔，人迎脉躁盛，喘促气逆等五种邪气有余的表现；其病在太阴，因胃气亢盛波及于肺，由于"五有余二不足"，故是不治之死证。五有余，指五种邪气有余的症状；二不足，指两种正气不足的表现；治疗时既不能从表攻其邪，又不能从里补其虚，这也是明显的死证。《素问·奇病论》云："有癃者，一日数十溲，此不足也。身热如炭，颈膺如格，人迎躁盛，喘息，气逆，此有余也。太阴脉微细如发者，此不足也……病在太阴，其盛在胃，颇在肺……死不治，此所谓得五有余二不足也……今外得五有余，内得二不足，此其身不表不里，亦正死明矣。"

癫疾。癫疾是胎病，此病是胎儿在母腹中时，其母亲受到很严重的惊吓所致，使气逆于上而不下，精气聚而不散，使胎儿出生后发为癫疾。《素问·奇病论》云："人生而有病巅疾者……病名为胎病，此得之在母腹中时，其母有所大惊，气上而不下，精气并居，故令子发为巅疾也。”

肾风。肾风主要症状是面目浮肿，脉象大而紧，身体不疼痛，形体不消瘦，不能饮食，或吃得少，其病在肾，病人容易到惊吓，受惊后心气衰竭，则死亡。《素问·奇病论》指出：“有病痝然如有水状，切其脉大紧，身无痛者，形不瘦，不能食，食少……名为肾风。肾风而不能食，善惊，惊已，心气痿者死。”

《灵枢·大奇论》继《素问·奇病论》又指出了石水、心疝、肺疝、暴厥、瘕、偏枯、肠澼等奇病的脉象、症状、病机、脉象特征、预后善恶及死期。

《内经》中关于奇病的阐述，源自长期临床观察与实践，尽管疾病少见或症状奇怪，但是其病因总不外乎外感六淫邪气，以及内伤七情、饮食失节、起居无常等，对于后世中医临床疾病的治疗具有启发，治疗宜“无损不足，益有余”，养生保健也宜遵守这一原则，注意外防六淫邪气，内调情志、饮食、起居及劳逸；孕妇要注意卫生保健、心情舒畅，避免受到惊吓也是《内经》重要的优生学观点。

## 5 标本

标本，这一概念受到《内经》的重视。在《内经》的《素问·汤液醪醴论》《素问·天元纪大论》《素问·五运行大论》《素问·至真要大论》《素问·阴阳离合论》《素问·六微旨大论》等多篇提及。主要含义如下。

一指医患之标本，即病人为本，医生为标。例如，《素问·汤液醪醴论》云："病为本，工为标，标本不得，邪气不服，此之谓也。"指出了病人与医生的标本辨证关系，病人是疾病的主体，医生及其治疗手段为标，如果病人"神不使"，脏腑精气衰竭，神机衰败，那么，医术高超的医生或再好的医疗技术手段，也都不能发挥作用；或者病人在心理上对医生不信任，产生抵触心理，那么，也难以达到最佳治疗效果。

二指病之先后。先病为本，后病为标；原发病为本，继发病为标。标本不同，治有先后。例如，《素问·标本病传论》指出，先病而后出现气血逆乱者，先治其本；先气血逆乱而后病者，先治其本；先寒而后生其他病者，先治其本；先病而后生寒者，先治其本；先热而后生其他病者，先治其本；先热而后生中满者，先治其标；先病而后泄者，先治其本；先泄而后生他病者，先治其本。先病而后生中满者，先治其标；先中满而后烦心者，先治其本。小大便不利的，先治其标；大小便通利的，先治其本。可见，一般情况下，先治其本；但是，当出现中满、大小便不通利症状时，则先治其标之急，即急则治标，缓则治本，或"间者并行"即标本兼治。

三指六气阴阳之标本。见于《素问·六微旨大论》《素问·天元纪大论》《素问·五运行大论》《素问·至真要大论》等篇，其中，提到了中气这一概念，也统称标本中气。

本，指风、热、火、湿、燥、寒六气；标，指三阴三阳之气；中气，指与标本互为表里的气，亦用三阴三阳之气来表示。正如《素问·六微旨大论》所言："少阳之上，火气治之，中见厥阴；阳明之上，燥气治之，中见太阴；太阳之上，寒气治之，中见少阴；厥阴之上，风气治之，中见少阳；少阴之上，热气治之，中见太阳；太阴之上，湿气治之，中见阳明。所谓本也，本之下，中之见也，见之下，气之标也。本标不同，气应异象。”中气，是指与标气互为表里的气，又是与本气相关或相反的气，如少阳火的中气是厥阴风，因就自然现象而言，往往存在风火相煽的现象；阳明燥的中气是太阴湿，燥湿二气相反但又相济；太阳寒的中气为少阴热，寒热有相互制约的关系。同样，厥阴风的中气为少阳火，少阴热的中气为太阳寒，太阴湿的中气为阳明燥。因此，中气的作用是通过与标气的互根阴阳表里关系对标气进行制约与调解，维持六气的阴阳平衡；又能通过与本气的关联性，体现六气之间或相助、或相制的复杂的气候特性。可见，标本中气理论表达了六气之间相互影响、互相制约又互相接济的复杂关系。

自然界标本中气的运行变化中，还存在标本从化规律，标本同气，从本、标本异气，从本从标以及从乎中气三种。正如《素问·至真要大论》所言：“六气标本，所从不同奈何……少阳太阴从本，少阴太阳从本从标，阳明厥阴不从标本从乎中也。故从本者化生于本，从标本者有标本之化，从中者以中气为化也。”

标本中气理论在中医临床诊治疾病过程中，一是用以病机分析，临床时结合症状表现，确定其病在本、在标，还是中见，从而决定治疗方向，例如，太阳表寒证其病机为出于本，而太阳表热证则为病出于标，阳明病出现太阴湿证者就可分析为病在中。二是根据标本异气或从标或从本的规律，注意疾病传变有向相反方向转化的可能性，如太阳、少阴从本从标，就有寒化、热化的可能性；而阳明、厥阴从乎中就应该注意燥湿转化和风火相助的病机变化。张介宾指出："六气太过不及皆能为病，病之化生，必有所因，或从乎本，或从乎标，或从乎中气，知其所以，则治无险也。"《内经》指出："知标本者，万举万当；不知标本，是谓妄行。"

此外，还有正邪之标本，即正气为本，邪气为标；脏腑与外形的标本，内在脏腑为本，外在身形体表为标；五脏六腑之标本，五脏为本，六腑为标；病因病机之标本，病因为本，病机为标；病机症状之标本，病机为本，症状为标；经脉之标本，经脉起始之处为本，经脉所过之处为标等。

## 6　病传

病传，即疾病传变。疾病传变理论见于《素问·脏气法时论》《素问·玉机真脏论》《素问·标本病传论》《素问·痹论》《素问·热论》《灵枢·百病始生》《素问·咳论》《素问·气厥论》等篇。

疾病发生之后，如果没有得到及时的治疗，疾病会发生传变，其传变规律大致有六经相传、由表传里、相克之序相传、相生之序相传、脏腑相传、寒热虚实相传、干支时辰相传、干日相传、季节相传等；或先外感后内伤，或先内伤后外感，外感与内伤相互纠缠，经年难愈；病邪在体内变化多端，"邪气淫泆，不可胜论"。

表里相传。外感病多是以由表及里的形式相传。例如，

《素问·热论》提出了外感热病的传变规律是由表入里的传遍规律，其中包括两种，一是，由三阳传入三阴，其先后次序是太阳→阳明→少阳→太阴→少阴→厥阴。其云：“伤寒一日巨阳受之……二日阳明受之……三日少阳受之……四日太阴受之……五日少阴受之……六日厥阴受之……三阴三阳、五脏六腑皆受病，荣卫不行，五脏不通，则死矣。”二是，表里两经同时感受邪气的传变规律，其云：“两感于寒者，病一日，则巨阳与少阴俱病……二日，则阳明与太阴俱病……三日，则少阳与厥阴俱病……不知人，六日死。”两感于寒的症状多出现在表里两经经脉循行的部位，不仅有实证热证，也有虚证寒证，随着病邪不断深入，正气日渐虚损，病情随之恶化，预后多不良。三是，如果不是表里两经同时感受邪气的，那么，大约在邪气传变六经之后的第七天太阳经邪气渐衰，第八天阳明邪气渐衰，第九天少阳经邪气渐衰，第十天太阴经邪气渐衰，第十一天少阴经邪气渐衰，第十二天厥阴邪气渐衰，身体正气渐渐恢复，疾病痊愈。

《灵枢·百病始生》也指出了外感邪气由表向里传变的过程，指出外感邪气由皮肤先传到络脉，再渐次传到经脉、俞脉、冲脉，终至肠胃、膜原、血脉，也是由浅入深、由轻至重的传变。其云：“虚邪之中人也，始于皮肤……留而不去，则传舍于络脉……留而不去，传舍于经……留而不去，传舍于输……留而不去，传舍于伏冲之脉……留而不去，传舍于肠胃……留而不去，传舍于肠胃之外、募原之间，留著于脉，稽留而不去，息而成积……邪气淫泆，不可胜论。”

《素问·举痛论》中指出了外感寒热之邪侵犯人体由表及里步步深入，传至不同部位所致的疼痛。其云：“寒气客于脉外则脉寒……寒气客于经脉之中……寒气客于肠胃之间……寒气客于夹脊之脉……寒气客于冲脉……寒气客于背俞之脉……寒气客于厥阴之脉……寒气客于小肠膜原之间……寒气客于五脏……寒气客于肠胃……寒气客于小肠，小肠不得成聚，故后泄腹痛矣。”

《素问·痹论》指出了五体痹日久不愈，内传发生五脏痹。五体内合五脏，风寒湿外邪侵犯人体则发生筋痹、脉痹、肉痹、皮痹、骨痹，若五体痹日久不去，则邪气内传其所相合的内脏，发生五脏痹。其云：“五脏皆有合，病久而不去者，内舍于其合也。故骨痹不已，复感于邪，内舍于肾。筋痹不已，复感于邪，内舍于肝。脉痹不已，复感于邪，内舍于心。肌痹不已，复感于邪，内舍于脾。皮痹不已，复感于邪，内舍于肺。”

《素问·脉要精微论》指出了疾病的变化，风邪可致寒热病，热邪可致中消病，厥气上逆可变头痛、头晕等颠顶部疾患；风邪侵犯，则伤肝克脾，日久可变为飧泄；风邪客于经脉可变为疠风，疾病传变复杂，变化多端。其云：“帝曰：病成而变何谓？岐伯曰：风成为寒热，瘅成为消中，厥成为巅疾，久风为飧泄，脉风成为疠，病之变化，不可胜数。”

《素问·阴阳应象大论》也指出了外邪侵犯人体由表入里、由浅及深的传变规律。其云：“故邪风之至，疾如风雨，故善治者治皮毛，其次治肌肤，其次治筋脉，其次治六腑，其次治五脏。治五脏者，半死半生也。”

是动病、所生病相传。是动病、所生病之病邪相传，严格地说，也属于由表向里传变。《灵枢·经脉》指出了十二经脉之气被外感或内伤邪气扰动所致的“是动病”，即经脉之气被扰动所致疾病，以及“是动病”不愈，进而内传导致“所生病”，即无论是外感还是内伤，邪气侵犯人体，首先出现异常的是先气动，正常的经脉之气被扰动，正常之气行被扰动，出现气上、气下、气逆等相关症状，如果没有及时调治，进而邪气内传影响至血行发生相关实质性疾病。例如，《灵枢·经脉》指出：“肺手太阴之脉……是动则病……是主肺所生病者。”“大肠手阳明之脉……是动则病……是主津液所生病者。”“胃足阳明之脉……是动则病……是主血所生病者。”“脾足太阴之脉……是动则病……是主脾所生病者。”“心手少阴之脉……是动则病……是主心所生病者。”“小肠手太阳之脉……是动则病……是主液所生病者。”“膀胱足太阳之脉……是动则病……是主筋所生病者。”“肾足少阴之脉……是动则病……是主肾所生病者。”“心主手厥阴心包络之脉……是动则病……是主脉所生病者。”“三焦手少阳之脉……是动则病……是主气所生病者。”“胆足少阳之脉……是动则病……是主骨所生病者。”“肝足厥阴之脉……是动则病……是肝所生病者。”《灵枢·经脉》还指出：“饮酒者，卫气先行皮肤，先充络脉。”“脉之卒然动者，皆邪气居之，留于本末……是以知其何脉之动也。”

相克之序相传。五脏病的传变，多以五行相克之序相传。例如，《素问·玉机真脏论》指出五脏各自从己之所生之脏接受病气，再传之于己之所克之脏，病气留止于生己之母脏，死于己所不胜之脏。病重临死时，邪气必先传到生己所不胜的一脏则死，这就是疾病的逆传，所以导致死亡。其云："五脏受气于其所生，传之于其所胜，气舍于其所生，死于其所不胜。病之且死，必先传行，至其所不胜，病乃死。此言气之逆行也，故死。"

再如，《素问·玉机真脏论》指出肝接受从心传来的病气，肝又将病气传给脾，病气留止于肾，最后传到肺脏则死。其他四脏疾病的传变次序也是如此规律。

《素问·脏气法时论》也指出邪气侵犯人体，总是以相克之序传变，至其所生的时日则病愈，至其所不胜之时日则病重，至其生己之时日则病情相对平稳，至本脏之气旺盛之时日则病好转。其云："夫邪气之客于身也，以胜相加，至其所生而愈，至其所不胜而甚，至于所生而持，自得其位而起。必先定五脏之脉，乃可言间甚之时，死生之期也。"

外感邪气侵犯人体，传入五脏后，也是以相克之序相传。例如，若风寒之邪不及时治疗，可向内传入经脉，不及时治疗，则病邪入舍于肺，若不及时治疗，邪气由肺传之于肝，若不及时治疗，肝病传之于脾，若不及时治疗，脾病传之于肾，若不及时治疗，肾病传之于心，若不及时治疗，满十日，病邪传变五脏，必死。《素问·玉机真脏论》云："今风寒客于人……弗治，病入舍于肺……弗治，肺即传而行之肝……弗治，肝传之脾……弗治，脾传之肾……弗治，肾传之心……弗治，满十日，法当死。"

五脏疾病以相克之序相传，最终预后不良。五脏有病则传给它所胜的一脏，若未及时治疗，疾病则慢的不过三至六个月，快的仅三至六日就传遍五脏，传遍五脏则死。《素问·玉机真脏论》指出："黄帝曰：五脏相通，移皆有次，五脏有病，则各传其所胜。不治，法三月若六月，若三日若六日，传五脏而当死。"

五脏病传变与季节、天干日及昼夜节律有关。《素问·脏气法时论》有相关阐述，其云："病在肝，愈于夏，夏不愈，甚于秋，秋不死，持于冬，起于春，禁当风。肝病者，愈在丙丁，丙丁不愈，加于庚辛，庚辛不死，持于壬癸，起于甲乙。肝病者，平旦慧，下晡甚，夜半静。"意为肝有病愈在夏，若夏不愈，至秋则加重，若在秋不死，持续在冬，至春季肝旺之时好转，要避免风邪侵袭。肝病一般是愈在丙丁之日，若丙丁日不愈，至庚辛日加重，若庚辛日不死，持续于壬癸日，至甲乙日好转。肝病之人，在早晨感到清爽，傍晚加重，半夜较平静。

情志不遂，导致的五脏病也是以五行相克之序传变。《素问·玉机真脏论》指出，过喜则心气虚，肾气乘虚欺凌；过怒则肝气横逆伤脾；过悲则肺郁而乘肝；过恐则伤肾，而脾气乘虚欺凌；过忧则伤肺，心气乘虚欺凌。其云："因而喜大虚则肾气乘矣，怒则肝气乘矣，悲则肺气乘矣，恐则脾气乘矣，忧则心气乘矣，此其道也。故病有五，五五二十五变及其传化。"

《灵枢·病传》也提出了五脏病以相克之序相传，例如，心先受邪，火克金，故一日传入肺，金克木，故三日传入肝，木克土，故五日传入脾，又三日病传不已，则为死证，冬季死于夜半，夏季死于中午等，还进一步指出五脏病若按上述五行相克之序传变的，是逆传，预后不良，都有死期，不可以针刺；若传其所生之脏、或间隔二三四脏相传的，为顺传，预后良好，可以针刺，其云："诸病以次相传，如是者皆有死期，不可刺也。间一脏及二、三、四脏者，乃可刺也。"

五脏病传变还与岁运相关，也是以相克之序相传。《素问·气交变大论》指出岁木太过，风气流行，邪气伤于肝传至脾，则脾土受邪；岁火太过，炎暑流行，邪气伤于心传至肺，则肺金受邪；岁土太过，雨湿流行，邪气伤于脾传至肾，则肾水受邪；岁金太过，燥气流行，邪气伤于肺传至肝，则肝木受邪，岁水太过，寒气流行，邪气伤于肾传至心，则邪害心火。

脏病传腑。《素问·咳论》指出五脏咳日久不愈，就传移于六腑，其云："五脏之久咳，乃移于六腑。"

为什么五脏病大都会以五行相克之序相传？这是由于卫气的循行所致。因为卫气昼夜循行规律所致，卫气昼行于阳，夜行于阴，夜行于阴的次序是以五行相克之序周流五脏，因此，夜里人体正气不足之时，邪气以相克之序五脏相传。

寒热虚实相传。《素问·气厥论》指出了脏腑之气逆乱、寒热相移所致的十余种病证的病机和症状特点，指出了脏腑疾病的传变规律。具体传变是，肾移寒于脾，脾移寒于肝，肝移寒于心，心移寒于肺，肺移寒于肾。脾移热于肝，肝移热于心，心移热于肺，肺移热于肾，肾移热于脾，胞移热于膀胱，膀胱移热于小肠，小肠移热于大肠，大肠移热于胃，胃移热于胆，胆移热于脑，以上就是脏腑之气逆乱、寒热之邪相互传变的顺序。

五脏病不以相克之序相传。有的时候，病情轻重变化与旦慧、昼安、夕加、夜甚的规律不相应，只是指脏腑本身病变的病情变化，而且一日四时之气对疾病的影响也不大。指受病五脏的五行属性克制时日的五行属性时，病情就会减轻。如肝病逢戊己日、辰戌丑未时（木克土），脾病逢壬癸日、亥子时（土克水），肾病逢丙丁日、巳午时（水克火），心病逢庚辛日、申酉时（火克金），肺病逢甲乙日、寅卯时（金克木）病情就会好转。起，此指病情好转。《灵枢·顺气一日分为四时》云："其时有反者何也？岐伯曰：是不应四时之气，脏独主其病者，是必以脏气之所不胜时者甚，以其所胜时者起也。"

突然发病，没有传遍次序的，往往病情严重。在临床诊治突然的急暴病时，由于其没有传变规律，因此可不按传变规律去治疗，但是此种疾病往往很严重。正如《素问·玉机真脏论》指出："然其卒发者，不必治于传，或其传化有不以次，不以次入者，忧恐悲喜怒，令不得以其次，故令人有大病矣。"

《内经》病传理论对后世影响深远。《难经·五十七难》提出了七传。东汉张仲景提出"见肝之病，知肝传脾，当先实脾。"明代医家张介宾提出"凡五脏病气，有所受，有所传，有所舍，有所死。"明代医家吴有性提出了病之九传。清代医家程国彭指出："凡看伤寒，以传经直中四字为纲领。"清代医家叶桂提出："温邪上受，首先犯肺，逆传心包。"清代医家吴瑭提出了三焦传变。

《内经》病传理论及后世病传观点，提示在诊治时以关注阴阳五行的时日节律，《灵枢·顺气一日分为四时》指出："顺天之时，而病可与期。顺者为工，逆者为粗。"也提示临床治疗早期诊断、早期治疗的重要性，及时有效地阻止病邪深入与病情发展，否则一旦"邪气淫泆"则难以治疗，且后果不良；更提示了养生保健及预防疾病的重要性。

# 7　热病

"热病"一词，见于《灵枢·热病》《素问·刺热》《素问·评热病论》《素问·水热穴论》等篇，属于热病范畴的疾病散见于《内经》诸多篇章。

热病，属于外感病，属于广义伤寒的范畴，是广义伤寒当中的一种，正如《素问·热论》所言："今夫热病者，皆伤寒之类也。"伤寒，有广义、狭义之分。狭义伤寒，指单纯伤于寒邪；广义伤寒，包括五类，《难经》云："伤寒有五，有中风，有伤寒，有湿温，有热病，有温病。"其中，"伤寒有五"的"伤寒"为广义伤寒；"有伤寒"的"伤寒"，为狭义伤寒。

《内经》中记载的热病，指出了其病因源自外感六淫之邪，其传变是六经由表至里顺传或表里两经同时内传，传变迅速，症状变化多端，很快进入危重症阶段，尤其指出热病可以汗法，治疗热病运用了针刺法及著名的五十九刺法及热病的九种针刺禁忌、饮食禁忌等。一般来看，热病没有传染性，温病具有流行性及传染性。

热病的传变及症状。外感热病的传变主要有三种传变途径：

一是，邪气循着六经次序由表至里相传，即《素问·热论》指出，一日太阳经受之，故头项痛，腰脊强；二日阳明受之，阳明主肉，其脉夹鼻络于目，故身热目疼而鼻干，不得卧也；三日少阳受之，少阳主胆，其脉循胁络于耳，故胸胁痛而耳聋；三阳经络皆受其病，而未入于脏者，故可汗而已；四日太阴受之，太阴脉布胃中络于嗌，故腹满而嗌干；五日少阴受之，少阴脉贯肾络于肺，系舌本，故口燥舌干而渴；六日厥阴受之，厥阴脉循阴器而络于肝，故烦满而囊缩。由三阳传入三阴，先后次序是太阳→阳明→少阳→太阴→少阴→厥阴。

二是，邪气在人体十二经脉当中相互络属的阴阳表里两经同时向内传变，这是在人体正气不足的情况下的传变形式。当邪气深入至少阳与厥阴之际，由于人体正气虚衰，无力抗邪，可能会导致昏迷，属于危重证候，可能会死亡。《素问·热论》指出："两感于寒者，病一日则巨阳（即太阳）与少阴俱病，则头痛口干而烦满；二日则阳明与太阴俱病，则腹满身热，不欲食，谵言；三日则少阳与厥阴俱病，则耳聋囊缩而厥，水浆不入，不知人，六日死。"

三是，热邪内传至五脏，为五脏热病。热邪传入五脏，属于热病的危重症阶段，如果能抓住时机，在其脏所应的天干日或天干时辰，及时发汗，再针刺该脏的经脉，立刻好转或有生机；否则，气逆严重，在所不胜的天干日及五行属性的被克之日，则死亡。《素问·刺热》指出的五脏热病，如下：

肝热病的人，小便先黄，腹痛多卧身热，热甚则狂言及惊，胁满痛，手足躁动，不得安卧，庚辛甚，甲乙大汗，气逆则庚辛死，刺足厥阴少阳，其逆则头痛如裂。

心热病的人，先不乐，数日乃热，热甚则卒心痛，烦闷善呕，头痛面赤无汗，壬癸甚，丙丁大汗，气逆则壬癸死，刺手少阴太阳。

脾热病的人，先头重颊痛，烦心颜青，欲呕身热，热甚则腰痛，不可用俛仰，腹满泄，两颔痛，甲乙甚，戊已大汗，气逆则甲乙死，刺足太阴阳明。

肺热病的人，先淅然厥，皮肤恶风寒，舌上黄，身热，热甚则喘咳，痛走胸膺背，不得大息，头痛不堪，汗出而寒，丙丁甚，庚辛大汗，气逆则丙丁死，刺手太阴阳明，出血如大豆，立已。

肾热病的人，先腰痛骱酸，口渴数饮，身热，热甚则项痛而强，骱寒且酸，足下热，不欲言，其逆则项痛甚澹澹然，戊已甚，壬癸大汗，气逆则戊已死，刺足少阴太阳。

《内经》指出了热病的治疗，具体如下：

一是，六经传变的治疗，《素问·热论》指出，热病邪气尚在三阳经、邪气在表尚未入里的，可用发汗法，祛邪外出；邪气已经深入至三阴经，邪气已经入里的，可用泄法，疏通邪气所在的经脉气血，以利于祛邪，其云："治之各通其脏脉，病日衰已矣。其未满三日者，可汗而已；其满三日者，可泄而已。"

二是，五脏热病的治疗，针刺热邪所在之脏的经脉，同时，则时日用汗法，《素问·刺热》云："诸汗者，至其所胜日汗出也。""诸当汗者，至其所胜日，汗大出也。"

三是，热病初起时，症状始发的部位不同，针刺的经脉也不同，针刺的同时，用汗法，热病严重的，再配上治疗热病的五十九刺法。《素问·刺热》指出：“热病先胸胁痛，手足躁，刺足少阳，补足太阴，病甚者为五十九刺。热病始手臂痛者，刺手阳明、太阴而汗出止。热病始于头首者，刺项太阳而汗出止。热病始于足胫者，刺足阳明而汗出止。热病先身重骨痛，耳聋好瞑，刺足少阴，病甚为五十九刺。热病先眩冒而热，胸胁满，刺足少阴、少阳。”

四是，一旦发现面部五色有变化，要知晓这是热病将起之苗头，是热病的先兆症状，就要抓紧时机，立刻针刺治疗，这也属于治未病，如《素问·刺热》指出：“肝热病者，左颊先赤；心热病者，颜先赤；脾热病者，鼻先赤；肺热病者，右颊先赤；肾热病者，颐先赤。病虽未发，见赤色者刺之，名曰治未病。”

五是，不同穴位主治不同部位的热病。《素问·刺热》指出：“三椎下间主胸中热，四椎下间主膈中热，五椎下间主肝热，六椎下间主脾热，七椎下间主肾热。荣在骶也，项上三椎陷者中也。颊下逆颧为大瘕，下牙车为腹满，颧后为胁痛，颊上者膈上也。”

六是，治疗热病的五十九刺，是治疗热病很重要的方法，出自《素问·水热穴论》，并在《素问·刺热》等篇中提及。《素问·水热穴论》云：“夫子言治热病五十九俞……头上五行行五者，以越诸阳之热逆也。大杼、膺俞、缺盆、背俞，此八者，以泻胸中之热也。气街、三里、巨虚上下廉，此八者，以泻胃中之热也。云门、髃骨、委中、髓空，此八者，以泻四肢之热也。五脏俞旁五，此十者，以泻五脏之热也。凡此五十九穴者，皆热之左右也。”

《内经》指出了热病的预后，首先取决于正气的盛衰，热病的传变途径不同、热邪轻重及所传入部位的深浅不同，其预后善恶也不同，具体如下：

第一种，邪气循着六经次序由表至里相传的，虽然热甚，但是，若正气未衰，预后良好，“热虽甚不死”；但是，热邪至厥阴经时，如果正气已经虚衰，预后也不良，即《素问·热论》所说的“三阴三阳、五脏六腑皆受病，荣卫不行，五脏不通，则死矣。”

在第一种循六经传的热病当中，邪气循着六经次序由表至里传至厥阴之后，如果正气未大伤，故当邪气传变六经之后，其症状按照经络受病的次序逐步减退，慢慢向愈，《素问·热论》指出，七日，太阳经病邪衰退，头痛少愈；八日，阳明经病邪衰退，身热少愈；九日，少阳经病邪衰退，耳聋改善；十日，太阴经病邪退，腹满瘥愈，则思饮食；十一日，少阴经病邪衰退，口渴舌干瘥愈，打喷嚏（象征着阴阳和利）；十二日，厥阴经病邪衰退，少腹阴囊拘急瘥愈，邪气皆去，其病日渐好转。向愈的先后次序是太阳→阳明→少阳→太阴→少阴→厥阴。

第二种，邪气循着阴阳表里两经同时向内传变，邪盛正虚，预后较差，甚至死亡。《素问·热论》云：“其两感于寒而病者，必不免于死。”

第三种，五脏热病的预后较凶险。《素问·刺热》云：“热病从部所起者，至期而已；其刺之反者，三周而已；重逆则死。”《素问·刺热》云：“太阳之脉，色荣顴骨，热病也。荣未交，曰今且得汗，待时自已；与厥阴脉争见者，死期不过三日。其热病内连肾，少阳之脉色也。少阳之脉，色荣颊前，热病也，荣未交，曰今且得汗，待时自已；与少阴脉争见者，死期不过三日。”《素问·刺热》还指出：“诸治热病，以饮之寒水乃刺之。必寒衣之，居止寒处，身寒而止也。”《素问·三部九候论》指出：“热中及热病者，以日中死。病风者，以日夕死。病水者，以夜半死。其脉乍疏乍数乍迟乍疾者，日乘四季死。”《灵枢·五禁》指出了热病的五种逆症，预后凶险，其云：“黄帝曰：何谓五逆？岐伯曰：热病脉静，汗已出，脉盛躁，是一逆也；病泄，脉洪大，是二逆也；著痹不移，䐃肉破，身热，脉偏绝，是三逆也；淫而夺形，身热，色夭然白，及后下血衃，血衃笃重，是谓四逆也；寒热夺形，脉坚搏，是谓五逆也。”

《内经》指出了热病的禁忌。

一是，热病治疗有九种危候不可刺。《灵枢·热病》指出，热病不可刺者有九：一曰：汗不出，大颧发赤哕者死；二曰：泄而腹满甚者死；三曰：目不明，热不已者死；四曰：老人婴儿热而腹满者死；五曰：汗不出呕下血者死；六曰：舌本烂，热不已者死；七曰：咳而衄，汗不出，出不至足者死；八曰：髓热者死；九曰：热而痉者死。腰折，瘈疭，齿噤龂也。凡此九者，不可刺也。

二是，热病的饮食禁忌，《素问·热论》指出：“病热少愈，食肉则复，多食则遗，此其禁也。”指热病之后，脾胃气虚，运化力弱，食肉则不化，多食则谷气残留，与邪热相互搏结，致使邪热遗留很久不去，或者热病复发。

此外，还有在《素问·本病论》指出辰戌之岁气候异常，水火胜复所致的赤风化疫毒之气，易引发热病，其云：“辰戌之岁……赤风化疫，民病面赤心烦，头痛目眩也，赤气彰而热病欲作也。”

《内经》中还有许多篇章阐述了热病，例如《素问·评热病论》，篇中讲了阴阳交、风厥、劳风、肾风者四个热病变证的病因病机、症状、治则及预后；热病，凡汗出则热退脉静身凉，为预后良好的征兆；若汗出而热不退，脉象躁盛，为正不胜邪的险象；若更见汗出如豆，神昏，谵语等，则为温热劫烁津液，精气耗竭的危候。后世温病学“治温病宜刻刻顾其津液”及“留得一分津液，便有一分生机”的理论，以及“热病以救阴为先，救阴以泄热为要”等治法无不受《内经》的启发。《素问》运气七篇及《刺法论》《本病论》记载的外感病当中有较多属于热病的内容。

《内经》中热病的记载，反映了《内经》时代对于外感热病的认识，例如，病因、病机、传变、治疗、预后善恶等方面，已经有了很全面的清晰认识，很系统的经络针刺治疗，尤其对热病危重阶段预后善恶、死生的判断，对后世历代医家产生巨大影响，汉代张仲景还指出了外感热病还有越经传、直中、合病、并病等多种复杂传变形式，历代医家对热病诊治也颇有心得，记载在各自的著作中，《内经》及历代中医典籍中的热病，对当今时代认识热病、认识温病，以及外感烈性传染性疾病的判断与把握，具有重要指导价值。

## 8　消瘅

消瘅，见于《素问·通评虚实论》《灵枢·五变》《灵枢·邪气脏腑病形》等篇。

消瘅，从《内经》中看，它是指五脏柔弱、内热消灼脏腑之精所致的以身热、大渴引饮、善食而饥数溲为主要症状表现的一类病证。由于其病因病机、病位及症状表现不同，故在《内经》中，还分为膈消、消渴、肺消、消中、脾瘅、肾消等。

杨上善《太素·卷第十五》指出："瘅，热也，内热消瘦，故曰消瘅。"张景岳《类经·十六卷》又指出："消瘅者，三消之总称，谓内热消中而肌肤消瘦也。"可见，消瘅，相当于后世中医的消渴类疾病。

《内经》指出消瘅的病因主要是先天五脏柔弱、后天饮食肥甘太过、七情及劳逸失调等。先天五脏柔弱或后天五脏失养易致消瘅。例如，《灵枢·五变》指出："五脏皆柔弱者，善病消瘅。"《灵枢·邪气脏腑病形》指出五脏之脉微小为消瘅。"五脏柔弱""五脏脉微小"都表明了五脏的精血虚衰，津液亏乏。张志聪在《灵枢集注》中指出："盖五脏主藏精者也，五脏皆柔弱，则津液竭而善病消瘅矣。"

平素饮食肥甘太过易致消瘅。《素问·通评虚实论》指出："消瘅……肥贵人则高粱之疾也。"由于"肥者令人内热，甘者令人中满"饮食肥甘过度生内热，内热则灼津，故可发生消瘅。

脏腑内热炽盛易致消瘅。《素问·气厥论》指出："心移热于肺，传为膈消。""大肠移热于胃，善食而瘦人。"《灵枢·师传》又指出："胃中热则消谷，令人悬心善饥。"凡脏腑内热炽盛，内则消灼津液，外则消灼肌肉，所以金元医家张从正提出"三消当从火断"。

脏气虚寒易致消瘅。《素问·气厥论》指出："心移寒于肺，肺消。”张景岳《类经》诠释云：“心移寒于肺者，君火之衰耳。心火不足则不能温养肺金，肺气不温则不能行化津液。”《轩岐救正论·消症》中“老人阳虚……寒消肺肾，金水衰竭之病”即属此类。

《内经》中的消瘅种类分为以下几类。

膈消。《素问·气厥论》云：“心移热于肺，传为膈消。”膈消，是由热熏胸膈，消灼津液，而为消渴，后世称之为上消。张景岳《类经》指出：“膈消者，膈上焦烦，饮水多而善消也。”《景岳全书》又云：“上消者，渴症也，大渴引饮，随饮随渴，以上焦之津液枯涸……故又谓之膈消。”膈消，当以心烦口干、口渴多饮为主要症状，其治以清肺生津为主。

肺消。《素问·气厥论》云：“心移寒于肺，肺消，肺消者饮一溲二，死不治。”明示肺消的病机为“心移寒于肺”。张景岳《类经》诠释云：“心火不足，不能温养肺金，肺气不温，不能行化津液，故饮虽一而溲倍之。”肺消病在心肺，系心肺阳气不足，不能行化水津。致水津降而不升，出现饮一溲二之虚证。金元医家刘完素曾提出“补肺平心，用黄芪汤”。戴原礼又提出“专补肺气，用黄芪饮”。今人王进全在《内经类证论治》中提出“温肺益气法，用甘草干姜汤”。

消中。《素问·脉要精微论》云：“瘅成为消中。”《灵枢·师传》云：“胃中热则消谷，令人悬心善饥。”明代医家吴崑《素问吴注》释云：“瘅，热邪也，积热之火，善食而饥，名曰消中。”消中，即中消，以多食易饥，心烦不安，肌肉消瘦为主要症状。因胃热则消谷，谷消则善饥，其治宜清胃泻火润燥。魏晋医家王叔和提出用调胃承气汤或三黄丸泻下火热。明代医家李梴提出用四物汤加黄柏、知母、石膏、黄芩、滑石清降火热；明代医家张景岳提出用玉泉散清胃火；喻嘉言又提出以大黄、甘草与人参合用，急缓互调，攻补兼施；周慎斋还提出专补脾阴之不足，用参苓白术散。诸家所列方药，皆可随证选用。

脾瘅。脾瘅，是病证的名称，以口中甜腻为其主要症状的一种疾病。《素问·奇病论》云："有病口甘者……名曰脾瘅……此肥美之所发也……其气上溢，转为消渴。"原因是平素饮食量过多，尤其经常吃过多肥美的食物，酸苦甘辛咸五味向上涌溢所致。即"此肥美之所发也"长期食肥美的食物，会影响脾胃的运化功能，积热内蕴，滋生内热；长期食用甘甜的食物，会使脾胃运化水谷的功能受到阻碍，中焦气机阻滞，出现内热和脘腹胀满，口中甜味黏腻，即为脾瘅；如果脾瘅不能及时治疗的话，久而久之就有可能进一步发展成为消渴病。

长期情志不遂，郁而化火，火热炽盛，消损肺胃阴津，也可以出现口中甜味、口中黏腻。还有，素体五脏虚弱之人，加之劳欲过度，损伤脾肾，也会出现口中甘甜黏腻，甚至多饮多食多尿身体消瘦，尿中有甜味的症状。

唐代医家王冰《素问》指出："瘅，谓热也……生因脾热，故曰脾瘅。脾热内渗，津液在脾……津液在脾，是脾之湿。"观王氏所注，脾瘅属脾之湿热证。清代医家叶天士《外感温热篇》指出："舌上白苔黏腻，吐出浊厚涎沫，口必甜味也，为脾瘅病。乃湿热气聚，与谷气相搏，土有余也。"关于脾瘅的治法，《素问·奇病论》指出："治之以兰，除陈气也。”兰，即佩兰，气味芳香，能醒脾化湿，清暑辟浊，可除脾胃中的湿热陈腐之气。《用药法家》记载云：“兰草其气清香，生津止渴，润肌肉，治消渴脾瘅。”临床用之，屡有效验。

脾瘅之病，运用中医药治疗的同时，病人平日可从以下四方面进行自我调理：一是饮食减量并忌口，油炸食物、烧烤食物、肥甘厚味食物、含糖量高的食物、各种酒、黏腻的食物、过咸的食物及冰冷的食物均宜忌口；二是要调整情志，心情愉快，激动发火焦虑要不得；三是忌过度劳累包括体劳、劳心及房劳；四是适当锻炼身体，控制体重。金代医家张从正在《儒门事亲》中指出：“不减滋味，不戒嗜欲，不节喜怒，病已而复作。”意思是，不禁忌肥甘厚味，不戒掉不良的嗜好，不控制情志，即使治好了也会再复发的。

肾消。《素问·刺热》云：“肾热病者……苦渴数饮，身热。”《灵枢·邪气脏腑病形》又云：“肾脉……微小为消瘅。”肾热病苦渴数饮，是火热之邪耗伤肾水。肾精亏损导致的消瘅，便是肾消，后世称为下消。张景岳在《景岳全书·卷三十八》指出：“下消者，下焦病也，小便黄赤，为淋为浊，如膏如脂，面黑耳焦，日渐消瘦，其病在肾，故又名肾消也。”肾消一证有阴阳之分，一为阴虚肾消，系水虚不能制火，属“肾热病”。如《丹台玉案·三消》云：“肾水一虚，则无以制余火。火旺不能扑灭，煎熬脏腑，火因水竭而益烈，水因火烈而益干，阳盛阴衰构成此证。”其症见口燥咽干，口渴尿多，小便黄赤或浑浊如膏脂，腰膝酸软，五心烦热，舌红脉细数等。治宜滋补肾水，六味地黄丸加五味子、肉桂等；二为阴阳两虚肾消，系阴损及阳，阳不化气，气不摄津，属“肾脉微小”之消瘅。《景岳全书·三消》云：“阳不化气，则水精不布……而饮一溲二，以致泉源不滋，天壤枯涸者，是皆真阳不足，水亏不下之消证也。”其症见饮一溲二，面色黧黑，形瘦耳焦，腰膝酸软，舌淡，脉微细等。治宜温补肾气，可用肾气丸等。

《内经》消瘅理论的记载，对于临床运用中医思维方法，从消渴发病的根本上来诊治具有重要意义，对于平日养生保健预防消渴更具有重要价值，提示平素食饮有节、起居有常、情志调畅、适当运动及劳逸结合，增强脏腑功能以使阴阳气血平和，以预防消渴。

## 9　黄疸

黄疸，见于《素问·平人气象论》《素问·风论》《素问·玉机真脏论》《素问·六元正纪大论》《灵枢·论疾诊尺》等多篇。

《内经》中描述的黄疸症状，与今之医学所论黄疸的症状表现基本相同，即以身黄、目黄、尿黄为特点。身黄，即全身皮肤均匀黄染，并非局部发黄；目黄，即目之白睛均匀黄染，并非胬肉攀睛之脂黄；溺黄，即小便黄或黄赤，甚则如茶色。临床上单凭溺黄一症，不能诊断为黄疸。溺黄不一定身黄目黄，而身黄目黄必见溺黄。例如，《素问·平人气象论》云：“目黄者曰黄疸。”“溺黄赤安卧者，黄疸。”《灵枢·论疾诊尺》指出黄疸严重时，会出现齿垢黄、爪甲黄，其云：“寒热身痛，而色微黄，齿垢黄，爪甲上黄，黄疸也。”明代医家张景岳明确提出身目溺黄的“胆黄证”，是由于“胆伤气败而胆液泄”所致。

第一，《内经》认为黄疸与饮食肥甘、过度饮酒、过度劳伤、体质肥胖等内因有关。例如，《素问·通评虚实论》指出黄疸、消瘅、偏枯等病与肥人、贵人及膏粱厚味有关，其云：“凡治消瘅、仆击、偏枯、痿厥、气满发逆，肥贵人则高梁之疾也……黄疸暴痛，癫疾厥狂，久逆之所生也。”《素问·风论》指出，感受风邪病寒热，肥人风邪不得泄则病黄，其云：“风者善行而数变，腠理开则洒然寒……名曰寒热……其人肥则风气不得外泄，则为热中而目黄。”

第二，《内经》黄疸与十二经脉失调有关，经脉运行失常，则出现黄疸、目黄。例如，《灵枢·经脉》云：“小肠手太阳之脉……是主液所生病者，耳聋、目黄。”“脾足太阴之脉……水闭，黄疸，不能卧。”“心手少阴之脉……是主心所生病者，目黄，胁痛。”“大肠手阳明之脉……是主津液所生病者，目黄，口干。”“膀胱足太阳之脉……是主筋所生病者，痔、疟、狂、癫疾、头囟项痛，目黄。”“肾足少阴之脉……是主肾所生病者，口热，舌干，咽肿，上气，嗌干及痛，烦心，心痛，黄疸，肠澼。”“心主手厥阴心包络之脉……是动则病手心热，臂肘挛急，腋肿，甚则胸胁支满，心中憺憺大动，面赤，目黄，喜笑不休。”

第三，《内经》认为黄疸与外感六淫密切相关，尤其与五运六气变化、感受时疫之邪相关。《内经》认为六淫太过是引发黄疸的外因，以湿、热、寒、风邪气所致黄疸比较常见，尤其五运六气失常，易引发时疫黄疸，时疫所致的黄疸具有传染性，其病因属疫疠之邪，这一重要观点值得关注。

例如，四之气湿热交蒸，易发黄疸。《素问·六元正纪大论》指出黄疸的易发时段是大暑至秋分的四之气时段。即主气太阴湿土当令的时间段，如果该时段的客气为少阴君火，则气候湿热交争，易发黄疸；如果客气也是太阴湿土，司天之气是少阴君火，那么，气候湿热相争，易发黄疸，其云："凡此少阴司天之政……四之气，溽暑至，大雨时行，寒热互至。民病寒热嗌干，黄疸，鼽衄饮发。"意为少阴君火司天之年，即年支是子或午的年份，客气的四之气为太阴湿土，即大暑至秋分这个时段，气候表现是雨水偏多，气候湿热，加之少阴君火司天，阳明燥金在泉，气候寒热互至，易引发黄疸、疟疾等。《素问·六元正纪大论》又指出："凡此厥阴司天之政，气化运行后天……四之气，溽暑湿热相薄，争于左之上，民病黄疸而为胕肿。"左之上，指客气的四之气，即司天的左间气；文中指出厥阴风木司天之年，即年支为巳或亥的年份，四之气大暑至秋分这个时段主气为太阴湿土，客气为少阴君火，气候表现为湿热交蒸，易病黄疸。

再如，黄埃化疫，引发黄疸。《内经》认为，黄疸还因疫疠之气所引起。例如，《素问·本病论》指出："是故子午之岁，太阴升天……升天不前，即风埃四起，时举埃昏，雨湿不化。民病风厥涎潮，偏痹不随，胀满。久而伏郁，即黄埃化疫也，民病夭亡，脸肢府，黄疸满闭，湿令弗布，雨化乃微。"黄埃化疫，指五疫中的土疫。在年支是子或午的年份少阴君火司天，由于气运太过，致使下一年太阴湿土司天之气被郁不能升为司天之气。若遇壬子之岁则风气更胜。风能胜湿，这种情况下导致的异常气候是风尘四起，尘埃昏蒙，湿气不足，缺少雨水。人体在这种风气偏胜，湿气被郁，不降雨水的异常气候条件下，易引发风厥涎潮、偏痹不随、胀满；如果风气偏胜，湿气被郁太过，郁而发之，久则黄埃化疫，则导致死亡、黄疸、满闭等病证。由疫疠所引起的黄疸具有传染性。

再如，寒淫所胜，引发黄疸。《内经》认为太阳寒水司天之岁，寒气偏胜，水能克火，邪气扰心，故多好发心病，致使气机不畅，出现胸腹满手热、肘挛腋肿等相关脏腑的疾病。若病情没有及时得到控制，病情继续发展则热毒内陷心包，出现黄疸、神志错乱等危重证候，其机制是心阳被寒邪所伤。正如《素问·至真要大论》云："太阳司天，寒淫所胜……胸腹满，手热肘挛腋肿，心澹澹大动，胸胁胃脘不安，面赤目黄，善噫嗌干，甚则色炲，渴而欲饮，病本于心。"

再如，风气入于阳明，易发黄疸。风为阳邪，侵入阳明之经脉，邪从火化，胃中内热，邪热循脉上至目内眦，则目黄；倘若其人是肥胖体质，湿热内盛，则风气不得外泄，风湿热邪交结不解留于体内，相互交蒸引发黄疸。《素问·风论》云："风气与阳明入胃，循脉而上至目内眦，其人肥则风气不得外泄，则为热中而目黄。"

第四，黄疸涉及多脏腑经脉。《内经》明确指出与黄疸有关的脏腑经脉有脾、胃、大肠、小肠、心、心包、肾、膀胱及其经脉，然与黄疸发病关系最密切的是脾胃，经络脏腑气机逆乱是黄疸的主要机制。

例如，脾风发黄。《素问·玉机真脏论》指出："肝传之脾，病名曰脾风，发瘅，腹中热，烦心出黄。”外邪传里，侵入脏腑，肝病传脾，脾热湿郁，故发黄疸。又《灵枢·论疾诊尺》指出：“目赤色者病在心，白在肺，青在肝，黄在脾。”也指出了脾热湿郁是黄疸的主要病机，那么，本证治疗当清脾利湿，可选茵陈蒿汤。

再如，脾湿发黄。《灵枢·论疾诊尺》指出：黄疸“安卧，小便黄赤，脉小而涩者，不嗜食。”《灵枢·经脉》指出：“是主脾所生病者，舌本痛，体不能动摇，食不下，烦心，心下急痛……黄疸。”脾湿所致黄疸，除黄疸以外，尚有一派脾中湿盛的证候。湿多从寒化，寒湿发黄，当用健脾利湿之法退黄，可用茵陈四苓汤加减。若寒湿较重，阳气受伤者当温阳化湿退黄，可用茵陈附子干姜汤。

再如，胃热发黄。《素问·风论》指出：“风气与阳明入胃，循脉而上至目内眦，其人肥则风气不得外泄，则为热中而目黄。”外邪入胃，素体壮盛，邪从热化，故为胃中内热而发黄。《灵枢·经脉》也指出了胃热发黄的症状如“身以前皆热”，“消谷善饥，溺色黄”，“目黄口干”等。此黄疸当为实热内盛，或见大便难、小便不利等症，当用清泻胃热之法以退黄，可选栀子大黄汤或大黄硝石汤加减。

再如，肾热发黄。《灵枢·经脉》指出：“是主肾所生病者，口热舌干，咽肿上气，嗌干及痛，烦心心痛，黄疸。”此乃肾阴不足所致黄疸。张景岳注为：“阴虚阳实，故为黄疸。”湿热郁久必伤肾阴，苦燥之品用之大过也伤肾阴，肾精素亏，房劳过度之人肾阴亦匮乏。阴虚而内热，又伤湿热，易成黄疸。本证治疗宜滋阴清热退黄，方选知柏地黄汤。

再如，心热发黄。《灵枢·经脉》指出："是主心所生病者，目黄胁痛。""心主手厥阴心包络之脉，是动则病，手心热……心澹澹大动，面赤目黄，喜笑不休。"此为热毒内陷心包，出现黄疸、神志错乱等证。本证起病急骤，来势凶猛，在临床上称之为"急黄"，现代医学之"肝昏迷"与此相似。由于湿热毒盛，致使神志昏迷、小便不利、大便不通，治当清热解毒，泻火开窍，可用泻心汤合安宫牛黄丸之类加减。

再如，小肠气机逆乱致黄。《灵枢·经脉》云："小肠手太阳之脉……是主液所生病者，耳聋目黄颊肿，颈、颔、肩、臑、肘、臂外后廉痛。"

后世医家在《内经》基础上，结合临床诊治提出了许多观点，例如，汉代张仲景在《金匮要略·黄疸》将黄疸分为谷疸、酒疸、女劳疸；隋代巢元方《诸病源候论》卷之十二黄病诸候及二十八疸候将疸分为胃疸、心疸、肾疸、肠疸、膏疸、舌疸、髓疸、肉疸、肝疸；唐代孙思邈《千金要方》卷十将黄疸分为黄汗、黄疸、谷疸、酒疸、女劳疸；《圣济总录》分为九疸三十六黄，提出急黄、阴黄；《伤寒微旨论》将黄疸分为阳黄、阴黄；明代李中梓根据黄疸的湿与热偏重，将黄疸分阴黄和阳黄两大类；明代张景岳分疸为阳黄、阴黄、表邪发黄、胆黄。

黄疸，与外感六淫邪气及感受时疫之邪相关，与饮食失调、过度饮酒、过度劳伤等内因有关，《内经》及后世医家所述黄疸，对于临床诊治及养生防病具有指导意义。

## 10 厥证

厥，在此指厥证。《内经》中记载厥证的篇章以《素问·厥论》为代表。

厥，即逆气，厥证即阴阳失调、脏腑经络气血逆乱所致的以四肢厥冷、厥热、猝然昏倒、不省人事等为主要症状的一类病证。厥证虽然临床症状表现各异，但是，均以气机逆乱为基本病机，《素问·方盛衰论》云："是以气多少，逆皆为厥。"

《素问·厥论》所述之厥证可分为三类：一是，阴阳之气衰于下的寒厥和热厥；二是，猝然昏仆不知人的昏厥；三是，六经之厥逆。

阳气衰竭于下，则发为寒厥。寒厥是由于阳气衰竭于下，故其寒先从足五趾开始，渐至膝部，这是因为人体阴经之气起于足五趾内侧，集于膝下而聚于膝上，所以，若阴经之气偏盛，则足下至膝上先逆冷，这种厥冷，不是感受外邪所致，而是内里阳气虚衰所致。《素问·厥论》云："阴气起于五指之里，集于膝下而聚于膝上，故阴气胜则从五指至膝上寒，其寒也，不从外，皆从内也。"

阴气衰竭于下，则发为热厥。热厥是由于阴气衰竭于下，故其热先从足下开始，这是因为阳经之气起于足五趾之外侧，阴经之气集于足底而聚于足心，所以，若阳经之气偏盛，则足下先热。《素问·厥论》云："阳气起于足五指之表，阴脉者集于足下而聚于足心，故阳气胜则足下热也。"

寒厥的病因是秋冬过度耗伤肾中精气，肾精虚而肾气向上浮越，与上焦阳气相争，而阳气不能自复。肾精之气漏泄下夺，阴寒之气从下逆上，损伤中焦阳气，中焦气虚，不能化生精微渗营全身脉络，阳气日渐衰弱，阴气独盛，所以手足厥冷。《素问·厥论》云："以秋冬夺于所用，下气上争不能复，精气溢下，邪气因从之而上也。气因于中，阳气衰，不能渗营其经络，阳气日损，阴气独在，故手足为之寒也。"

热厥的病因是饮酒过度，或饱食后行房事纵欲，酒性猛悍，致使络脉盈满而经脉空虚，则脾无所输而阴气虚，阳邪入侵，胃气失和，精气化生无源，四肢失养，气机阻滞，邪郁于脾中而不得散，酒气与谷食之气相搏结，热盛于中，所以身热，小便黄赤，久之则肾气虚衰，阳热偏盛，所以手足发热。《素问·厥论》云："此人必数醉若饱以入房，气聚于脾中不得散，酒气与谷气相薄，热盛于中，故热遍于身，内热而溺赤也。夫酒气盛而慓悍，肾气有衰，阳气独胜，故手足为之热也。"

厥证，有的腹部胀满，有的突然昏厥，不省人事，待半日或一日后又苏醒过来。这是因为人体阴寒之气偏盛于上则下虚，下虚则腹部胀满。阳气偏盛于上，则下焦之气、邪气均由下而逆上，使头部阳气逆乱，阳气逆乱则突然昏厥、不省人事。《素问·厥论》云："阴气盛于上则下虚，下虚则腹胀满；阳气盛于上，则下气重上而邪气逆，逆则阳气乱，阳气乱则不知人也。"《素问·调经论》中的"血之与气并走于上，则为大厥，厥则暴死，气复反则生，不反则死。"也指此。

厥证，还有六经厥。即太阳经的厥证、阳明经的厥证、少阳经的厥证、太阴经的厥证、少阴经的厥证、厥阴经的厥证，其症状各不相同。《素问·厥论》指出，太阳经的厥证，头肿而沉重，足部不能行动，发作时眩晕昏倒。阳明经的厥证，发作时，如癫疾，欲狂乱走呼叫，腹部胀满，不得安卧，面部赤热，神志不清，出现幻觉，狂言乱语。少阳经的厥证，突然耳聋，两颊肿而热，胁肋疼痛，两腿不能运动。太阴经的厥证，胸、腹胀满，大便不爽，不欲饮食，食则呕吐，不能安卧。少阴经的厥证，口干，小便黄赤，腹部胀满，心痛。厥阴经的厥证，少腹部肿痛而胀，小便不利，喜欢屈膝而睡，阴囊收缩，足胫内侧发热。这些厥证的治则为，经气盛的，用针泻之；经气虚的，用针补之；不盛不虚的，取本经穴位调理。

厥证，还有六经厥逆。《素问·厥论》指出，六经厥逆其症状各异，取主病之经穴。三阴经俱逆，病情危重者，三日死。手厥阴心包和手少阴经厥逆，心痛牵引咽喉部，身热，是死证，不可治。手阳明和手少阳经厥逆，病喉痹，咽肿，颈项强急，应取主病之经穴。太阴厥逆，小腿拘急痉挛，心痛牵引腹部。少阴厥逆，腹部因虚而满，呕吐，泄利清谷。厥阴厥逆，腰部挛急而痛，腹部因虚而满，小便不通，胡言乱语。太阳厥逆，筋骨关节活动不得，腰也不灵活，颈项不能左右回顾，若并发肠痈，则是不治之症；若发惊则死。阳明厥逆，咳喘，身热，易惊，鼻衄，呕血。手太阴厥逆，胸部因虚而满，咳嗽，常呕吐涎沫，取主病之经穴。手太阳厥逆，耳聋，流泪，颈项不可以转动，腰部不可以俯仰，取主病之经穴。

《灵枢·杂病》指出了厥气上逆所致的喉痹、心痛、疟疾、耳聋、鼻衄、腹胀、二便不利、痿厥、呃逆，以及齿、頞、颈、腹、腰、膝诸痛等临床常见病证，并指出了简便易行的治疗方法，如痿厥病的导引疗法，以及呃逆的刺鼻、闭气疗法，对于临床治疗杂病具有实用价值。《灵枢·厥病》也指出了经气厥逆所致的厥头痛、厥心痛的主要症状、治则及预后。

《内经》多篇谈及厥证，除寒厥、热厥、暴厥、六经厥证外，以突然昏倒、不省人事为主症的，还有煎厥、薄厥、大厥、尸厥、躁厥、四厥、少气厥、阴厥、阳厥、风厥、骭厥、踝厥、手太阴臂厥、手少阴臂厥、骨厥、痛厥、厥头痛、厥心等。就《内经》中之“厥”字而言，不外症状之厥和病机之厥。症状之厥，如手足厥冷、暴厥昏倒等；病机之厥，主要是指气逆，即气机逆乱。此外，厥，有“尽”的意思，如《灵枢·阴阳系日月》的“两阴交尽，故曰厥阴”。

中医临床诊治厥证，首先辨寒热、辨急缓、辨虚实。后世还将厥辨为气厥、血厥、食厥，其治疗亦根据疾病之性，采取盛则泻之，虚则补之的治疗原则。研究厥证的病因，对于指导养生保健具有意义，提示秋冬保护肾中精气的重要性，知晓过度饮酒、过度纵欲等损伤肾阴肾阳给人体带来的危害。

## 11　鼓胀

鼓胀，见于《灵枢·水胀》篇。

鼓胀，指以腹部膨胀如鼓、皮色苍黄、脉络显露为主要症状的一种病证。

《灵枢·水胀》指出了鼓胀的主要症状及其诊察要点。指出鼓胀病的主要症状是腹部胀大，全身肿胀，还兼有皮肤颜色改变，皮肤色青黄，腹壁还有青色脉络突起。其云："鼓胀何如？岐伯曰：腹胀，身皆大，大与肤胀等也，色苍黄，腹筋起，此其候也。"

《素问·腹中论》云："黄帝问曰：有病心腹满，旦食则不能暮食，此为何病？岐伯对曰：名为鼓胀。帝曰：治之奈何？岐伯曰：治之以鸡矢醴，一剂知，二剂已。帝曰：其时有复发者何也？岐伯曰：此饮食不节，故时有病也。虽然其病且已，时故当病气聚于腹也。"意为有一种病，症状是心腹胀满，早上吃了东西，晚上就不能再吃，这种病叫鼓胀，用鸡矢醴治疗，一剂见效，二剂就痊愈。此病经过治疗虽能痊愈，但是，只要饮食不节就复发，这是因为病气残留聚于腹中的缘故。鸡矢醴是《内经》记载的十三方之一。

在古代医学书籍中，鼓胀的名称还有水蛊、蛊胀、蜘蛛蛊、单腹蛊等名称。古代医家认为，鼓胀的病因与酒食不节、情志内伤、血吸虫感染有关，也有由黄疸积聚等疾病演变而来，例如，张仲景《金匮要略》云："肝水者，其腹大，不能自转侧，胁下腹痛，时时津液微生，小便续通。"隋代医家巢元方《诸病源候论》云："此由水毒气结聚于内，令腹渐大，动摇有声……名水蛊也。"并认为与感染水毒有关。《格致余论》云："今也七情内伤，六淫外侵，饮食不节，房劳致虚，脾土之阴受伤……遂成胀满，经曰鼓胀是也。”明代医家张介宾《景岳全书》云：“单腹胀者，名为鼓胀，以外虽坚满而空中无物，其象如鼓，故名鼓胀。又或以血气结聚，不可解散，其毒如蛊，亦名蛊胀。且肢体无恙，胀惟在腹，故又名为单腹胀。”

古代医家认为鼓胀的病机主要有气、血、水、虫互相搏结，本虚标实，治宜标本兼施。清代医家何梦瑶《医碥》云：“气水血三者，病常相因，有先病气滞而后血结者，有先病血结而后气滞者，有先病水肿而后血随败者，有先病血结而水随蓄者。”

《灵枢·水胀》篇还指出了鼓胀与水胀、腹胀的鉴别要点。水胀，初起时，眼睑微肿，好像刚睡醒似的，颈部动脉搏动明显，时有咳嗽，阴股部位觉得寒凉，足胫部肿，腹部肿大，这是水病已成；以手按其腹部，腹皮随手而起，如按压装满水的皮囊。其云：“水始起也，目窠上微肿，如新卧起之状，其颈脉动，时咳，阴股间寒，足胫肿，腹乃大，其水已成矣。以手按其腹，随手而起，如裹水之状，此其候也。”

肤胀，是因寒邪客于皮肤之间所致，叩击肿胀之处如鼓声，按之不坚硬，腹部胀大，全身肿胀，皮厚，按其肿胀的腹部，凹陷不起，腹部肤色没有改变。其云：“肤胀者，寒气客于皮肤之间，鼟鼟然不坚，腹大，身尽肿，皮厚，按其腹窅而不起，腹色不变，此其候也。”

鼓胀，也是腹部胀大，全身肿胀，肿胀程度同肤胀，但是，皮肤色青黄，腹壁有青色脉络突起，青筋暴露，这是鼓胀特点。其云：“腹胀，身皆大，大与肤胀等也，色苍黄，腹筋起，此其候也。”

鼓胀系属重症，涉及肝脾肾等脏腑，病机复杂，如果能辨证用药、早期治疗效果尚可，或带病延年；其治疗宜权衡主次轻重，随证治之，或疏肝理气，或温中健脾，或清热利湿，或活血化瘀，或行气利水，或温补脾肾，或滋养肝肾等，同时还要重视心情、饮食及劳逸的调节。疾病晚期，腹部胀大如瓮，脉络怒张，大便稀溏，四肢消瘦，预后较差，多因吐血便血或神昏而病情恶化，出现危候。

提示平日养生保健的重要性，饮食有节、七情和调、起居有常，以及外防邪气是预防鼓胀、养生保健的关键，也是预防外感及内伤疾病的基本原则，否则，百病丛生。

## 12　十二邪

十二邪，出自《灵枢·口问》。十二邪，是指人体正气不足，奇邪上走空窍所致的欠、哕、唏、振寒、噫、嚏、亸、泣涕、太息、涎下、耳鸣、啮舌十二种病证。

人打哈欠，是什么原因呢？卫气白昼行于阳分，黑夜行于阴分。人白昼而哈欠频作是阴盛而阳衰，所以，针刺治疗时，当泻足少阴的照海穴，补足太阳的申脉穴。其云："人之欠者……阴阳相引，故数欠。阳气尽，阴气盛，则目瞑；阴气尽而阳气盛，则寤矣。"

呃逆，是什么原因呢？原因是胃中故有寒气，水谷之气入胃后，故有的寒气与水谷之气聚于胃中，相攻相乱，逆气上出于胃，所以呃逆。当补手太阴的太渊穴，泻足少阴的然谷与太溪穴。其云："人之哕者……寒气与新谷气，俱还入于胃……故为哕。"

人悲哀时则抽泣，是什么原因呢？原因是悲哀过度，气机阻滞，致使阴气盛而阳气虚，阴气运行快而阳气运行慢，阴气盛而阳气被阻绝，故抽泣当补足太阳的申脉穴，泻足少阴的照海穴。其云：“人之唏者……阴气盛而阳气绝，故为唏。”

恶寒战栗，是什么原因呢？原因是寒邪侵犯于皮肤，致使人体阴气盛而阳气虚，阳虚失去温煦作用，当取手足三阳经的原穴、合穴及阳跻脉诸穴，以补阳温经祛寒。其云：“人之振寒者……寒气客于皮肤，阴气盛，阳气虚。”

嗳气是什么原因呢？嗳气是寒邪侵犯于胃，厥逆之气从下向上散越，复出于胃，所以嗳气，当补足太阴、足阳明经。其云：“人之噫者……寒气客于胃，厥逆从下上散，复出于胃。”

人打喷嚏，是什么原因呢？这是阳气和利的表现，阳气和利，满盈于心，气出于鼻，所以打喷嚏。当补足太阳膀胱经的足通谷和攒竹穴。其云：“人之嚏者……阳气和利。”

人肢体疲乏无力，甚至头部低垂，眼、面、口部肌肉下垂，是什么原因造成的呢？这是脾胃之气不足，不能纳水谷而化精微，使诸脉气血虚少，诸脉气血虚少则筋脉懈惰无力，若再房事用力，则气血更虚难以恢复，当针刺分肉间，以补益胃气。其云：“人之亸者……胃不实则诸脉虚，诸脉虚则筋脉懈惰，筋脉懈惰则行阴用力，气不能复。”

人在悲哀时就流泪、流涕，这是什么原因呢？心是五脏六腑的主宰，眼睛是五脏六腑精气上注之处，是液外流之路，口鼻是呼吸之气出入的门户。人悲哀忧愁则动撼心脏，心脏被影响则五脏六腑皆随而动摇，诸经脉被动撼则上液之道开，液道开则泪涕俱出。泪出不止则液被耗竭，使人目花甚至目盲，叫作夺精。当补足太阳膀胱的天柱穴。其云："人之哀而泣涕出者……上液之道开则泣，泣不止则液竭，液竭则精不灌，精不灌则目无所见矣，故命曰夺精。"

有的人经常叹息，是什么原因呢？这是忧愁思虑过度导致的，忧愁思虑则心脏与其他脏器相联系的脉络拘急，拘急则使呼吸之道被约束，致气机不利，所以经常叹息以舒展胸中之气。当补手少阴心经、手厥阴心包经、足少阳胆经，并且宜留针。其云："人之太息者……忧思则心系急，心系急则气道约，约则不利，故太息以伸出之。"

有的人经常流口水，是什么原因呢？这是胃中有热，肠道寄生虫被扰动，虫动则胃动弛缓，胃动弛缓则廉泉开，所以流口水。当补足少阴肾经，以壮水制火。其云："人之涎下者……胃中有热则虫动，虫动则胃缓，胃缓则廉泉开。"

人耳鸣，是什么原因呢？诸脉皆赖胃气滋养，若脾胃虚弱，则诸脉失养而虚，气血不能上行所以发生耳鸣。当补客主人穴，以助阳气上升。其云："人之耳中鸣者……故胃中空则宗脉虚，虚则下溜，脉有所竭者。"

有的人自己咬舌，是什么原因呢？这是厥逆之气上行所致，若少阴脉气上逆，则咬舌；若少阳脉气上逆，则咬颊，若阳明脉气上逆，则咬唇。当根据所咬的部位来确定逆气所在的经脉，之后给予补法调治。其云："人之自啮舌者……少阴气至则啮舌，少阳气至则啮颊，阳明气至则啮唇矣。”

由此可见，上述十二种病证，看似小事，实非小事，都是由于奇邪上走孔窍所致。邪气所侵犯之处，就是正气不足之所，虽然《灵枢·口问》说的奇邪所致，实质仍然是外感风寒、内有饮食失节、起居失常、过劳、七情失调所致；十二邪的刺治原则仍是以补虚泻实、循经取穴为主。

## 13　六气脱

六气脱，出自《灵枢·决气》。六气，是指精、气、津、液、血、脉。脱者，夺也，指六者耗伤得很厉害，骤然耗脱或缓慢消耗，均可使六气耗脱。

精、气、血、津、液、脉之六气，源于先天，依赖后天水谷精微之气的滋养，即人饮食水谷之气能滋养六气。如果人体脏腑功能正常，能够正常饮食水谷，则饮食水谷所化生的营养就能滋养精、气、血、津、液、脉这六气，这六气的功能就正常。

这六气的功能分别都是什么呢？精，是禀受于父母的，是构成生命的原始物质，也是人体生殖功能的物质基础。气，这个营养物质，是通过上焦肺的宣发功能布散到全身，以充养形体、温煦脏腑肌肤和润养皮肤及毛发。津，是水谷精微中相对清稀一点的营养物质，它具有滋润肌肤的作用，还能转化成汗液。液，是水谷精微中的相对浓稠一点的营养物质，液的循行位置相对深一些，在里不在表，液在内流入于骨，具有充养骨髓、补益脑髓、利滑关节等作用。血，是饮食水谷精微通过脾胃的运化和心肺肾的共同气化，变化而成的赤色的液体，血具有营养全身的作用。脉，指脉道，是人体营血运行的道路，脉的作用是能够约束营血运行在脉道当中，使营血按照脉道运行，如果不按照脉道运行，那就是血溢，就是出血了。

由此可见，精、气、血、津、液、脉这六气，虽然名称不同，循行分布的部位不同，其作用也不同，但是，这六气均是人体生命的基本的营养物质；这六气是同源异名，都是源于先天，依赖于后天饮食水谷化生的精微来滋养。六气相互之间是互根互用的，相互转化的。所以，这一点对于中医临床治疗六气耗脱的疾病具有特别重要的意义。

例如，气虚之人，兼有血虚症状，益气同时配以补血。精虚之人，兼有气虚症状，益精同时酙以补气。

六气脱，即六气耗脱的主要症状是什么呢？主要与哪些脏腑相关呢？《灵枢·决气》指出："精脱者，耳聋；气脱者，目不明；津脱者，腠理开，汗大泄；液脱者，骨属屈伸不利，色夭，脑髓消，胫酸，耳数鸣；血脱者，色白，夭然不泽，其脉空虚，此其候也。"

精脱的人，即精气耗伤的人，主要症状是耳鸣。肾藏精，开窍于耳。肾精充足则耳的听觉灵敏。如果过劳或房劳过度，则肾精不足，耳失所养，就会出现耳鸣、耳聋等症，所以中医临床治疗这类耳鸣，补肾填精，如六味地黄丸，左归丸等。

气脱的人，即耗气的人，眼睛花甚至视物不清。人之视觉功能是依靠五脏六腑精气滋养的，如果过度劳累，则耗气，则气虚不能把精血营养运送到眼睛，则眼睛失去滋养，则会出现视物不清等症状，所以中医在临床上治疗气虚之目花，补气升阳，用补中益气汤、益气聪明汤一类的方药。

津脱的人，即津耗伤太过之人，津耗伤的主要原因是运动太过、气虚无力、劳伤太过等各种原因导致的腠理开泄，汗大出，出汗太多，如果运动过度或其他原因一次性出汗过多，或经常大汗。主要表现是皮肤干燥、毛发焦枯、孔窍干涩不利。

液脱的人，即液耗伤太过的人，主要症状是关节骨骼屈伸不利，不能自由屈伸，面色黯淡没有光泽，健忘，记忆力减退，脑鸣，耳鸣，下肢酸软无力。津和液，都是人体内具有滋润营养作用的正常的水液，津，相对清稀，循行部位相对浅行于体表，滋润肌肤；液，相对浓稠，循行部位相对深一些，流注于骨髓脑髓，滋养人体的孔窍，还能滋润关节使关节活动自如，液还能补益脑髓。

津和液两者，在理论上是这么区分的，但是，在实际临床中是很难区分的，两者是一伤俱伤，一损俱损。津脱的，必见液亏；液脱的，必有津亡。中医药治疗主要是滋养阴液，如增液汤、麦门冬汤等。

血脱的人，即突然失血、慢性失血，以及平素血少之人，主要表现是面色及皮肤颜色苍白没有血色、枯槁失去光泽。血在人体中的主要作用是营养全身，血耗脱的话，肌肤就无以滋养，所以皮肤色淡苍白、枯槁无华。

脉脱，是因为血耗伤得太过，血耗伤太过则脉道失去充盈的状态，脉道不充盈、脉道空虚，就是脉脱。

血运行在脉道，脉道主管血液运行，所以，无论是血脱还是脉脱，在中医治疗上以补血生血养血为主，方如四物汤等，配以益气，因为气血互生。

六气耗脱的原因有外感和内伤，多以内伤为主，即饮食无节、起居无常、劳伤太过、情志不遂等。所以，在平日生活及工作中，尽可能生活起居睡眠及饮食有规律，心情愉悦，及时排解不良情绪，劳逸适度，适当运动，以避免六气耗伤。

## 14 阴阳交

阴阳交，出自《素问·评热病论》。阴阳交，是温病发展到阳热之邪入于阴分交结不解，邪盛正衰的危重阶段，以发热、汗出复热、脉躁疾、狂言、不能食为主要表现的温热病的重症。

《素问·评热病论》云："黄帝问曰：有病温者，汗出辄复热，而脉躁疾不为汗衰，狂言不能食，病名为何？岐伯对曰：病名阴阳交，交者死也。"《灵枢·热病》云："热病已得汗而脉尚躁盛，此阴脉之极也，死；其得汗而脉静者，生。"

由此可见，阴阳交属于温热病的一种变证，是温热病中阳邪侵入阴分交争不解，邪盛正衰的危重证候。其病因病机主要是外感温热之毒邪，阳热之邪入于阴分，克伐阴精，致使阴精不足，邪热亢盛，邪盛正衰。其主要症状为发热，汗出复热，脉躁疾，狂言，不能食。发热、脉躁疾是由于阴精不足，邪热亢盛；不能食是因胃气衰败；狂言是因邪热上扰心神。可见，邪盛正衰是其病机关键所在；

邪气亢盛，阴精正气枯竭，不能制伏阳热毒邪，病情愈发严重，预后不良。

温热病的预后，一般取决于阳热毒邪与人体阴精正气的相互盛衰关系，若人体正气能胜邪气则预后良好；若邪盛正衰则预后不良。这一观点对后世临床诊治温热病具有重要指导意义，后世医家诊治温热病时，一般从有汗与无汗及汗出后的诸多证候来判断预后善恶。若汗出则热退脉静身凉，为预后良好的征兆；若汗出而热不退，脉象躁盛，为正不胜邪的险象；若更见汗出如豆，神昏，谵语等，则为温热劫烁津液，精气耗竭的危候。据此，后世温病学家提出了“治温病宜刻刻顾其津液”“留得一分津液，便有一分生机”“热病以救阴为先，救阴以泄热为要”等重要观点。

阴阳交的命名，体现了温热病由轻到重传变到某一危重阶段的病机特点，从其症状表现来看，一般认为属于温病学中的邪气传入“下焦”和“气、营、血”阶段，在后世温病学中已很少见到“阴阳交”这一名称，但其所述病证一直为温病学家所运用，并指导着温热病的辨证论治。

“阴阳交”在《内经》中还指脉法，如《素问·五运行大论》云：“尺寸反者死，阴阳交者死。”《素问·阴阳类论》云：“夏三月之病，至阴不过十日，阴阳交，期在溓水。”应与《素问·评热病论》“阴阳交”的含义相区别。

## 15　腹中病

腹中病，见于《素问·异法方宜论》《素问·奇病论》

《灵枢·水胀》《灵枢·痈疽》等。《素问·腹中论》集中讨论了鼓胀、血枯、伏梁、热中、消中、厥逆等几种腹中疾病。

鼓胀，病名。鼓胀是由于饮食不节、情志所伤、饮酒过度及黄疸等导致的以心腹胀满、纳差、腹部胀大、腹皮青黄、青筋暴露及全身肿胀为主症的一种腹部病证，若饮食不节、饮酒及情志不遂则疾病复发，这是由于病邪残留聚集于腹部的缘故，日久不愈则病邪深入累及肝脾肾三脏，可用鸡矢醴治疗；鸡矢醴，即《内经》十三方之一。《素问·腹中论》云："黄帝问曰：有病心腹满，旦食则不能暮食，此为何病？岐伯对曰：名为鼓胀。帝曰：治之奈何？岐伯曰：治之以鸡矢醴，一剂知，二剂已。帝曰：其时有复发者何也？岐伯曰：此饮食不节，故时有病也。虽然其病且已，时故当病气聚于腹也。"《灵枢·水胀》也阐述了鼓胀的症状，即"腹胀，身皆大，大与肤胀等也，色苍黄，腹筋起"《灵枢·经脉》也指出厥气上逆则肠中切痛、鼓胀，其云："足太阴之别，名曰公孙，去本节之后一寸，别走阳明；其别者，入络肠胃。厥气上逆则霍乱，实则肠中切痛，虚则鼓胀。取之所别也。"

血枯，病名。血枯多由于少年时有过大出血的病史，又饮酒无度及酒后行房事，致使精血耗竭，损伤于肝，以胸胁胀满、唾血、目眩、四肢不温、便血、月经量少或闭经为主要症状的一种腹部疾病，当补肝肾精血，可用乌鲗骨藘茹丸治疗。乌鲗骨藘茹丸，是《内经》十三方之一。《素问·腹中论》云："帝曰：有病胸胁支满者，妨于食，病至则先闻腥臊臭，出清液，先唾血，四肢清，目眩，时时前后血，病名为何？何以得之？岐伯曰：病名血枯。此得之年少时，有所大脱血，若醉入房，中气竭，肝伤，故月事衰少不来也。帝曰：治之奈何？复以何术？岐伯曰：以四乌鲗骨一藘茹，二物并合之，丸以雀卵，大如小豆，以五丸为后饭，饮以鲍鱼汁，利肠中及伤肝也。"《灵枢・痈疽》也记载了寒邪化热，肉腐血败最终骨伤髓消，发为血枯，其云："寒气化为热，热胜则腐肉，肉腐则为脓，脓不泻则烂筋，筋烂则伤骨，骨伤则髓消，不当骨空，不得泄泻，血枯空虚，则筋骨肌肉不相荣，经脉败漏，熏于五脏，脏伤故死矣。"

伏梁，病名。伏梁，病因是感受风寒之邪，风寒邪气宿昔不去，潜藏于腹部内侵于大肠，进而留着于腹部肓膜所形成的病根，该病以少腹胀满，腹部包块按之坚硬如横梁、髀股肿胀、脐周疼痛不可按为主症的一种腹部疾病。腹部包块位于肠胃之外，包块内裹藏着大量的脓血，切按时勿用力过猛，否则脓血包块破裂会导致病人死亡；少腹之下是二阴，若包块破裂，按之必致脓血下出；少腹之上是胃脘，若按之则膈及胃脘内痈，此病经久缠绵难愈。病位在脐上较危重，在脐下稍轻一些，切不可用力按摩，按之则小便涩滞。《素问・腹中论》云："帝曰：病有少腹盛，上下左右皆有根，此为何病？可治不？岐伯曰：病名曰伏梁。帝曰：伏梁何因而得之？岐伯曰：裹大脓血，居肠胃之外，不可治，治之每切按之致死。帝曰：何以然？岐伯曰：此下则因阴，必下脓血，上则迫胃脘生膈，夹胃脘内痈，此久病也，难治。居脐上为逆，居脐下为从，勿动亟夺。论在《刺法》中。帝曰：人有身体髀股胻皆肿，环脐而痛，是为何病？岐伯曰：病名伏梁，此风根也。其气溢于大肠而著于肓，肓之原在脐下，故环脐而痛也。不可动之，动之为水溺涩之病。”

《素问·奇病论》也指出伏梁之病，风为其病本，风邪内侵于肠及肓膜，其云：“帝曰：人有身体髀股胻皆肿，环脐而痛，是为何病？岐伯曰：病名曰伏梁，此风根也。其气溢于大肠而著于肓，肓之原在脐下，故环脐而痛也，不可动之，动之为水溺涩之病也。”《灵枢·邪气脏腑病形》指出伏梁病在心下，为五脏病变之一，其云：“岐伯曰：臣请言五脏之病变也。心脉急甚者为瘛疭；微急为心痛引背，食不下。缓甚为狂笑；微缓为伏梁，在心下，上下行，时唾血。”《灵枢·经筋》也指出伏梁的发生与手少阴心之经筋气逆有关，其云：“手少阴之筋，起于小指之内侧，结于锐骨，上结肘内廉，上入腋，交太阴，夹乳里，结于胸中，循贲，下系于脐。其病内急，心承伏梁，下为肘网。其病当所过者支转筋筋痛。治在燔针劫刺，以知为数，以痛为腧，其成伏梁唾血脓者，死不治。”《难经·五十六难》指出心之积谓伏梁，其云：“心之积名曰伏梁，起脐上，大如臂，上至心下。久不愈，令人病烦心。以秋庚辛日得之。何以言之？肾病传心，心当传肺，肺以秋适王，王者不受邪，心复欲还肾，肾不肯受，故留结为积。故知伏梁以秋庚辛日得之。”

热中、消中，病名。热中、消中病多发生于富贵之人，过食膏粱厚味及饮酒无度，致使积热内蕴，消烁阴津，热中、消中之病以烦渴多饮、口甘、舌燥、多食善饥、形体消瘦、腰膝酸软、小便量多且混浊如脂膏或尿有甜味等为主要症状。病人当禁忌肥甘厚味，不能用芳香辛燥的草药以及矿物药治疗，因为矿物药其气多猛悍易伤脾，还易使人病癫，若至肝木所主的克脾土的甲乙日，则病情还会加重；芳香的草药气味多辛散走窜，易使人病狂。《素问·腹中论》云："帝曰：夫子数言热中消中，不可服高粱芳草石药，石药发瘨，芳草发狂。夫热中消中者，皆富贵人也，今禁高粱是不合其心，禁芳草石药是病不愈，愿闻其说。岐伯曰：夫芳草之气美，石药之气悍，二者其气急疾坚劲，故非缓心和人，不可以服此二者。帝曰：不可以服此二者，何以然？岐伯曰：夫热气慓悍，药气亦然，二者相遇，恐内伤脾，脾者土也而恶木，服此药者，至甲乙日更论。"《素问·脉要精微论》也指出瘅热久则成为消中，其云："帝曰：病成而变何谓？岐伯曰：风成为寒热，瘅成为消中，厥成为巅疾，久风为飧泄，脉风成为疠，病之变化，不可胜数。帝曰：诸痈肿筋挛骨痛，此皆安生？岐伯曰：此寒气之肿，八风之变也。帝曰：治之奈何？岐伯曰：此四时之病，以其胜治之愈也。帝曰：有故病五脏发动，因伤脉色，各何以知其久暴至之病乎？岐伯曰：悉乎哉问也！征其脉小色不夺者，新病也；征其脉不夺其色夺者，此久病也；征其脉与五色俱夺者，此久病也；征其脉与五色俱不夺者，新病也。肝与肾脉并至，其色苍赤，当病毁伤不见血，已见血，湿若中水也。"《内经》多篇指出热中之病源于饮食不当及五脏柔弱，例如，《素问·异法方宜论》云："黄帝问曰：医之治病也，一病而治各不同，皆愈何也？岐伯对曰：地势使然也。故东方之域，天地之所始生也，鱼盐之地，海滨傍水，其民食鱼而嗜咸，皆安其处，美其食。鱼者使人热中，盐者胜血，故其民皆黑色疏理，其病皆为痈疡，其治宜砭石。故砭石者，亦从东方来。”

《灵枢·五邪》云：“邪在脾胃，则病肌肉痛；阳气有余，阴气不足，则热中善饥；阳气不足，阴气有余，则寒中肠鸣腹痛；阴阳俱有余，若俱不足，则有寒有热，皆调于三里。”《灵枢·本脏》云：“心小则安，邪弗能伤，易伤以忧；心大则忧不能伤，易伤于邪。心高则满于肺中，悗而善忘，难开以言；心下则脏外，易伤于寒，易恐以言。心坚则脏安守固；心脆则善病消瘅热中。心端正则和利难伤；心偏倾则操持不一，无守司也。”

厥逆，以膺肿、颈痛、胸满、腹胀为主要症状表现。由于该病阳气逆于上，因此，若用灸法致使阳气更加亢盛，会引起失音，若用砭石会导致阳气虚少也易使其发狂，宜待其阴阳之气上下交合之时，才可以治疗。《素问·腹中论》云：“帝曰：善。有病膺肿颈痛胸满腹胀，此为何病？何以得之？岐伯曰：名厥逆。帝曰：治之奈何？岐伯曰：灸之则喑，石之则狂，须其气并，乃可治也。帝曰：何以然？岐伯曰：阳气重上，有余于上，灸之则阳气入阴，入则喑；石之则阳气虚，虚则狂；须其气并而治之，可使全也。”

《素问·腹中论》指出还有一种病，也属厥逆范畴，发热头痛兼腹胀，三阳脉动甚，这是阳经病变，若人迎脉比寸口脉盛大一倍，病在少阳；比寸口脉盛大二倍，病在太阳；盛大三倍，病在阳明；若病邪由阳入阴，又波及头部与腹部，则脘腹胀满、头痛。《素问·腹中论》云：“病热者，阳脉也，以三阳之动也，人迎一盛少阳，二盛太阳，三盛阳明，入阴也。夫阳入于阴，故病在头与腹，乃䐜胀而头痛也。”《素问·奇病论》也指出被厉害的寒邪侵犯，寒邪深入骨髓，头痛齿痛，此病为厥逆，其云：“帝曰：人有病头痛以数岁不已，此安得之？名为何病？岐伯曰：当有所犯大寒，内至骨髓，髓者以脑为主，脑逆故令头痛，齿亦痛，病名曰厥逆。帝曰：善。”《灵枢·癫狂》指出厥逆致病在胸腹的症状，其云：“厥逆为病也，足暴清，胸若将裂，肠若将以刀切之，烦而不能食，脉大小皆涩，暖取足少阴，清取足阳明，清则补之，温则泻之。厥逆腹胀满，肠鸣，胸满不得息，取之下胸二胁，咳而动手者，与背腧以手按之立快者是也。”此外，《内经》还有多篇记载“厥逆”，均指气机之厥逆及其所致症状。

《灵枢·水胀》篇中的肠覃、石瘕，也属于腹部疾病。肠覃，其肿物生长在肠外，不影响月经，男女皆可发生；石瘕，其肿物生长在子宫口，影响月经，仅生于女子。

纵观《内经》中的腹部疾患的记载，病因有外感寒邪和内伤饮食、情志不节及过劳等，若没有得到及时的治疗，其预后多不良。

## 16　久视伤血

久视伤血，出自《素问·宣明五气》。久视伤血，属于五劳所伤之一。

五劳所伤，即久视伤血、久卧伤气、久坐伤肉、久立伤骨、久行伤筋。

久视伤血，意为长期过度用眼，会损伤血。肝藏血，肝开窍于目，可见，肝藏的血与视力有密切关系，用眼过度，会损伤肝血。例如，长时间地看书、看电视、看电脑，尤其长时间看手机，全神贯注地“久视”都会损伤肝血，假如没有充足的睡眠或缺乏适当的身体锻炼，那么不只是视力严重下降，还会导致整体精、气、神均随之被耗伤。

看书看电视看手机的时间多长为宜呢？一般是半个小时至45分钟时间内比较合适。过于注意力集中地用眼，眼周围肌肉长时间紧张，影响眼睛正常的聚焦能力，造成视力模糊。长时间过度用眼，还会使瞬目减少，即眨眼睛次数减少，使眼角膜水分发挥更快，眼睛表面的油膜、泪膜不容易修复，最终造成目红、目干、目痛、畏光、流泪、视力逐渐下降等眼疾。久之，则易患干眼症。尤其在昏暗的光线下躺着看手机、看电视，瞳孔长时间放大，眼压可能会升高，会影响眼内液体循环，久而久之诱发或加重青光眼、白内障。小孩瞳孔膜比较软，久视致使眼压升高，容易发生近视或近视度数增加。

怎么保护眼睛呢？主要从以下四点做起。

一是减少不必要的看手机、看电视、看电脑的时间。如必要，则以45分钟为宜，之后休息5～10分钟，眺望远处，欣赏绿色花草等。

二是要做保护眼睛的运动。例如：眼保健操，头部按摩，每日1～2次。休息时向远处眺望，或闭目调息养神，或放下手机散步、运动、快走、慢跑。睡前足浴，也有益于肝肾精血循行，泡脚时按摩太溪穴、涌泉穴更有益精血生成。

三是饮食调理。五谷杂粮是基本，因为五谷养五脏。同时，配以新鲜蔬菜水果补充维生素，含有维生素C、维生素A、维生素E的食物更有益于眼睛，例如：菠菜、青椒、枸杞、猕猴桃、鸡蛋、胡萝卜、鱼肝油、奶类、豆类、鱼类、南瓜、芒果等。

四是药枕。荞麦皮枕头、绿豆枕头、决明子菊花枕头等，对于视力疲劳也能起到一定缓解作用。

虽然方法不少，大家一定要知道，这些只是起到缓解的作用，根本方法还是不要用眼过度，久视伤血，必须牢记。

## 17　久卧伤气

久卧伤气，出自《素问·宣明五气》。久卧伤气属于五劳所伤之一。

五劳所伤，即久视伤血、久卧伤气、久坐伤肉、久立伤骨、久行伤筋。

久卧伤气，意为正常人长时间卧床、赖床、躺着会导致气虚。因此正常睡眠以外的时间，无特殊情况的话，不要长时间躺在床上。

长时间躺在床上，脏腑功能活动会受到影响，四肢百骸、筋骨肌肉活动减少，全身所有机能活动逐渐减慢下降，例如，心脏功能下降、肺之呼吸功能下降，脾胃运化能力下降，肌肉筋脉关节活动能力下降、机体免疫力下降等，进而，五脏六腑功能及阴阳气血经络功能均会受到影响。

小孩长时间卧床，对身体发育、大脑发育也会有严重影响，影响肢体运动能力，影响大脑智力发育。老年人久卧，肢体活动减少还会严重影响血液循环，血行缓慢，气血瘀滞有可能诱发血栓。久卧之人，起身时会出现头昏沉、眩晕、目花，甚至晕倒等，久卧之人，平素疲乏无力、面色黯淡、头晕目眩、食欲下降、大便困难、小便不利、四肢无力、肌肉消瘦、萎缩、心慌、气短、出虚汗等，这些都是久卧导致的气虚症状，并且越无力越想躺，越躺越无力，使上述症状越来越严重。

所以，常人正常睡眠之后，没有极特殊情况，不能久卧床上，看书看手机或迷迷糊糊睡觉，对身体健康是极其不利的。

人是动物，不是植物，故人不动不行，久卧不行。正常工作和学习的间歇时间，要找时间、抓紧一切时间活动、运动。在临床工作中，我让病人活动运动，经常听到“没有时间运动”“没有时间去健身房”，其实只要你想运动就一定会有时间。其次，运动随时随地，不一定健身房，更提倡户外阳光下运动。例如：上班伏案工作45分钟左右，就有意识起来去洗手间或在走廊里来回快走20分钟；或在办公室原地走、慢跑，在家里放一双运动鞋，在房间原地慢跑，跑步时可边听音乐边看表，等车时也可以原地跑。近的地方不开车，或步行、乘轻轨，既环保又锻炼又安全。

运动能促进血液循环，能增强各脏腑功能，增强心肺功能，提高免疫力，促进大脑血液循环减缓衰老，增强筋脉肌肉的弹性，保护骨骼防止摔倒；运动还能促进新陈代谢，降低血糖、降脂减肥、降尿酸等，运动的好处实在是说不完。

久卧伤气，不要懒在床上，大好时光当用来锻炼身体。活动，想活着就得动，坚持每日运动至少2次，每次半个小时，你会发现身体十分舒畅，健康水平得以提高。

## 18　久坐伤肉

久坐伤肉，出自《素问·宣明五气》。久坐伤肉，属于五劳所伤之一。

五劳所伤，即久视伤血、久卧伤气、久坐伤肉、久立伤骨、久行伤筋。

久坐伤肉，意为久坐会损伤人体肌肉。《素问·六节藏象论》指出脾“其充在肌”，脾主肌肉。《素问·痿论》云：“脾主身之肌肉。”《素问·太阴阳明论》指出：“四肢皆禀气于胃。”

人之五脏在内，人之五体、五华均是五脏精华在外的显现，也就是说，五脏之精华各有显现的部位，主要显现的部位是五体及官窍。肝主筋，心主脉，脾主肌肉，肺主皮毛、肾主骨。肝开窍于目，心开窍于舌，脾开窍于唇，肺开窍于鼻，肾开窍于耳。因此，五脏精气虚弱，在相应之五体、官窍能表现出来，反之，五体及官窍功能失常，也影响内在相应之五脏。

久坐，致使人之脾气虚弱，脾虚不运，会导致食欲下降、饮食量减少、肌肉消瘦、肌肉松弛无力，甚至引起肌肉萎缩、疲乏、困倦、身体沉重、腹胀、泛酸、呃逆、气短、动则下肢酸软、便秘、大便不畅等脾胃疾病，损伤脾胃功能，久而久之，还影响经络气血循行，引起相关脏腑功能失调，从而发生相关疾病。例如，肉痿、足肿、下肢肿胀、心慌、心悸、头晕、目眩、腰痛、腰突、肠梗阻、痔疮、突发晕厥，甚至心梗、脑梗等。

建议避免久坐，工作学习一小时左右宜起身活动，走步、伸展运动、八段锦、太极拳、慢跑、跳绳、跳舞、健身操、唱歌等，均是很适合的又方便的，又很节省时间的居家或办公室运动。不能一提及运动，就说没有时间去健身房，运动场地随处都有。机场候机时，公交车站等车时，可以做走步运动；排队购物时，可以原地走步运动；去洗手间回来时，可以绕着走廊走几圈再回到办公室；与熟悉的朋友聊天时，也可以站着聊；只要建立了随时活动、随处锻炼的理念，那么到处都是活动场所，随处都是运动之地，不只是有益于脾脏功能，更能促进五脏六腑功能及周身经络气血循行，活动能够振奋阳气、疏通经络、结实肌肉、劲强筋骨；能使心情愉快、改善睡眠等，达到养生保健及预防疾病的目的。

## 19　久行伤筋

久行伤筋，出自《素问·宣明五气》。久行伤筋，属于五劳所伤之一。

五劳所伤，即久视伤血、久卧伤气、久坐伤肉、久立伤骨、久行伤筋。

久行伤筋，意为长时间过度行走，或突然的剧烈的运动，会损伤人体筋膜。

适当的走动、健身行走或慢跑，以及适度的正常的健身运动，有益于人体气血循行，有益于气机畅达，适当活动关节，可以促进肝血对筋膜的滋养，有益于筋腱和筋膜的柔润和强健，使筋膜筋腱柔软富有弹性，屈伸自如，保护骨骼。

筋膜、筋腱归属于肝，筋膜的活动需要肝血的供应，肝血的滋养和供应是有限度的，如果长时间过度行走、超过一定负荷，以及短时间的奔跑或突然用力过猛等，使筋膜筋腱始终处于紧张状态，易使肢体尤其下肢关节周围的筋膜、筋腱、韧带等软组织因过度疲劳而受伤或劳损，导致运动障碍。

不可小视关节的筋膜损伤，由于筋膜及软组织血液循环比较薄弱，恢复较慢，不注意的话还会再次或多次受伤，尤其膝关节的半月板被损伤后的恢复也是比较缓慢。

日常生活或锻炼时，怎么预防筋伤、怎么保护关节筋膜呢?

首先，运动方式对筋膜的保护很重要。要根据自己的实际情况选择运动方式，不能勉强，根据自身状况选择慢走、快走或慢跑，每日运动的量要适度，不要过多，年龄越大越要注意不要行走太过，使肢体关节筋骨得以适度运动，促进新陈代谢，提高抗病能力。

第二是行走的姿势对筋膜的影响也很大。行走时身体挺直，上肢自然摆动，步伐均匀，稳稳当当地行走，尤其老年人，每一步走的要踏实、要稳。在东北，路面滑，行走匆忙容易摔倒扭伤。从养筋、不损伤筋膜及半月板的角度来看，建议在平地行走锻炼。

第三是适当采取保护筋膜、调养筋膜及软组织的方法。行走时选择专门的运动鞋或走步鞋，或者运动时走专门的塑胶步行道路，会减轻对筋膜关节的损伤。行走之后，足浴及泡脚，按摩下肢及足部的穴位，例如，涌泉穴、足三里、委中穴等，能舒筋活络，均可以缓解筋骨关节的疲劳；关节筋膜部位的保暖，对于保护筋膜也能起到积极的作用。

## 20 五夺、五逆

五夺、五逆，出自《灵枢·五禁》。

五夺，指五种精血津液严重耗脱的病证。五逆，指热病过程中出现的五种脉证相反的逆证。五夺、五逆，均出现于疾病的严重阶段。

五夺，指的是什么呢？形体肌肉瘦如刀削，极度消瘦，是一夺；大失血后，失血过多，是二夺；大汗出之后，耗脱津液，是三夺；重度泄泻之后，耗气伤津，是四夺；妇人刚生产后，以及产后大出血，气血皆亏，是五夺。以上这五种气血津液耗脱之证，都不可用泻法。正如《灵枢·五禁》云："形肉已夺，是一夺也；大夺血之后，是二夺也；大汗出之后，是三夺也；大泄之后，是四夺也；新产及大血之后，是五夺也。此皆不可泻。"

什么叫作五逆？热病，可是其脉象反静，汗已出，脉却反盛躁，是一逆；腹泻之人，脉象反而洪大，是二逆；湿痹日久不愈，腨、臀、股等处肌肉消瘦，身热，半身无脉，是三逆；房劳过度，纵欲伤精，形体消瘦，身热，面色苍白，大便有黑色的瘀血块，病情危重，是四逆；患寒热病，日久不愈，逐渐使形体消瘦，脉象却反而坚实有力，是五逆。正如《灵枢·五禁》云："热病脉静，汗已出，脉盛躁，是一逆也；病泄，脉洪大，是二逆也；著痹不移，䐃肉破，身热，脉偏绝，是三逆也；淫而夺形，身热，色夭然白，及后下血衃，血衃笃重，是谓四逆也；寒热夺形，脉坚搏，是谓五逆也。”

上述五夺、五逆，均属于脏腑经络气血虚损之证，提示中医临床诊治时，宜谨慎辨治，不可随意用泻法；提示平日生活、养生保健及妇女产后等各种状况下，宜注意呵护气血津液，不可妄耗。

## 21　五虚、五实

五虚五实，出自《素问·玉机真脏论》。五实，指邪气亢盛，邪气充斥于五脏，出现脉盛、皮热、腹胀、前后不通、闷瞀五种邪盛正虚的危重证候，预后不良。五虚，指五脏精气虚损，出现的脉细、皮寒、气少、泄利前后、饮食不入的五种脏腑精气衰竭的危重证候，预后不良。《素问·玉机真脏论》云：“黄帝曰：余闻虚实以决死生，愿闻其情。岐伯曰：五实死，五虚死。帝曰：愿闻五实五虚。岐伯曰：脉盛，皮热，腹胀，前后不通，闷瞀，此谓五实。脉细，皮寒，气少，泄利前后，饮食不入，此谓五虚。”《素问·通评虚实论》亦云：“邪气盛则实，精气夺则虚。”

五实是邪气亢盛，充斥于五脏所致的危重证候，邪气盛于心则脉盛，盛于肺则皮热，盛于脾则腹胀，盛于肾则二便不通，盛于肝则闷瞀。由此可见，五实证是因邪气内盛于五脏，不得外泄造成的闭证，邪无出路，故预后不良。五实证病机关键是邪气亢盛，其预后转机在于邪气是否有出路，所以《内经》中指出五实证，如果“身汗得后利”，邪去正安，病可好转，故治疗当以祛邪为主。

五虚的病机亦与五脏有关，五虚是五脏精气损极欲竭的危重证候，心气虚则脉细，肺气虚则皮寒，肝气虚则气少乏力，肾气虚则二便不禁，脾气虚则不欲饮食。可见，五虚证因五脏精气俱夺，精化无源又不断耗损，有出无入，故亦预后不良。五虚证病机关键是五脏精气虚损，其预后转机在于使精气停止耗损，并得以补益，故原文指出五虚证“浆粥入胃泄注止”，正气恢复有望，病可好转，故治疗当以补益五脏精气为主，尤其要重视补益脾胃之气，培补后天之本。

五虚五实的证候表现、病机及预后，从症状表现上解释了“邪气盛则实，精气夺则虚”，其预后转机在于邪盛之极，用祛邪之法使邪有出路，得汗则表泄，得后则里和，邪滞一通，升降旋运，转危为安。精气虚损之极，用扶正之法补益脾胃之气，胃气和调，则水谷精微之气得补且利止。

无论是外感病还是内伤病，以及术后的病人或严重疾病的后期阶段，作为医生及护理人员，要密切关注病人的饮食、胃肠、寒热及二便的状况，若无寒热、饮食正常，胃肠调畅，二便正常，一般情况下无大碍；若出现寒热，或不能饮食，或二便不通或二便泄利失禁，可能是危候。

## 22　五疫、五疠

五疫、五疠，出自《素问·刺法论》和《素问·本病论》。

五疫，即木疫、火疫、土疫、金疫、水疫，统称五疫。五疠，即木疠、火疠、土疠、金疠、水疠，统称五疠。

《内经》指出五疫、五疠的发生，不一定在气候异常的当年，也有发生在气候异常之后的第二或第三年，根据异常气候的轻重，气候异常表现的严重，其异常之气则早至，五疫、五疠则可能在第二年发生，一般情况下，五疫、五疠是发生在异常气候年之后的第三年，《内经》称为“三年化疫”“三年化疠”。《素问·刺法论》指出：“天地迭移，三年化疫，是谓根之可见，必有逃门。”

五疫、五疠的外因由异常气候引发，气候失常的原因是“刚柔失守”。刚，指司天之气；柔，指在泉之气。刚柔失守，指上一年司天之气太过，致使下一年的司天之气不能迁正，即不能迁升至司天之位，不能发挥作用，但是，下一年的在泉之气已经到位，就造成了上下(司天与在泉)之气不相呼应，上下阴阳相错，此种在泉之气不能随着司天之气迁正的情况，也称为刚柔上下失守，此后快则两年慢则三年，有可能造成疫疠流行。

《素问·刺法论》指出，阳干之岁，即岁运太过之年，刚柔失守，后三年化的是“疫”，即木疫、火疫、土疫、金疫、水疫这五疫。阴干之年，即岁运不及之年，刚柔失守，后三年化的是“疠”，木疠、火疠、土疠、金疠、水疠这五疠。正如《素问·刺法论》云：“疫之与疠，即是上下刚柔之名也。”五疠的针刺方法，同五疫。

甲子阳年，土运太过，刚柔失守，后三年化土疫，己卯岁土运不及，则后三年化土疠。其云：“假令甲子，刚柔失守……如此三年，变大疫也……又有下位己卯不至，而甲子孤立者，次三年作土疠，其法补泻，一如甲子同法也。”

丙寅阳年，水运太过，刚柔失守，后三年化水疫，若辛巳岁水不及，则后三年化水疠。其云：“假令丙寅，刚柔失守……如此即天运失序，后三年变疫……又有下位地甲子，辛巳柔不附刚，亦名失守，即地运皆虚，后三年变水疠。”

庚辰阳年，金运太过，刚柔失守，后三年化金疫，若乙未岁金不及，则后三年化金疠。其云：“假令庚辰，刚柔失守……如此则天运化易，三年变大疫……又或在下地甲子乙未失守者，即乙柔干，即上庚独治之，亦名失守者，即天运孤主之，三年变疠，名曰金疠。”

壬午阳年，木运太过，刚柔失守，后三年化木疫，若丁酉岁木不及，则后三年化木疠。其云：“假令壬午，刚柔失守……三年大疫……又或地下甲子丁酉失守其位，未得中司，即气不当位，下不与壬奉合者，亦名失守，非名合德，故柔不附刚，即地运不合，三年变疠，其刺法一如木疫之法。”

戊申年，火运太过，刚柔失守，后三年化火疫，若癸亥岁火不及，则后三年化火疠。其云：“假令戊申，刚柔失守……如此天运失时，三年之中，火疫至矣……又或地下甲子癸亥失守者，即柔失守位也，即上失其刚也，即亦名戊癸不相合德者也，即运与地虚，后三年变疠，即名火疠。”

《素问·本病论》也指出，阳干之年，刚柔失守，三年后化疫；阴干之年，刚柔失守，三年后化“疠”；若是不及之岁，则后三年化“疠”。

甲己失守，后三年化土疫，慢则丁卯岁，快则丙寅岁。其云：“甲己失守，后三年化成土疫，晚至丁卯，早至丙寅，土疫至也。”

丙辛失守，后三年化水疫，慢则丁卯岁，快则丙寅岁；若遇辛岁，则岁水不及，则后三年化水疠。其云：“丙辛失守其会，后三年化成水疫，晚至己巳，早至戊辰，甚即速，微即徐，水疫至也……丙辛不合德也……后三年化疠，名曰水疠。”

乙庚失守，后三年化金疫，快则壬午年，慢则癸未年。若遇乙岁，则金不及，则后三年化金疠，其云：“此乙庚失守，其后三年化成金疫也，速至壬午，徐至癸未，金疫至也……乙庚不合德也，即下乙未……后三年化疠，名曰金疠。”

木运太过之岁，后三年发生木疫，若遇丁岁，则遂木不及，丁壬不合，后三年化木疠。其云：“假令壬午阳年太过……甚即速，微即徐。疫至大小善恶……见丁壬不合德也。即丁柔干失刚……后三年化疠，名曰木疠。”

戊癸失守，后三年化火疫，若遇癸岁，则岁火不及，则后三年化火疠。其云：“戊癸失守其会，后三年化疫也，速至庚戌……即下癸柔干失刚……后三年化疠，名曰火疠也。”

五疫发生的内因，与人体正气不足有关。《素问·刺法》指出正气存内，邪不可干，其云：“黄帝曰：余闻五疫之至，皆相染易，无问大小，病状相似，不施救疗，如何可得不相移易者？岐伯曰：不相染者，正气存内，邪不可干。”《灵枢·本病》也指出人忧愁思虑过度则伤心，人饮食不节、劳伤过度则伤脾，人久居潮湿之地．或体力活动后感受水湿则伤肾气，人恚怒过度，气逆于上而不下则伤于肝，天虚、人气虚、神不能内守，所以五种疫邪就伤人，其云：“人之五脏，一脏不足，又会天虚，感邪之至也。”

五疫、五疠的针刺方法基本相同，先针刺不及之经脉的穴位，再针刺偏胜之经脉的穴位，同时，饮食清淡勿过饱，禁忌远行劳倦劳神，禁忌大怒、悲哀、思虑、久坐等，《素问·刺法论》还记载了预防方法，于春分之日，日未出之际用吐法；雨水日后，以药浴泄汗法；口服小金丹；可贵的是《素问·刺法论》还记载了两个健身气功法，预防疫疠，一是寅时面向南，净神不乱，思闭气不息七遍，以引颈咽气顺之，如咽甚硬物，如此七遍后，饵舌下津令无数。二是“气出于脑……五气护身之毕，以想头上如北斗之煌煌，然后可入于疫室。”

古代医家留下了众多瘟疫防治方药，尤其明清时期的医学家，将防治瘟疫的方药写在著作中流传至今，无论气候怎样变化，时代之变迁，历久弥坚，疗效可靠。

木火土金水五疫及五疠寒热属性不同，切不可见疫就施以大量清热解毒之品，因为疫之种类较多，疫之性质各异，地域寒热气候不同，疾病表现不同，症状轻重不同，体质差异有别，因此，中医防治瘟疫思路方法及治则有芳香化浊、清热凉血、祛除暑热、祛除湿热、燥湿健脾、解表、轻清透解、温里、益气、滋阴等，切不可盲目服用大量清热解毒药、退烧药用于预防或盲目自行治疗。未疫先防的方法仍然是《素问·上古天真论》之外防邪气，内调饮食、起居、劳逸及情志。

## 23　石瘕、肠覃

石瘕，病名。指寒邪内侵，瘀血内留于子宫，坚硬如石，状如怀子的病证。见于《灵枢·水胀》篇。

《灵枢·水胀》篇的石瘕，是癥瘕的早期记载，属妇科杂病，今之子宫肿瘤类疾患。明代医家张介宾指出：“子门闭塞，则衃血留止，其坚如石，故名石瘕。”

《灵枢·水胀》篇指出石瘕生于胞中，因寒邪侵于子门，使子门闭塞，气血瘀滞不通，经血不得排出，瘀滞凝固的黑血内留，瘀血块日渐增大，使腹部胀大，状如怀子，月经不能按时而下，此病皆生于女性，当导引瘀血下行。其云：“石瘕生于胞中，寒气客于子门，子门闭塞，气不得通，恶血当泻不泻，衃以留止，日以益大，状如怀子，月事不以时下。皆生于女子，可导而下。”子门，指子宫口。

《素问·骨空论》记载的“男子内结七疝，女子带下瘕聚”的瘕聚，与《灵枢·水胀》的石瘕，均属于女子子宫肿瘤即腹部肿瘤类疾患，均是癥瘕类疾病的早期记载。明代医家马莳指出：“瘕聚者，即积聚也。”《诸病源候论》《千金要方》及后世妇科著作多有记载。

石瘕的病因病机，多与正气虚弱，血气失调有关。具体是正气不足，加之七情内伤，肝气郁结；或经期产后血室正开之时风寒乘虚而入，气血凝滞；或房事不节，余血未净，与邪相互搏结成瘀；或忧思恚怒，血气不和，致瘀滞；或脾肾虚弱，阳气不足，水湿不化，聚而成痰，痰与气血搏结。其病机属于虚实错杂。石瘕，若按之柔软活动度好，预后良好；若石瘕伴有长期出血，或带下恶臭，形体消瘦面色晦暗则预后不良。

《三因极一病证方论》指出石瘕的病因，其云："多因经脉失于将理，产褥不善调护，内作七情，外感六淫，阴阳劳逸，饮食生冷，遂致营卫不输，新陈干忤，随经败浊，淋露凝滞，为癥为瘕。"

《景岳全书》指出："瘀血留滞作癥，惟妇人有之。其证则或由经期，或由产后，凡内伤生冷，或外受风寒，或恚怒伤肝，气逆而血留，或忧思伤脾，气虚而血滞，或积劳积弱，气弱而不行，总由血动之时，余血未净，而一有所逆，则留滞日积而渐以成癥矣。"

《校注妇人良方》云："妇人腹中瘀血者，由月经闭积，或产后余血未尽，或风寒滞瘀，久而不消，则为积聚癥瘕矣。"

石瘕的治疗，《灵枢·水胀》指出，石瘕"皆生于女子，可导而下"，即疏通经络，消除瘀滞，可用行气导滞、活血散结、理气化痰、破瘀消癥等方法治疗。隋唐医家杨上善注："可以针刺，导而下之。"日本医家丹波元简云："导，谓坐导药，其病在胞中，故用坐药以导下之。"但是，体质虚弱者，宜攻补兼施，猛攻峻伐均可损伤元气。清代医家吴谦在《医宗金鉴》中指出："凡治诸癥积，宜先审身形之壮弱，病势之缓急而治之。如人虚，则气血衰弱，不任攻伐，病势虽盛，当先扶正气，而后治其病；若形证俱实，宜先攻其病也。其云：大积大聚衰其半而止，盖恐过于攻伐，伤其气血也。"石瘕，在逐渐增大的过程中，邪气越盛，正气越虚，虚实错杂，宜早期发现，早期诊断，早期治疗。

肠覃，指生于肠外的形如菌状的肿物。因寒邪客于肠外，寒邪客久而不除，气血凝滞日久瘀积而成，此也属于癥瘕范畴。见于《灵枢·水胀》篇。

石瘕与肠覃怎样鉴别呢?《灵枢·水胀》篇指出了石瘕与肠覃的鉴别。肠覃，其病因是寒邪侵于肠外，与卫气相互搏结，使卫气不能正常运行，邪气系于肠外，久之而生肿块。其肿块初起时，如鸡卵大小，之后日渐长大，至病已成时，肿块明显增大，状如怀子，数年不消，按之坚硬，推之可移动，最重要的鉴别点是肠覃不影响月经，女子月经能按时来潮，其云："肠覃何如？岐伯曰：寒气客于肠外，与卫气相抟，气不得荣，因有所系，癖而内著，恶气乃起，瘜肉乃生。其始生也，大如鸡卵，稍以益大，至其成如怀子之状，久者离岁，按之则坚，推之则移，月事以时下，此其候也。"由此可知，肠覃是寒邪侵犯于肠，故男子和女子都可患此病，对于女子，不影响月经，月经按时来潮；而石瘕是寒邪侵犯于子宫，故只生于女子，或闭经或流血，影响月经。

《内经》中的瘕（水瘕、血瘕、石瘕）、瘤（筋瘤、肠瘤、昔瘤、伏梁、肥气、息贲、肠覃、奔豚）等均属积聚的范畴。《内经》认为积聚的病机关键是寒凝、气滞、血瘀、津停。例如，在《灵枢·百病始生》篇指出："积之始生，得寒乃生，厥乃成积也。"因此，散寒、温经、行气、活血、除湿是其基本治则，《素问·至真要大论》中"坚者削之""结者散之""留者攻之"等治法，也可根据病情选用。

# 24 咳而遗溺

咳而遗溺，出自《素问·咳论》。

咳而遗溺，指咳嗽的同时，伴有遗溺。溺，即小便。

为什么咳嗽的同时，会伴有遗溺呢？是什么原因导致的呢？

《素问·咳论》指出，咳而遗溺是膀胱咳的症状特点。虽然表面看上去与膀胱功能失常有关，但是，其病机本质与脏腑气虚不摄有关。

咳而遗溺，在中医临床辨证中，一般有两种情况，一是咳嗽日久，久咳导致气虚，气虚无力提摄，所以咳嗽就遗溺。二是身体由于过度劳累、久病气虚、术后气虚等，咳嗽伴有遗溺。有的病人不只是咳嗽同时伴有遗溺，或伴有肛门排气，严重的病人，往往伴有胃下垂、子宫下垂、脱肛等，均是气虚下陷，升提固摄功能失司所致。咳涉及多脏腑，但是，主要与上焦肺及中焦脾胃及下焦肾膀胱关系最密切。肺气不足，久咳不愈；脾气虚弱，肌肉固摄无力；下焦肾气不足，膀胱失约，因此，临床上常结合兼症，以补益肺脾肾三脏为主，正如，《素问·咳论》云："脾咳不已，则胃受之，胃咳之状，咳而呕，呕甚则长虫出。肝咳不已，则胆受之，胆咳之状，咳呕胆汁。肺咳不已，则大肠受之，大肠咳状，咳而遗失。心咳不已，则小肠受之，小肠咳状，咳而失气，气与咳俱失。肾咳不已，则膀胱受之，膀胱咳状，咳而遗溺。久咳不已，则三焦受之，三焦咳状，咳而腹满，不欲食饮。此皆聚于胃，关于肺，使人多涕唾而面浮肿气逆也。”

怎样预防咳而遗溺呢？平日生活当中，首先，要重视调养肺气，以增强肺脏功能，尽量预防外感，即便外感咳嗽，宜及时治疗，避免咳久不愈。二是平日生活中，忌过度劳累及过度劳伤，过度劳累劳伤，久而久之导致肺气虚、脾气虚、肾气虚，出现劳伤之咳，常伴有疲乏无力、面色黯淡、倦怠、气短、懒言、食欲下降、易感冒、腰膝酸软、怕风怕冷、腹泻或排便不畅等症状。

过度劳伤，不只是指体力劳动的过度劳伤，还包括心劳伤、房事劳伤、情志劳伤、女性生育过多及流产次数多等，这些劳伤久而久之会使正气耗损，损伤脏腑之气，出现咳而遗溺等一派气虚之候。

因此，在平日生活工作中，宜关注气候冷暖、寒热季节温度变化，适时调整衣着薄厚，适当锻炼身体，增强体质以保护肺气；宜心态平和，心情愉快，忌过度劳累，以保养五脏之气，使五脏之气不被耗损。

咳而遗溺，女性多见。咳而遗溺，看似小症状，有的病人觉得是一件难以启齿的事，或者认为膀胱出了问题，或者不治，或者自行乱吃药。咳而遗溺严重影响人体健康，建议及早中医中药及针灸按摩治疗，早治疗早康复。

## 25　怒则气上

怒则气上，语出《素问·举痛论》。

怒则气上，指的是暴怒或久怒则使人体气机上逆。《素问·举痛论》指出，怒则气机上逆，气上逆则血液随之上逆，气为血之帅，气血向上涌，会出现头晕、目眩，甚至呕血、脑出血、晕厥、口眼涡斜、半身不遂等，肝气郁结久之，肝木乘脾土，出现脾胃气虚的飧泄等，其云："怒则气逆，甚则呕血及飧泄，故气上矣。"《素问·调经论》也指出："血之与气并走于上，则为大厥，厥则暴死，气复反则生，不反则死。"《素问·生气通天论》也指出："阳气者，大怒则形气绝，而血菀于上，使人薄厥。"

怒伤肝，直接影响肝脏功能及其经络气血循行，波及他脏。人生气的时候，肝气上逆，气上涌带着血上涌，所以大家发现了，生气的人，立刻就红头胀脸，或者眼睛充血，或者面色青紫，大家熟知的一句话叫怒发冲冠。所以说，在生气的时候，气上逆带动血上逆，容易吐血，所以老百姓常说：气死我了。能不能气死呢？能的。除了呕血，有的人还会飧泄，这种腹泻的特点是大便中含有不消化的食物残渣，是由于怒伤肝，肝木克了脾土，所以会有飧泄。

有的人生气的时候，就会呃逆、打嗝，这也是怒则肝气上逆，影响到了肝，之后伤及脾，所以生气的时候，打嗝，不爱吃饭，容易胃痛，这都是生气伤了肝，又间接伤了脾的缘故。

那么，有的人会担心，偶尔会生气，会不会得肝病甚至患肝癌呢，平常偶尔生气是不会的。但是，如果长期抑郁、生气、郁闷的话，是需要引起注意的，容易发生月经失调、乳腺、子宫、甲状腺、脾胃疾病、肝胆疾病、失眠、血压及心脏等问题。再如，性格特别内向的人，或脾气特别暴躁的人，以及突然遭受严重精神打击的人，也会引发相关疾病甚至癌症，历史故事中有周瑜被气吐血这样的故事，在现实生活中，这样的例子数不胜数。所以，家里的老人，肝病及肝硬化的病人，一定要让他保持心态平和，心情舒畅，不要激动，如果生气大怒的话，致使旧病复发，甚至突然出现吐血、出血、脑梗、心梗及脑出血等，危及生命。

怒则肝气上逆，对于中医临床诊治因怒气上逆所致的疾病以疏肝解郁、泻肝健脾、清肝息风、辛凉开窍、滋阴潜阳、化瘀通络等为治疗法则，具有指导意义。怒则气上，对于平日养生保健调理心情更具有指导意义，平日遇到不开心的事要及时化解，如果心情不开心不能及时化解并伴有身体相关症状，则请中医调理治疗。

## 26　喜则气缓

喜则气缓，出自《素问·举痛论》。

喜则气缓，指喜乐则气血和畅，气机和缓，气和志达，荣卫通利。《素问·举痛论》云：“喜则气缓。”“喜则气和志达，荣卫通利，故气缓矣。”

喜，指欢喜、高兴。在七情五志中，只有喜是最良性的情感。

喜，是人的情志之一，是轻松愉悦的内心状态的外现。喜应心，心在志为喜，喜的情志活动与心相关。心之气血充盈，脏腑功能旺盛，精气充足，气血津液调和，自然就出现喜悦的情志。

喜的情志是有限度的，适度的喜能缓解紧张的情绪，有益于身心健康；若喜之不及，则出现消极甚至病态的情绪。例如，恚怒、悲伤、忧愁、思虑、恐惧、抑郁等，有损于健康，久之会引发相关疾病；若喜之太过，喜乐过度，不仅无益，反倒损伤心神及心之气血，致使心神涣散，也易引发精神及相关脏腑疾病，症见失眠、嘻笑不休、精神恍惚、语无伦次，甚至登高而歌、弃衣而走、骂戾不避亲疏等，清代吴敬梓在《儒林外史》记载的范进中举的故事，就是典型的暴喜伤心神的案例，正如《素问·经脉别论》云："生病起于过用。"

暴喜的症状表现，《内经》多篇有述。《素问·阳明脉解》云："阳明者……病甚则弃衣而走，登高而歌，或至不食数日，逾垣上屋，所上之处，皆非其素所能也。"《素问·脉要精微论》也指出："衣被不敛，言语善恶，不避亲疏者，此神明之乱也。"《灵枢·本神》指出过度喜乐，耗伤心神，最终心神耗散，神不能藏于心出现悲伤或笑不休，云："喜乐者，神惮散而不藏。""心气虚则悲，实则笑不休。"《素问·调经论》也指出过喜则嘻笑不休，喜之不及则易生悲哀，云："神有余则笑不休，神不足则悲。"又云："喜则气下。"《灵枢·癫狂》篇指出突然的喜或暴喜，易致精神失常的狂证，狂证的病人饮食量特别大，神识失常，窃喜或嘻笑不休，其云："狂者多食，善见鬼神，善笑而不发于外者，得之有所大喜。"《灵枢·癫狂》还指出了癫与狂的鉴别。

暴喜损伤心阳。《素问·阴阳应象大论》指出暴喜损伤心阳，其云："暴喜伤阳。"《素问·至真要大论》指出多数的躁动不安、神志狂乱、言行举止失常的病证，其病机大都与火有关，其云："诸躁狂越，皆属于火。"《素问·病能论》指出病狂怒者，其病机是阳盛，当减少饮食，并服用生铁落饮，其云："有病怒狂者，此病安生？岐伯曰：生于阳也……夺其食即已。使之服以生铁洛为饮。"生铁落饮是《内经》十三方之一。《难经》指出："狂癫之病，何以别之？然，狂疾之始发，少卧而不饥，自高贤也，自辨智也，自倨贵也，妄笑，好歌乐，妄行不休是也。癫疾始发，意不乐，僵仆直视。"《河间六书》认为"心火旺，肾阳衰，乃失志而狂越"。《丹溪心法》指出："癫属阴，狂属阳……大率多因痰结于心胸间。"

对于过喜所致心神涣散的病证，在《内经》中有针刺法、生铁落饮等。后世医家多以豁痰开窍、理气解郁、养心安神、镇心涤痰、健脾养心、益气安神、滋阴降火等为法予以中药治疗，以及配以移精变气、心理开导及情志疗法等，予以调治。

又，在《素问·举痛论》"怒则气上，喜则气缓，悲则气消，恐则气下，寒则气收，炅则气泄，惊则气乱，劳则气耗，思则气结"这九种气机当中，唯有"喜则气缓"。明代医家张介宾云："气脉和调，故志畅达，荣卫通利，故气徐缓，然喜甚则气过于缓，而暂至涣散，故《素问·调经论》曰：喜则气下。《灵枢·本神》篇曰：喜乐者，神惮散而不藏。义可知也。"清代医家张琦云："九气皆以病言，缓当为缓散不收之意。"

喜则气缓，提示平素心情愉快、心态平和对于身体健康的重要性，提示生活及工作学习中，要注重节制情志、减少欲念、调理情绪，重视德行修养，以养心怡神。

# 27　悲则气消

悲则气消，出自《素问·举痛论》。悲则气消，意思是过度悲哀忧愁，则损伤肺气，使肺气消损。

《素问·举痛论》指出，过度悲伤，损伤于肺，肺位于上焦，肺与心同居上焦，累及于心，则心系拘急，心系拘急则肺叶胀大，肺布叶举，致使上焦之气不通，荣卫之气不能布散，肺之宣发肃降功能失常，气机郁结于上焦，则上焦热，上焦热则消耗肺气，致使肺热叶焦，出现咳嗽、气短、咳血等症状。其云："悲则气消。""悲则心系急，肺布叶举，而上焦不通，荣卫不散，热气在中，故气消矣。"

一般情况下，人受到挫折、不顺心、重大精神打击、更年期及生病等情况下，容易出现悲哀、伤感、忧愁、想哭这样的情绪，这都是人之常情，短时间及时排解不会造成损害。

悲则气消，讲的是过度悲伤或长期悲伤，首先损伤肺，之后累及他脏，导致机体免疫力下降，出现弱不禁风，经常感冒，咳嗽，咳血，气短，语声低微，精神疲惫，面黄肌瘦，神色暗淡，皮毛焦枯等症状，甚至有轻生念头，乃至引发癌症。说到这里，大家一定会想起红楼梦里的一位人物林黛玉，林黛玉由于过度悲伤、忧愁、哭泣，终损及于肺，患上肺痨，即肺结核，最终香消玉殒。

我们在中医临床工作中，也时常会遇到悲伤忧愁的病人，尤其更年期女性、青年人升学不如意、工作不开心、婚姻不顺利、亲人去世等，病人对医生说就是想哭、高兴不起来，一般情况下，医生都会在运用中药调治的同时，并予以耐心的心理开导及正确疏导，向病人讲清楚，悲伤过度继续下去的话，会给身体带来的各种危害。对于悲则气消的病人，临床中药治疗，一般补益肺气、滋阴清热，佐以养心疏肝。

可见，平素心情愉快，不要过度悲伤对于五脏尤其肺脏功能至关重要。虽然工作生活学习压力很大，可能会随时遇到各种不开心不如意的事情，要及时采取合适的方法排解不良情绪。例如：唱歌、写字、跑步、登山、锻炼身体、吐纳导引、太极拳、易筋经、五禽戏等，不仅能转移注意力，愉悦心情，还能增强体质。

## 28　恐则气下

恐则气下，出自《素问·举痛论》。

恐，一般指来自自身的长期的内在的恐惧。恐则气下，意指长期过度的恐惧，会导致肾精下陷。《素问·举痛论》云："恐则气下。""恐则精却，却则上焦闭，闭则气还，还则下焦胀，故气不行矣。"

自身的长期的内在的恐惧，肾气下陷，肾之精气下陷则下焦胀满，小腹胀、腹泻、遗精、遗尿、阳痿、月经紊乱、腰膝酸软、两足痿软、恶寒怕冷等下焦肾中精气不足的系列症状，对于此类病人，中医临床诊治重在补肾，补益肾中精气。

恐，是来自自身的恐惧，病因源于内，是肾中精气不足所致。肾精不足之人容易恐惧，恐惧又伤肾，越恐惧越伤肾；反之，肾中精气越不足，人就越恐惧，在中医临床上，病人主述容易害怕、胆小、容易恐惧，一般均酌情补益肾中精气。

《内经》中的“惊”与“恐”是截然不同的两种症状，惊的病因来自于外，突然的外来的强烈的惊吓，损伤于心。恐的病因来自于自身，自身内在肾中精气不足。所以中医临床调治“惊”与“恐”的病证时，恐惧的病人从肾着手；受惊的病人从心着手，道理就在于此。

在《内经》中，恐与肾相关，此外，恐还与过劳、情志不遂导致的五脏精气不足有关，五脏精气不足，也易出现恐惧之症。《灵枢·本神》指出神伤则恐惧流淫而不止；恐惧者，神荡惮而不收；神伤则恐惧自失；恐惧而不解则伤精。

肝气虚则恐，实则怒。《素问·经脉别论》指出有所堕恐，喘出于肝；有所惊恐，喘出于肺；疾走恐惧，汗出于肝。《素问·宣明五气》指出胃为气逆为哕为恐，大肠小肠为泄，精气并于肾则恐。《素问·痹论》指出厥气上则恐。《素问·调经论》指出血有余则怒，不足则恐。《素问·本病论》指出遇疾走恐惧，汗出于肝，肝为将军之官，谋虑出焉。《灵枢·本神》指出神伤则恐惧流淫而不止；恐惧者，神荡惮而不收；神伤则恐惧自失；恐惧而不解则伤精，肝气虚则恐，实则怒。《灵枢·经脉》指出气不足则善恐，心惕惕如人将捕之。《灵枢·癫狂》指出善恐者得之忧饥；狂言、惊、善笑、好歌乐、妄行不休者得之大恐。《灵枢·厥病》指出风痹久则目眩，悲以喜恐，短气。

恐则气下，提示平素对肾中精气及五脏之气的呵护及调养的重要性，以及平素情志调和对机体健康的重要性。

## 29　惊则气乱

惊则气乱，出自《素问·举痛论》。

惊，指卒惊、暴惊，突如其来的受惊。惊则气乱，意指过惊则心气逆乱，过惊则损伤心神。

卒惊、暴惊或大惊，则使心气逆乱，心神无主，神不守舍，魂魄飞扬，使人出现汗出、心悸、失眠、遗尿、遗精、心神不定，甚至哭笑无常、痴癫、僵仆、狂言骂唳、不避亲疏、意不存人、突然昏倒不省人事等神识异常的症状。正如《素问·举痛论》云："惊则气乱。""惊则心无所倚，神无所归，虑无所定，故气乱矣。"

在一般情况下，通常把"惊"与"恐"两个字连在一起，即"惊恐"。但是，仔细分辨"惊"与"恐"是不同的，在《内经》中，早已将"惊"与"恐"的病因、病机、症状及治疗等方面做了分辨和区别。《内经》指出，惊则气乱，恐则气下；惊伤心，恐伤肾。

《内经》还强调指出，如果孕妇受到惊吓，胎儿出生之后有患癫疾的可能；小儿神弱，容易受到惊吓，严重的或引发癫痫，这就提示孕妇、小儿要避免受到惊吓，孕妇及小儿尽量不要到容易受到惊吓的场所，天黑以后尽量不要外出，以免受到惊吓。正如《素问·奇病论》云："帝曰：人生而有病巅疾者，病名曰何？安所得之？岐伯曰：病名为胎病。此得之在母腹中时，其母有所大惊……故令子发为巅疾也。"明代医家张景岳在《景岳全书·癫狂痴呆》篇中也指出癫痫狂痴呆“有从胎气而得者，有从生后受惊而得者”。

《内经》重视情志致病，在《内经》中，“惊”这一症状的出现，与外感病及五脏精气不足有关。例如，《内经》指出外寒侵犯人体，邪气循俞内传至五脏，则发为惊骇，《素问·生气通天论》云：“俞气化薄，传为善畏，及为惊骇。”

《内经》认为“惊”与五脏及经脉失调有关，在五脏中，心病、肝病及五脏热，易见“惊”的症状，“惊”的症状标志着五脏精血不足或邪气深入导致疾病的严重阶段，例如，《素问·本病论》指出：“民病伏阳，而内生烦热，心神惊悸，寒热间作……民病伏阳在内，烦热生中，心神惊骇，寒热间争……民病痎疟骨热，心悸惊骇，甚时血溢……民病膈热咽干，血溢惊骇……又遇惊而夺精，汗出于心，因而三虚，神明失守。”《素问·金匮真言论》指出：“东方青色，入通于肝，开窍于目，藏精于肝，其病发惊骇。”《素问·痹论》指出：“肝痹者，夜卧则惊，多饮数小便，上为引如怀。”《素问·气厥论》指出：“脾移热于肝，则为惊衄。肝移热于心，则死。”《素问·大奇论》指出：“肝雍，两胠满，卧则惊，不得小便……肝脉骛暴，有所惊骇，脉不至若喑，不治自已。肾脉小急，肝脉小急，心脉小急，不鼓皆为瘕。肾肝并沉为石水，并浮为风水，并虚为死，并小弦欲惊。”《素问·刺热》指出：“肝热病者，小便先黄，腹痛多卧，身热。热争则狂言及惊，胁满痛，手足躁，不得安卧。”《素问·评热病论》指出：“诸水病者，故不得卧，卧则惊，惊则咳甚也。”《素问·刺疟》

指出："肺疟者，令人心寒，寒甚热，热间善惊，如有所见者，刺手太阴、阳明。"《素问·厥论》指出："发肠痈不可治，惊者死。阳明厥逆，喘咳身热，善惊衄呕血。"《素问·奇病论》指出："肾风而不能食，善惊，惊已心气痿者死。"《素问·诊要经终论》指出："春刺秋分，筋挛逆气，环为咳嗽，病不愈，令人时惊，又且哭……阳明终者，口目动作，善惊妄言，色黄，其上下经盛，不仁，则终矣。"《灵枢·癫狂》指出狂证的表现是狂言、惊、善笑、好歌乐。《灵枢·热病》指出："热病溢干多饮，善惊，卧不能起……热病数惊，瘈瘲而狂。"

惊则气乱，提示平素对心神的呵护及调养，平素情志调和对机体健康的重要性。

## 30　思则气结

思则气结，出自《素问·举痛论》。

思则气结的意思是过度思虑，则气机郁结，会引发相关疾病。过度思虑，所致的气机郁结主要指脾气郁结。什么是过度思虑呢？像经常思虑某一件事，思想神气都集中在这一件事情上，像写材料，搞设计，以及有的老年人过度担心子女的婚姻，怎么还没有对象，怎么还不结婚，怎么还不生小孩，为此影响睡眠及心情，过度思虑，久而久之，伤及于脾，脾气郁结，出现脾胃消化功能失常及睡眠功能失常等症状及体征，例如：食欲下降、消瘦、失眠、脱发、腹胀、泄泻、发呆、表情麻木、乏力、嗜卧、心悸、多梦、多眠，甚至癥瘕积聚、甲状腺结节、乳腺增生以及各种包块肿物等，过度思虑，脾气郁结，还会影响于肺，出现咳嗽、咳痰。

因此，平素工作性质属于思考过多的人，因为某件事情纠结思虑不能释怀的人，平时要注意调整情志，知道了过度思虑的危害，大家平日里就要采取合适的方法及时避免或调整不良情绪。例如：唱歌、写字、跑步、登山、锻炼身体、吐纳导引、太极拳、易筋经、五禽戏等，能转移注意力，使心情愉悦，还能增强体质，促进气机运行，促进脾气运化，改善过度思虑带来的一系列症状。

如果经过个人调整，仍没有明显改善的话，那么，就要及时请医生帮助调理，以免拖延时间过久，调理困难，或引发相关疾病。在中医临床上，治疗原则一般以健脾开郁为主要治则。

## 31 淫邪发梦

淫邪发梦，出自《灵枢·淫邪发梦》篇。

淫邪发梦，意为淫邪侵犯于脏腑，致使脏腑阴阳气血失调，则出现各种梦境。此淫邪，非外感六淫之邪，而是劳逸、声色、嗜欲、情志及饮食等人自身的内因所致的邪气，这种邪气在《灵枢·淫邪发梦》篇也称为“正邪”。

梦，是指人睡觉时做的梦。梦，在《内经》中主要记载在《素问·脉要精微论》《素问·方盛衰论》《灵枢·淫邪发梦》等篇中。

睡觉做梦是常见的现象，每个人都会做梦，做梦是最普通又普遍的人类精神现象之一。古往今来，人们总是觉得梦很神秘，总是试图尝试解梦释梦。不做梦或不经常做梦，或虽然做梦，但是基本不影响健康及心理状态，均视为正常。但是，如果每天都做梦，清晨醒来后极度疲乏，或者经常做噩梦，这就是不正常的了。《内经》认为经常做恐惧的梦、古怪的梦，这是身体脏腑阴阳气机失去平衡所致。

《灵枢·淫邪发梦》篇也记载了劳逸、声色、嗜欲等邪气侵犯五脏引发的各种梦境，并以不同的梦境分析脏腑虚实变化。该篇指出，邪气侵犯人体，没有定处，向内淫于五脏，邪气与营卫俱行，致使人魂魄飞扬，使人睡卧不安而多梦。若邪气浸淫于腑，则邪气盛于六腑，而虚于五脏，若邪气浸淫于脏，则邪气盛于五脏，而虚于六腑。其云："正邪从外袭内，而未有定舍，反淫于脏，不得定处，与营卫俱行，而与魂魄飞扬，使人卧不得安而喜梦。气淫于腑，则有余于外，不足于内；气淫于脏，则有余于内，不足于外。"正邪，张景岳注云"正邪者，非正风之谓，凡阴阳劳逸之感于外，声色嗜欲之动于内，但有干于身心者，皆谓之正邪。"

《灵枢·淫邪发梦》篇指出了梦境与脏腑阴阳盛衰的关系。阴气盛则梦见涉大水而恐惧；阳气盛则梦见大火而觉灼热；阴阳俱盛，则梦见相互厮杀；气盛于上，则梦飞腾；气盛于下，则梦坠堕；饥饿则梦获取食物；过饱则梦给予别人食物；肝气盛则梦恚怒；肺气盛则梦恐惧，哭泣，意志飞扬；心气盛则梦善笑，恐惧，怯畏；脾气盛则梦歌乐，体重不能举动；肾气盛则梦腰脊两相分解而不相连属。这十二种气盛所致的梦境，可视邪之所至，泻法治之则愈。

其云：“阴气盛，则梦涉大水而恐惧；阳气盛，则梦大火而燔焫；阴阳俱盛，则梦相杀。上盛则梦飞，下盛则梦堕。甚饥则梦取，甚饱则梦予。肝气盛则梦怒；肺气盛则梦恐惧，哭泣，飞扬；心气盛则梦善笑，恐畏；脾气盛则梦歌乐，身体重不举；肾气盛则梦腰脊两解不属。凡此十二盛者，至而泻之，立已。”

《灵枢·淫邪发梦》进一步指出，邪气客于心，心属火，则梦见丘山烟火。邪气客于肺，肺属金，则梦见升腾飞扬及金铁所制的奇物。邪气客于肝，肝属木，则梦见山林树木。邪气客于脾，脾属土主湿，则梦见丘陵大泽，风吹雨至，毁坏房屋。邪气客于肾，肾属水，则梦身临深渊，或没居水中。邪气客于膀胱，膀胱经属阳，阳主动，则梦见游行。邪气客于胃，胃主纳水谷，则梦见饮食。邪气客于大肠，大肠广而似田野，则梦见田野。邪气客于小肠，小肠细长而水谷聚于此，则梦见聚邑冲衢。邪气客于胆，胆主决断，则梦见殴斗争辩及剖腹自杀。邪气客于生殖器官，则梦见男女交合。邪气客于颈项，则梦见斩首。邪气客于小腿，则梦见欲行而不能，或深居地窖苑园。邪气客于大腿和上臂，则梦见行跪拜之礼节。邪气客于膀胱和直肠，则梦见溲便。以上十五种虚证所致的多梦，可视邪之所至之处，用补法治之则愈。其云：“厥气客于心，则梦见丘山烟火；客于肺，则梦飞扬，见金铁之奇物……客于胞腫，则梦溲便。凡此十五不足者，至而补之，立已也。”

《素问·脉要精微论》指出，如果经常梦到在洪水中挣扎，梦境恐惧，这是人体阴气偏盛所致；如果经常梦到着火，或被困在失火场地，这是人体阳气偏盛所致；如果经常梦到打仗毁伤及相互厮杀，这是阴气和阳气均偏盛所致；如果经常梦到自己在高空飞翔，这是上焦之气偏盛所致；如果经常梦到跳楼或从高处坠下，这是下焦之气偏盛所致；如果梦到给予他人食物，这是自己吃的过饱所致；如果梦到向他人索取食物或自己在吃东西，这是因为饥饿所致；如果梦到发怒、发火或生气，这是肝气偏胜、肝火上炎所致；如果梦中悲伤哭泣，这是肺气偏盛所致；如果肠道有蛲虫，则梦聚集；如果肠道有蛔虫，则梦相互打击毁伤。其云："是知阴盛则梦涉大水恐惧，阳盛则梦大火燔灼，阴阳俱盛则梦相杀毁伤；上盛则梦飞，下盛则梦堕；甚饱则梦予，甚饥则梦取；肝气盛则梦怒，肺气盛则梦哭；短虫多则梦聚众，长虫多则梦相击毁伤。"

《素问·方盛衰论》指出，气虚所致的厥证，使人妄为梦寐，厥气越甚，其梦就越迷乱。三阳脉弦绝，三阴脉细微，此即气虚而厥。肺气虚则使人梦见白色之物，或梦见杀人，血腥狼藉；若在肺主之时令，则梦见兵战。肾气虚则使人梦见翻船淹人；若在肾主之时令，则梦见伏于水中，使人恐惧。肝气虚则梦见草木之类；若在肝主之时令，则梦见躲在树下不敢起。心气虚则梦见救火及属阳的物质；若在心主之时令，则梦见大火炽灼。脾气虚则梦见饮食不足;若在脾主之时令，则梦见修造房屋。此皆五脏气虚、阳气有余、阴气不足所致。应结合五脏的其他症状，调理阴阳。其云："是以肺气虚，则使人梦见白物，见人斩血籍籍，得其时则梦见兵战。肾气虚，则使人梦见舟船溺人，得其时则梦伏水中，若有畏恐。肝气虚，则梦见菌香生草，得其时则梦伏树下不敢起。心气虚，则梦救火阳物，得其时则梦燔灼。脾气虚，则梦饮食不足，得其时则梦筑垣盖屋。此皆五脏气虚，阳气有余，阴气不足。合之五诊，调之阴阳，以在《经脉》。”

不难发现，《内经》分析梦境，是从人体脏腑阴阳盛衰的角度来分析的，人体脏腑阴阳盛衰不同，梦境也不同；又因五脏是藏神的，五脏功能异常则神失所藏，会导致魂魄飞扬，出现各种奇怪的梦境。其治疗宜循经取穴，脏气盛用泻法，脏气虚用补法。

《内经》分析梦境的思路，与弗洛伊德对梦的分析，两者的分析角度有所不同。大家知道，弗洛伊德是十八世纪奥地利精神病医师，是心理学家，是精神分析学派创始人。弗洛伊德对梦境的分析，主要从心理角度来分析的，他认为梦是潜意识愿望的满足，与埋藏在心灵深处的愿望包括儿时的愿望有关。而《内经》中梦的分析与人体脏腑阴阳盛衰有关，对于中医临床治疗异常梦境，以及根据梦境分析病机是有价值的。例如，阴气偏盛，宜抑阴扶阳；阳气偏盛，宜抑阳扶阴；肝气偏胜，宜疏肝解郁，清泻肝火；痰热内扰，宜化痰清热；心脾两虚，宜补养心脾等。

## 32 飧泄、䐜胀

飧泄和䐜胀，是两个病证的病名，见于《素问·阴阳应象大论》等篇。飧泄，是指以大便清稀且夹有未消化食物残渣为主的泄泻。䐜胀，指胸膈胀满。《素问·阴阳应象大论》指出：“清气在下，则生飧泄；浊气在上，则生䐜胀。”

《内经》认为天地阴阳气机升降出入是万物气机运动的基本形式，自然界清阳之气上升，浊阴之气下降，阳气轻清上升，故积阳为天，阴气重浊下降，故积阴为地，其云："清阳为天，浊阴为地。"

人体生命秉承自然天地阴阳之气而生，人体阴阳脏腑之气运动的基本形式也是升降出入，清阳之气上升，浊阴之气下降，其规律与自然阴阳之气的升降规律相一致。《素问·阴阳应象大论》指出："清阳出上窍，浊阴出下窍；清阳发腠理，浊阴走五脏；清阳实四肢，浊阴归六腑。"如果人体的清阳之气不能上升，浊阴之气不能下降，则引发相关疾病，飧泄和䐜胀即是诸多疾病的代表。

清气在下，则生飧泄，其机理是，人体清阳之气应该上升，脾主升清阳，如果脾气不足，脾气虚，则清阳之气不升，清阳之气当升不升反而下降，就会导致飧泄一类的腹泻。飧泄的主要原因有长期劳累、思虑过度、过度劳作、熬夜、饮食寒凉或辛辣、暴饮暴食、衣被不保暖等因素，损伤脾阳和脾气。所以临床上治疗脾虚清阳不升的飧泄，要以健脾益气、温阳升提为主要原则，在此原则指导下用药。

飧泄只是脾气虚的多种表现之一，在临床中脾气虚，脾阳不升所致的病证还有脾虚导致的疲劳、面黄神疲、头晕、失眠、目花、目盲、视力下降、耳鸣、消瘦、贫血、胃下垂、子宫脱垂、荨麻疹、鼻炎、月经提前、月经量少、月经量大、月经淋漓不尽、晨起面胀、手指胀、下肢困重无力、怕冷、手足不温以及各种排便不正常等。

浊气在上，则生䐜胀，其机理是，人体浊阴之气属阴当降，其气运行应当是向下，其作用是将饮食化生的糟粕经过下窍排出体外。如果浊气当降不降，阴浊之气阻滞于上，气机上逆，则壅塞胸膈，出现胸膈胀满等症状。

一般来看，在临床上，胸膈胀满的病机主要涉及胃气上逆、肺气上逆及肝气上逆。胃之气机主降，以降为顺，如果饮食不当等内外因素致使胃气不降反而上逆，致使浊阴之气积于胃脘部，出现胸膈胀满，兼有胃脘胀满、食欲不振，甚至恶心、呃逆、呕吐、胃痛、泛酸、大便异常等消化系统相关症状。肺为娇脏不耐寒热，主宣发肃降，如果感受外邪等内外因素致使肺失肃降，肺气上逆，则出现胸膈胀满，兼有咳嗽、咳痰、哮喘等肺系疾患的症状。肝性喜调达而恶抑郁，若情志不遂等因素致使肝气郁结，肝气上逆，或又横犯脾胃，则出现气郁气逆导致的胸膈胀满，兼有胁肋胀痛、善太息、嗳气、痰多、咽喉如物梗阻、大便失常、月经失调等肝郁气滞系列症状。

掌握人体气机的阴阳升降特点，不仅有利于指导临床根据主证及兼症辨别疾病所在脏腑并正确诊治疾病，也有益于根据脏腑之性来养生保健及预防疾病。例如，平日饮食要有节制并注意生冷寒凉辛辣肥甘厚味等饮食禁忌，平日增强体质，调养脾肺及诸脏，寒热适宜避免感冒及消化系统疾病，以及平日心情愉快以调肝，避免各种因素导致浊气上逆，及时调治慢性疾病，调治亚健康状态，以维护人体脏腑气机升降之正常及脏腑功能的协调。

## 33　煎厥、薄厥

煎厥、薄厥出自《素问·生气通天论》。

煎厥，古病名。《素问·生气通天论》指出了煎厥的病因病机及症状特点。煎厥，是由于平素过度烦劳，阳气亢盛，虚火上炎，煎灼阴精，复加夏季暑热，暑热相合，则阴愈亏而阳愈亢，阳亢无制，气机上逆，突发昏厥。此病发病迅速，来势凶猛，出现目不明，耳不聪，甚至目盲，耳聋，突然昏厥，不省人事。其云："阳气者，烦劳则张，精绝，辟积于夏，使人煎厥。目盲不可以视，耳闭不可以听，溃溃乎若坏都，汩汩乎不可止。"

薄厥，古病名。《素问·生气通天论》指出了薄厥的病因病机、症状特点。薄厥由于大怒致阳气上逆，脏腑经络之气阻绝不通，血随气涌，突然昏厥，症状特点为突然昏厥，不省人事，或出现筋脉弛纵，肢体不能随意运动等症。《素问·生气通天论》云："阳气者，大怒则形气绝，而血菀于上，使人薄厥。有伤于筋，纵，其若不容。"

怎样鉴别煎厥和薄厥呢？二者相同点为均是内伤引起的昏厥之症，而且都是阳亢的体征。不同点是煎厥的发病原因是过度劳累，而薄厥的发病原因是烦躁大怒导致。煎厥的病机是阳气亢盛、煎灼阴精，导致阴精竭绝而发病，而薄厥的病机是因为肝气上扰、血随气升、气血混乱而发病。煎厥的症状是耳失聪、目不明等，而薄厥的症状是眩晕头痛、面红耳赤、肢体活动不利等。一旦发生煎厥与薄厥，宜及时采取正确的方法救治，以免病情加重，甚至危殆。

怎样预防煎厥与薄厥呢？平日工作及生活中，首先不要过于劳累，保持心情愉快，勿过怒及七情过激，饮食有节，起居有常，适当锻炼身体，这不仅是预防煎厥与薄厥的正确方法，也是预防外感和内伤各种疾病的正确方法。

## 34　五脏使人痿

五脏使人痿，出自《素问·痿论》。

痿，通萎，在此指痿证。痿证，指肢体筋脉痿软无力，日久不能随意运动，甚至肌肉萎缩的一类病证。

五脏使人痿，意为五脏气热及五脏精气不足是痿证的主要病机。故《素问·痿论》指出："五脏使人痿。"

五脏气热所致的痿证分为皮痿、脉痿、筋痿、肉痿、骨痿，此五痿，也称五体痿。五体痿的病机及主要症状是，肺主一身之皮毛，心主一身之血脉，肝主一身之筋膜，脾主一身之肌肉，肾主一身之骨髓，所以肺脏有热，灼伤肺津，肺叶焦枯，皮毛也虚弱枯燥，若燥热久留不去，则发生痿躄之病。心脏有热，则下部经脉的气血因热而上行，则上脉盛而下脉虚，虚则脉失濡养，便产生脉痿，使肢体关节不能随意运动，足胫弛纵，不能着地行走。肝脏有热，则有胆汁外溢而口苦，筋膜失养而干，甚至筋脉拘急挛缩，发生筋痿。脾脏有热，耗伤胃津而口渴，肌肉麻木不仁，发生肉痿。肾脏有热，灼伤精髓，腰脊不能俯仰，骨髓枯减，发生骨痿。正如《素问·痿论》云："肺主身之皮毛，心主身之血脉，肝主身之筋膜，脾主身之肌肉，肾主身之骨髓。故肺热叶焦，则皮毛虚弱急薄，著则生痿躄也。心气热，则下脉厥而上，上则下脉虚，虚则生脉痿，枢折挈，胫纵而不任地也。肝气热，则胆泄口苦筋膜干，筋膜干则筋急而挛，发为筋痿。脾气热，则胃干而渴，肌肉不仁，发为肉痿。肾气热，则腰脊不举，骨枯而髓减，发为骨痿。”

五体痿的病因既有内因，也有外因。主要包括有所亡失、悲哀太甚、思想无穷等情志因素，也包括房劳太甚、形体劳累过度等过劳因素，以及感受湿热之邪；其主要病机是五脏气热，肺热叶焦，湿热浸淫，阳明气血虚衰等，痿证病变虽在肢体，但是，其根本则在内之五脏。五脏气热，灼伤精血津液，导致与之相合的五体失养，发为五体痿。

《素问·痿论》进一步指出，五脏气热病机当中，以肺气热导致肺热叶焦最为关键，其云：“肺者，脏之长也，为心之盖也，有所失亡，所求不得，则发肺鸣，鸣则肺热叶焦。故曰：五脏因肺热叶焦，发为痿躄。”指出了“肺热叶焦”是痿证形成的主要机理之一。肺脏有热，在内可致肺叶枯萎，在外可致四肢痿废不用的痿证。痿证虽症状表现在四肢，但其产生根源却在五脏，而五脏之中，尤以肺为关键。五脏精气津液全赖肺气的输布，方能濡养五体，如肺脏有热，热邪内迫，肺中津液受热消耗，清肃之令不行，水精四布失常，五脏失养，四肢不得禀水谷精微之气而痿废不用，故五脏皆可因肺热叶焦而发为痿躄。故临床治疗肺痿，常用清燥救肺汤、炙甘草汤等方剂以清热润燥、养肺生津。

五脏使人痿，提示平日养生注意调节情志，劳逸要适度，以及避免工作及生活环境的潮湿或湿热，以保持五脏精气盈满，气血调和，寒热适宜，以预防痿证。

## 35　百病生于气

百病生于气，语出《素问·举痛论》。

百病生于气，意为许多疾病的发生，大都缘于人体气机失调。这是《内经》重要的发病学观点之一。

“百病生于气”的这个“气”，不是单指我们说的狭义的生气的“气”，百病生于气的“气”是指人体的脏腑经络气血气机失调，甚至气逆，因此，百病生于气，指的是许多疾病的发生都是由于脏腑经络气机失调所导致的。正如《素问·举痛论》云：“百病生于气也。怒则气上，喜则气缓，悲则气消，恐则气下，寒则气收，炅则气泄，惊则气乱，劳则气耗，思则气结。”

正常情况下，人体的气机是升降出入协调的，清阳之气向上向外走体表，浊阴之气向下向内入脏腑，例如，《素问·阴阳应象大论》指出：“清阳出上窍，浊阴出下窍，清阳发腠理，浊阴走五脏，清阳实四肢，浊阴归六腑。”

什么原因会导致人体气机失调呢？其原因主要有外因和内因。外因指外感风、寒、暑、湿、燥、火六淫之气，会致使人体气机失调。例如，外感寒邪，寒邪与人体的卫阳之气相互交争于体表，导致肺之宣发肃降的气机失调，所以出现发热、恶寒、鼻塞等症状，用宣肺发汗的方法，祛除邪气，气机即恢复正常。

导致气机失调的内因主要有七情不遂，即喜、怒、悲、忧、思、恐、惊情志失调，过怒则气机上逆则伤肝，过喜则神气涣散则伤心，过悲则气消耗则伤肺，过思虑则气机郁结则伤脾，过恐惧则气机下陷则伤肾。饮食不当也会导致气机失调。例如，饮食过饱则中焦气机壅滞，致使胃气上逆，出现脘腹胀满等；过食寒凉及辛辣，气机失调，出现胃痛、腹泻、痤疮等；过食肥甘厚味，致使升降气机失调，会出现超重、大便异常、血压、血糖、尿酸异常以及肝、胆、脾、胰等消化系统的系列问题。起居失节及劳逸过度，久而久之也会导致气机失调，致使气消，气耗，气机郁结，出现疲乏、无力、气短、头晕、失眠、心慌、遗精等，无论是外因还是内因，气机运行不畅，久而久之，会影响经络气血运行，血行瘀滞，严重会出现积聚类疾病。

也就是说，无论是外因，还是内因，都可以使人体气机升降出入失调而发生各种疾病。

百病生于气，不仅提示医生临床诊治疾病重在调节气机的升降出入，也提示平素养生保健要在情志、饮食、起居、劳逸等日常生活及工作中，以及春夏秋冬四时季节里，注意适时调理气机。

## 36　病机十九条

病机，语出《素问·至真要大论》。

《素问·至真要大论》云：“帝曰：愿闻病机何如？”病机，指病之机要，即疾病病机变化的关键。病机能够揭示疾病发生、发展、传变的主要矛盾，能够揭示疾病预后和变化的趋势，它是辨证论治的基础，也是确立治则治法的依据。

《素问·至真要大论》指出了疾病病机变化的十九种基本病机，这就是著名的《内经》病机十九条。病机十九条，即“诸风掉眩，皆属于肝。诸寒收引，皆属于肾。诸气膹郁，皆属于肺。诸湿肿满，皆属于脾。诸热瞀瘛，皆属于火。诸痛痒疮，皆属于心。诸厥固泄，皆属于下。诸痿喘呕，皆属于上。诸禁鼓栗，如丧神守，皆属于火。诸痉项强，皆属于湿。诸逆冲上，皆属于火。诸胀腹大，皆属于热。诸躁狂越，皆属于火。诸暴强直，皆属于风。诸病有声，鼓之如鼓，皆属于热。诸病胕肿，疼酸惊骇，皆属于火。诸转反戾，水液浑浊，皆属于热。诸病水液，澄澈清冷，皆属于寒。诸呕吐酸，暴注下迫，皆属于热。”

其大意为，一般来说，由于风所致的头四肢动摇不定、肌肉震颤、头晕目眩的病证，大都和肝有关。由于寒所出现的身体蜷缩、筋脉拘急、关节屈伸不利所致的病证，大都与肾有关。由于气机不利所致的咳喘、胸部满闷、呼吸不利的病证，大都与肺有关。由于水湿代谢失常所致的肢体浮肿、脘腹肿而胀满的病证，大都与脾有关。由于热病过程中所出现的神昏、四肢抽搐的病变，大都与火邪有关。多数的疮疡疼痛，大都与心火炽盛有关。多数的寒厥、热厥、二便癃闭或二便失禁的病证，大都与下部脏腑的病变有关。多数的肢体痿废不用、咳嗽、喘息、呕吐的病证，大都与上部脏器的病变有关。多数的鼓颔战栗而自身不能控制的病证，大都与火邪有关。多数的手足搐搦、背反张、颈项强硬的病证，大都与湿有关。多数的急性逆气上冲的呕吐、呃逆、喘促等病证，大都与火有关。多数的脘腹胀满而大的病证，大都与热有关。多数的烦躁不安、手足躁动、发狂一类的病证，大都与火有关。多数的突然颈项肢体强硬不舒、屈伸不能、甚至角弓反张的一类病证，大都与风邪有关。多数的肠鸣、腹胀有声、叩之如鼓的病证，大都与热有关。多数的痈肿疼痛、惊骇不宁的病证，大都与火有关。多数的肢体抽搐、角弓反张、水液浑浊的病证，大都与热有关。排出水液清稀透明呈现寒冷之象的病证，大都与寒有关。多数的呕吐酸水、急剧泄泻、里急后重的病证，大都与热有关。

《素问·至真要大论》引用古籍《大要》，指出诊察疾病要谨慎地遵循病之机要，分析各种病变的病机归属，对于属于十九条的病证，要仔细研究其病机；对于十九条以外的也要详细地追究疾病的阴阳寒热虚实病机。邪气盛的，要追究其病机所在；正气虚的，也要探求其病机所在。但是，必须都要先知道天之五气、人之五脏之间的更胜变化规律，之后再疏其气血，使之调达通畅，使气机归于和平。其云：“故大要曰：谨守病机，各司其属，有者求之，无者求之，盛者责之，虚者责之，必先五胜，疏其血气，令其调达，而致和平，此之谓也。”

病机十九条，提示医生临床诊治疾病时，要关注以下几点：

一是，症状不同但病机相同，属火的病机和属热的病机即是，例如，气机突然上逆所致的急性呕吐、呃逆、吐血、喘促等，其病机大都与火有关；虽症状表现不同，但是，机理相同，因而临床治疗应异病同治。

二是，症状相近或相同，但是病机不同。例如，“诸风掉眩，皆属于肝”“诸暴强直，皆属于风”“诸转反戾，水液混浊，皆属于热”等，均有筋脉拘急、抽搐的症状表现，但是，病机却不同，因而临床治疗应同病异治。

三是，将病机分为六淫、五脏、上下三类，把错综复杂的病证进行病机归类，例如，六淫病机、五脏病机、上下病机等，强调谨守病机，各司其属；谨慎地分析病机，抓住病机变化的关键所在，根据其病位、病性予以病机归属。

四是，有者求之，无者求之。病机十九条当中提及的病证，应当探究其机理；没有提及的病证，也应当按照此思路和方法探求其病机；病机十九条只是分析病机的举例，临床应用时宜举一反三，方能用之不殆。

五是，审察病机，无失气宜。审察病机时，一定要将疾病的病因病机与自然气候时令季节变化特点相结合，病机变化与转归常受气候寒温影响，因此，分析病机时要“无失气宜”“必先五胜”。

## 37　十二经脉之终

十二经脉之终，语出《素问·诊要经终论》。

十二经脉之终，指脏腑精气败绝导致的十二经脉之气终绝的临床表现。

十二经脉之气终绝的症状是：太阳经脉之气终绝，则两目上视而不能转动，角弓反张，四肢抽搐，面色白，若见大汗出，淋漓不止，则是死证；少阳经脉之气终绝，则耳聋，全身关节弛纵，若两目直视如惊目睛不动，则是目系败绝，一天半就死亡，死亡之前面色由青变白；阳明经脉之气终绝，则眼口瞤动，易惊，语无伦次，面色黄，其经脉所过的上下部位有亢盛的症状，肌肤不仁，不久便死；少阴经脉之气终绝，则面色黑，牙龈萎缩而有齿垢，腹部胀满，上下之气闭塞不通，也会死亡；太阴经脉之气终绝，则腹部胀满，上下之气闭塞不通，呼吸困难，善嗳气，善呕吐，呕甚则气逆面赤，若不见气逆，则上下之气不相交通，面色黑，皮毛憔悴，也是死证；厥阴经脉之气终绝，则胸中热，咽干，多尿，心烦，甚则舌干而上卷，睾丸上缩，不久便死。

《素问·诊要经终论》云："太阳之脉，其终也，戴眼反折瘛疭，其色白，绝汗乃出，出则死矣。少阳终者，耳聋，百节皆纵，目睘绝系，绝系一日半死，其死也色先青白，乃死矣。阳明终者，口目动作，善惊妄言，色黄，其上下经盛，不仁，则终矣。少阴终者，面黑齿长而垢，腹胀闭，上下不通而终矣。太阴终者，腹胀闭不得息，善噫善呕，呕则逆，逆则面赤，不逆则上下不通，不通则面黑皮毛焦而终矣。厥阴终者，中热嗌干，善溺心烦，甚则舌卷卵上缩而终矣。此十二经之所败也。"

## 38　风为百病之长

风为百病之长，出自《素问·风论》。《素问·生气通天论》《素问·骨空论》也指出："风者，百病之始也。"意为风邪是百病的开端，能引起多种疾病。

提起“风”，你可能马上想到中风、八面来风、空穴来风、刮风、受风、风寒、风热、风湿、风车、风筝、台风、飓风、龙卷风等，我国古代很早就对自然界的风进行了研究，发现自然界的风对自然万物以及对人体生命的影响是很大的。从中医学角度来说，要顺应时令的风，躲避虚邪贼风，以免生病。

甲骨卜辞中，记载了小风、大风、大掫风。

《礼记·月令》记载了东、南、西、北四个正位的风及其相对应时令的自然物候现象，其云：“东风解冻，蛰虫始振，鱼上冰，獭祭鱼，鸿雁来……温风始至，蟋蟀居壁，鹰乃学习，腐草为萤……凉风至，白露降，寒蝉鸣。鹰乃祭鸟，用始行戮……盲风至，鸿雁来，玄鸟归，群鸟养羞。”

《左传》提出了“六气”概念，认为六气是阴、阳、风、雨、晦、明六种气候变化，六种气候变化异常则使人生病。阴邪侵犯人体，则病寒；热邪侵犯人体，则病热；风邪侵犯人体，则病在四肢；雨湿邪气侵犯人体，则病腹部疾患；晦暗之邪侵犯人体，则病昏惑；火邪侵犯人体，则病心疾。其云：“六气曰阴、阳、风、雨、晦、明也。阴淫寒疾，阳淫热疾，风淫末疾，雨淫腹疾，晦淫惑疾，明淫心疾。”

《大戴礼记·夏小正》重视南风对自然物候的影响，指出万物生、长、化、收、藏的自然物候现象，都是南风盛衰变化所致，冬季结冰是由于南风不刮的缘故，春季冰雪融化是由于南风来临的缘故，秋季万物成熟是由于南风渐弱的缘故，南风的作用威力无比，故将南风成为“俊风”，其云："时有俊风。俊者，大也。大风，南风也。何大于南风也？曰：合冰必于南风，解冰必于南风；生必于南风，收必于南风；故大之也。"

《大戴礼记·曾子天圆》指出自然界的阴阳之气运行异常，则出现刮风、打雷、闪电、雾霾等异常天气现象，其云："阴阳之气，各从其所，则静矣；偏则风，俱则雷，交则电，乱则雾，和则雨；阳气胜，则散为雨露；阴气胜，则凝为霜雪；阳之专气为雹，阴之专气为霰，霰雹者，一气之化也。"

《白虎通德论》指出了立春（东北风）、春分（东风）、立夏（东南风）、夏至（南风）、立秋（西南风）、秋分（西风）、立冬（西北风）、冬至（北风）八个方位的风的名称、八风所致物候表现。八风方位应八卦，并将立春的东北风，称为条风；春分的东风，称为明庶风；立夏的东南风，称为清明风；夏至的南风，称为景风；立秋的西南风，称为凉风；秋分的西风，称为昌盍风；立冬的西北风，称为不周风；冬至的北风，称为广莫风。其云："风者何谓也？风之为言萌也，养物成功，所以象八卦。阳立于五，极于九,五九四十五日变，变以为风，阴合阳以生风。距冬至四十五日条风至。条者，王也。四十五日明庶风至。明庶者，迎众也。四十五日清明风至。清明者，青芒也。四十五日景风至。景大风，阳气长养。四十五日凉风至。凉，寒也，行阴气也。四十五日昌盍风至。戒收藏也。四十五日不周风至。不周者，不交也，阴阳未合化也。四十五日广莫风。广莫者，大也，同阳气也。"

《白虎通德论》指出了八风所致物候现象，以及人们要顺应八风变化，在八风的不同时段里，宜做顺应时令的事情，其云："条风至地暖，明庶风至万物产，清明风至物形干，景风至棘造实，凉风至黍禾干，昌盍风至生荠麦，不周风至蛰虫匿，广莫风至，则万物伏。是以王者承顺之，条风至，则出轻刑，解稽留。明庶风至，则修封疆、埋田畴。清明风至，出币帛，使诸侯。景风至，则爵有德，封有功。凉风至，报地德，化四乡。昌盍风至，则申象刑，饰囷仓。不周风至，则筑宫室，修城郭。广莫风至，则断大辟，行狱刑。"

《说文解字》也指出了八风的名称，其云："东方曰明庶风，东南曰清明风，南方曰景风，西南曰凉风，西方曰阊阖风，西北曰不周风，北方曰广莫风，东北曰融风。"

我国古代对"风"的认识与选取能祛风的中药也有一定的关联，在《禽经》《淮南子》《楚辞》等均有记载如凤翔生风、风伯飞廉、空穴来风。一是古人认为凤鸟生风，即大鸟飞翔能带来一阵风，风由鸟生，所以有用鸟治疗风病的记载。二是古人认为岩洞生风，即风由岩洞而生，即空穴来风，从自然地理环境来看，风洞多在西北，西北地势偏高，西北风其性凛冽主肃杀，所以《神农本草经》等记载，生长在地势高燥、高寒凉爽的向阳土地的药材能祛风，例如，防风、天雄、当归等，即地势偏高、气候寒凉之地生长的药材能耐风寒能祛风。三是古人认为，一阵风开始刮起时，其形状似芒，当风快要停止时，其形状似句号，即风画个圆圈，旋转之后即停止了，大家观察地上的尘土被风吹起的形状便可知，也就是说，风之象有芒有句，故古代也把风神叫作"芒句"，因此，后世治疗风病也运用了这一理念，用有芒刺的药物治疗风病，例如，蒺藜、苍耳、飞廉等，或用卷曲成圆句形带有回形纹理的药物治疗风病，例如，天麻、钩藤、全蝎、蜈蚣等。

《内经》中“风”字出现频率较高，大约出现537次，有87篇论及风邪及其所致疾病。《内经》充分认识到风邪致病的危害性及严重性，分析《内经》中出现537次的“风”，在“风”所构成的词语当中，风的含义主要有：自然之风、八风的“风”、四季之风、虚邪贼风、太过的风、不及的风、非其时的风、正常之风、异常之风、病因之风等。

《内经》多篇提及八风。八风，即东、南、西、北四方及东北、东南、西南、西北四隅这八个方位来的风，即东风、南风、西风、北风、东北风、东南风、西南风、西北风，此为八风。

风为百病之长，风者百病之始，均说明了风邪在六淫邪气当中的地位，说明了风邪致病的严重性。这主要由风邪的性质决定的。风为阳邪，善行数变，风邪善于走窜，变化多端，寒暑湿燥等邪气，易随风气而入侵人体。故风邪常常夹杂着其他邪气侵入人体，如风寒、风湿、风热，所以说风邪往往是外感各种邪气的先导，其他邪气常常随风邪而入，从而引起各种病证，《素问·风论》云：“风之伤人也，或为寒热，或为热中，或为寒中，或为疠风，或为偏枯，或为风也，其病各异，其名不同，或内至五脏六腑。”后世的“风为百病之首”的观点即导源于此。

风邪致病，由于诱发因素不同，侵犯部位不同，导致的疾病也不同。例如，风邪循风府而上，发为脑风；风邪入于头之目系，引发目风；饮酒时汗出受风，发为漏风；

行房事汗出受风，发为内风；沐浴时汗出受风，发为首风；久风入侵肠胃叫肠风，暴厉风毒入侵血脉，则病疠风。正如《素问·风论》云："风中五脏六腑之俞，亦为脏腑之风，各入其门户所中，则为偏风。风气循风府而上，则为脑风。风入系头，则为目风，眼寒。饮酒中风，则为漏风。入房汗出中风，则为内风。新沐中风，则为首风。久风入中，则为肠风飧泄。外在腠理，则为泄风。"

其中，疠风是风证中最严重的疾病，俗称"大风""癞风""麻风""大麻风""大风恶疾"等，即今之麻风病，疠风由暴疠风毒内侵血脉，凝滞荣气，日久化热，以致血气不清，血肉腐败而成。初起可见患处皮肉顽麻，次见面身红斑，继则皮肉肿溃无脓，渐及全身肌肤，日久可见头面肿大形如"狮面"，眉落目损，鼻柱溃疡，鼻塌唇裂，指趾变形，外阴溃疡等重症。《素问·脉要精微论》指出："脉风成为疠。"《素问·长刺节论》指出："病大风，骨节重，须眉堕，名曰大风，刺肌肉为故，汗出百日，刺骨髓，汗出百日，凡二百日，须眉生而止针。"《灵枢·四时气》也指出："疠风者，素刺其肿上，已刺，以锐针针其处，按出其恶气，肿尽乃止，常食方食，无食他食。"指出了疠风的治疗原则为散尽风邪，治疗方法以针刺为主，同时配合饮食宜忌。

后世医家多有见解。巢元方《诸病源候论》指出疠风的病因除外感风邪外，还与饮食劳倦等密切相关，治疗宜"先与雷丸等散，服之出虫"。程国彭《医学心悟》提出了"清湿热，祛风邪，以苦参酒、地黄汤并主之。外以当归膏涂之，往往取效"的治疗原则与方法。

五脏风的发生与感受当令之风邪有关。在春和甲乙日伤于风邪，为肝风；在夏和丙丁日伤于风邪，为心风；在长和戊己日伤于风邪，为脾风；在秋和庚辛日伤于风邪，为肺风；在冬和壬癸日伤于风邪，为肾风。《素问·风论》云："以春甲乙伤于风者为肝风，以夏丙丁伤于风者为心风，以季夏戊己伤于邪者为脾风，以秋庚辛中于邪者为肺风，以冬壬癸中于邪者为肾风。"

五脏风的症状与脏之功能及经络循行有关。肺风，多汗恶风，面色淡白，时有咳嗽气短，白天轻，夜晚重，眉上当见白色。心风，多汗恶风，舌唇焦燥，发怒，严重则言语不利，唇舌当见红色。肝风，多汗恶风，悲伤，面色微青，咽干，易怒，时憎女性，目下当见青色。脾风，多汗恶风，倦怠，乏力，面色淡黄，纳差，鼻头当见黄色。肾风，多汗恶风，面部浮肿，脊痛不能直立，面色黑如烟灰，小便不利，肌肤当见黑色。

《内经》中的风邪致病原文举例如下。《素问·至真要大论》云："诸暴强直，皆属于风。"《素问·阴阳应象大论》云："风胜则动。"《素问·太阴阳明论》云："故犯贼风虚邪者，阳受之……阳受风气……伤于风者，上先受之。"《素问·骨空论》云："风者百病之始也。""风从外入，令人振寒，汗出头痛，身重恶寒。"《素问·阴阳应象大论》云："邪风之至，疾如风雨。"《素问·评热病论》云："有病肾风者，面胕痝然壅，害于言。"《素问·奇病论》云："有病痝然如有水状……病生在肾，名曰肾风。"《素问·水热穴论》云："肾汗出逢于风，内不得入于脏腑，外不得越于皮肤，客于玄府，行于皮里，传为胕肿，本之于肾，名曰风水。”《素问·病能论》云：“有病身热解堕，汗出如浴，恶风少气，此为何病？岐伯曰：病名曰酒风。”《素问·金匮真言论》云：“东风生于春，病在肝，俞在颈项；南风生于夏，病在心，俞在胸胁；西风生于秋，病在肺，俞在肩背；北风生于冬，病在肾，俞在腰股。”《灵枢·岁露论》云：“贼风邪气之中人也，不得以时，然必因其开也，其入深，其内极病，其病人也卒暴；因其闭也，其入浅以留，其病也徐以迟。”《灵枢·五变》云：“一时遇风，同时得病，其病各异。”“肉不坚，腠理疏，则善病风。”《灵枢·论疾诊尺》云：“尺肤滑，其淖泽者，风也。”《灵枢·九宫八风》指出南方的风，是大弱风，内舍于心；西南方的风，是谋风，内舍于脾；西方的风，是刚风，内舍于肺；北方的风，是大刚风，内舍于肾；东方的风，是婴儿风，内舍于肝。《灵枢·论疾诊尺》云：“视人之目窠上微痈，如新卧起状，其颈脉动，时咳，按其手足上，窅而不起者，风水肤胀也。”

在《内经》五运六气理论中，更是重视岁运和岁气之风邪太过与不及，以及胜复淫郁变化所致疾病，例如，“岁木太过，风气流行，脾土受邪”，“岁土不及，风乃大行”，“少阳司天之政……风乃暴举”，“少阴司天之政……二之气，阳气布，风乃行”，“厥阴司天之政……风生高远”，“木郁之发……大风乃至”，“厥阴所至为生，为风摇”，“厥阴不退位也，风行于上”，“辰戌之岁……赤风化疫”，“风埃四起……即黄埃化疫也”，“厥阴司天，其化以风”，“厥阴司天，风淫所胜”，“风淫于内，治以辛凉”，“诸风掉眩，皆属于肝”，“诸暴强直，皆属于风”，“天有五行御五位，以生寒暑燥湿风”，“神在天为风，在地为木”，“东方生风”，“风以动之”，“大风摧拉……民病卒中偏痹”等。

从上述原文，不难发现，风邪可以侵袭人体的上下表里内外，脏腑、形体、经络无孔不入无处不到，致病广泛，证候繁多，引发的疾病数不胜数，其证候变化多端。

风邪侵犯人体，临床上最常见的有风寒风热的感冒、风疹、麻疹、头痛、咳嗽、眼疾、面瘫、肤痛、皮肤麻痒、肉痛、眩晕、腹痛、腹泻、头面及肢体震颤，以及周身肌肉走串疼痛、周身关节走窜疼痛，还可以引起风痹、风寒痹、风湿痹、风热痹等，邪气渐渐深入，还引发五体痹、五脏痹、六腑痹等痹证，其症状主要以肢体关节拘急、关节肿痛、关节肿胀，甚至关节变形、脊柱僵直、腰脊弯曲不能直立，以及五脏六腑功能失调等为主；风邪侵犯人体，引动内风，也可以出现偏枯，即半身不遂。

《金匮要略》指出风邪能入络、入经、入腑、入脏，还指出了五脏风证的特征，如“肺中风者，口燥而喘，身运而重，冒而肿胀……肝中风者，头目瞤，两胁痛，行常伛，令人嗜甘……心中风者，翕翕发热，不能起，心中饥，食则呕吐”等。《中藏经》《千金要方》也专门列有五脏风的章节，指出了灸背部五脏俞穴来治疗五脏风。《圣济总录》收载历代五脏风并增补了方药，扩大了五脏风治疗的范围，丰富了五脏风的内容。

通过对《内经》“风为百病之长”“风者，百病之始”的学习，提示临床诊治疾病、养生保健和预防疾病时，要注意以下几点：

一是，四季皆有风。虽然风邪所致疾病以春季为主，但是，四季皆有风邪，只是风向不同而已，各季节之风均可伤人，尤其冬春之东北风、秋季的西风、秋冬之交的西北风、冬季的北风，其伤人不可忽视。

二是，百病缘于风。风为百病之始，风为百病之长。

三是，正虚才受风。虽然风邪是百病的开端，是百病之始，但是，风邪能否侵犯人体，关键在于人体正气是否充足，正气存内，邪不可干。正如《灵枢·百病始生》篇云："风雨寒热不得虚，邪不能独伤人。卒然逢疾风暴雨而不病者，盖无虚，故邪不能独伤人。此必因虚邪之风，与其身形，两虚相得，乃客其形。两实相逢，众人肉坚。其中于虚邪也，因于天时，与其身形，参以虚实，大病乃成。"

四是，不只人的头部及体表易受风。风邪可以侵袭人体的上下、表里、内外、脏腑、形体、经络，风邪侵犯人体无孔不入，无处不到，致病广泛，证候繁多，均是因风邪善行数变、变化多端性质决定的。

五是，一旦病风，宜及时治疗，以防传变，病邪深入易累及脏腑，则其病缠绵难愈。

## 39　五脏咳、六腑咳

五脏咳、六腑咳，见于《素问·咳论》。

咳，是临床常见病证。《内经》多篇均有提及，《素问·咳论》是论咳的专篇，该篇对咳的病因、病机、症状、分类、传变规律及治疗原则等有较为系统的阐述。

首先，认为咳由寒邪所致，外有风寒邪气侵袭，内有寒凉饮食入胃。风寒外袭，邪气由表及里内舍于肺，内有寒冷饮食入胃，邪气上至于肺，肺为娇脏不耐寒凉，内外之寒伤及于肺，导致肺气失调，宣降失常发为肺咳。其云："皮毛先受邪气，邪气以从其合也。其寒饮食入胃，从肺脉上至于肺则肺寒，肺寒则外内合邪因而客之，则为肺咳。"

其次，咳虽为肺之病变，但是，其他脏腑病变也可影响于肺，发生咳嗽，即咳不止于肺而又亦不离于肺，例如：肝火犯肺、寒水射肺、脾湿犯肺、心肺气虚等均可致肺气上逆发生咳嗽，咳还与季节有关，例如，秋季感邪则肺先受邪，春季感邪则肝先受之再传至肺，夏季感邪则心先受之再传至肺，长夏感邪则脾先受之再传至肺，冬季感邪则肾先受之再传至肺。

五脏咳的症状特点是咳嗽还兼有各脏腑经脉气血运行失常所致的相关部位疼痛，如心手少阴之脉上夹咽，故心咳症状为咳嗽、心痛、咽喉阻塞不利等；肝足厥阴之脉布胁肋，故肝咳症状为咳嗽、两胁胀痛等；脾足太阴之脉上膈，夹咽，其气主右，故脾咳症状为咳嗽、右胁下痛牵引肩背、咳甚不可以动；肾足少阴之脉贯脊属肾入肺中，故肾咳症状为咳嗽、腰背疼痛、咳涎。

六腑咳为五脏咳经久不愈，传至表里相合之腑而成。六腑咳的症状特点是咳嗽兼有六腑功能失常的吐、泄、遗失、遗溺等气虚症状，其云："五脏之久咳，乃移于六腑。"脾咳不已传至胃，咳而呕，呕甚则呕蛔虫；肝咳不已传至胆，咳呕胆汁；肺咳不已传至大肠，咳甚遗便；心咳不已传至小肠，咳甚排气；肾咳不已传至膀胱，咳而遗溺；久咳不愈传至三焦，咳而腹满，不欲食饮。五脏咳是咳嗽剧烈的初起阶段，兼症多为咳剧引起的牵引痛；六腑咳则是咳嗽日久不愈影响他脏，出现气虚不摄的一类证候。

咳嗽的主要病位在肺，其他脏腑病变也可影响到肺而发咳嗽，但是，咳嗽与肺胃两脏关系最为密切，即“皆聚于胃，关于肺”，这是对咳论的全面总结和高度概括，与该篇篇首前后呼应。

咳嗽可以用针刺治疗，原则为“治脏者治其俞，治腑者治其合，浮肿者治其经”，即根据不同类型的咳嗽，选取不同的穴位进行治疗。五脏咳，宜针刺五脏之俞穴，六腑咳，宜针刺六腑之合穴，久咳兼见浮肿，是邪入经络，水液随气逆乱泛溢，宜针刺经穴以疏通经络，消除水肿。此针刺治咳原则，寓含了辨证论治的思想。

关于咳嗽的分类，历代医家各有所见，例如，《诸病源候论·咳嗽候》提出十咳，肺咳、肝咳、心咳、脾咳、肾咳、风咳、寒咳、久咳、胆咳、厥阴咳等。《景岳全书》指出：“咳嗽之要，止惟二证，何为二证？一曰外感，一曰内伤，而尽之矣。”“外感之邪多有余，若实中有虚，则宜兼补以散之。内伤之病多不足，若虚中夹实，亦当兼清以润之。”《医学入门》指出：“新咳有痰者外感，随时解散；无痰者便是火热，只宜清之。久咳有痰者燥脾化痰，无痰者，清金降火。”为后世辨治咳病提供了思路。

五脏咳、六腑咳之理论，提示临床诊治宜辨证论治，提示平日养生保健注意从外防和内调两方面着手呵护肺脏。

# 40　五脏痹、六腑痹

五脏痹、六腑痹，见于《内经》多篇，《素问·痹论》为论痹专篇。

痹，闭也，闭塞不通之意。此痹，指痹证，为临床常见病证。

痹证以肢体关节疼痛、痛处走窜或固定、困重麻木为主要症状，其病因病机为外感风、寒、湿邪气，内伤饮食起居、劳倦七情，致使经络闭阻、营卫凝涩、脏腑气血运行不畅。

提起风寒湿致痹，马上想到的是关节疼痛，痹证最常见的症状是关节疼痛，但是，这只是一个方面，其病机错综复杂，症状也繁多，病邪侵入常累及脏腑，并且还有不同的分类，这些在《内经》中均有阐述。

首先，痹证中的行痹、痛痹、着痹是临床最常见的，是风寒湿邪杂合而导致的，邪气的性质不同，病机不同，症状也不同，分为三类，如《素问·痹论》云："风寒湿三气杂至，合而为痹也。其风气胜者为行痹；寒气胜者为痛痹；湿气胜者为著痹也。"痛处走窜不定的为行痹，痛处固定不移的为痛痹，痛兼困重顽麻的为着痹。

不同的季节感受当令的邪气，邪气客于五体，则发为五体痹，即骨痹、筋痹、脉痹、肌痹、皮痹。五体痹不愈，复感风寒湿邪气，邪气内传，则发生五脏痹。其云："以冬遇此者为骨痹，以春遇此者为筋痹，以夏遇此者为脉痹，以至阴遇此者为肌痹，以秋遇此者为皮痹。""骨痹不已，复感于邪，内舍于肾；筋痹不已，复感于邪，内舍于肝；脉痹不已，复感于邪，内舍于心；肌痹不已，复感于邪，内舍于脾；皮痹不已，复感于邪，内舍于肺。”

五脏痹，虽有风寒湿邪气复感，但是，内因也起着重要作用，其内因是情志躁动，心烦不安，忧愁思虑等，则耗损五脏之精气神，邪气侵犯，则发五脏痹，即“阴气者，静则神藏，躁则消亡”，若形不妄动，情志宁静，阳气固密，精气神内守，则形气神正常，邪不可干。

六腑痹，也如此，虽然外有风寒湿邪气复感，但是也有内因，其内因是饮食不节，致使肠胃先伤，痹邪内传于腑所致，即“饮食自倍，肠胃乃伤”“食饮居处，为其病本也”。

五脏痹和六腑痹的证候表现也与相应脏腑功能及气机失调或痹阻相关。例如，肺痹，见烦闷、喘呕。心痹，见心悸、气短、嗌干、善噫、恐。肝痹，见夜卧惊骇、多饮数小便、腹胀。肾痹，见腹胀、足不能行、头俯不能仰。脾痹，见四肢无力、咳呕、痞满。肠痹，见二便不利、腹胀肠鸣、飧泄。膀胱痹，见小腹热痛不得按、小便难、鼻流清涕。

痹证的预后，与风、寒、湿邪气的性质及其病位深浅有关。风为阳邪，其性轻扬，故风邪偏胜者“易已”，病位表浅者“易已”。邪犯筋骨，病位在深，故病情缠绵持久，入于内脏者预后较差。其云：“其风气胜者，其人易已也……其入脏者死，其留连筋骨间者疼久，其留皮肤间者易已。”

《素问·痹论》指出痹证可用针刺治疗，辨证取穴与局部取穴相结合，例如，五脏取俞穴，六腑取合穴，循经辨证取穴，再配合局部痛处取穴则痹可愈。

《灵枢·周痹》还指出了周痹和众痹的区别。周痹是风寒湿邪侵于血脉之中所致，邪气随脉上下运行，周遍全身，而不像众痹那样左右更替发作，是随脉气运行到哪里，哪里就发生疼痛。疼痛是沿着经脉从上往下走窜的，针刺的方法是，先在其下部即疼痛部位的前方针刺，以制止邪气走窜；之后再刺其上部疼痛的部位，以祛除邪气。众痹的疼痛特点是其疼痛部位相对固定，时发时止，此起彼伏，左右交替，但不能周流全身上下，而是时发时止，针刺时，还要针刺已不疼痛的原发部位，以免复发。

《内经》有四十余篇论及痹证，以病因命名的有：风痹、寒痹、湿痹、热痹；以证候特征命名的有：行痹、痛痹、着痹、周痹、众痹、挛痹、久痹、大痹、暴痹、远痹、厥痹、痿痹；以发病肢体组织命名的有：皮痹、肉痹、筋痹、骨痹、血痹、足痹；以十二经筋分布区域并结合受病的时间命名的有：孟春痹、仲春痹、季春痹等十二种类型的筋痹；以脏腑命名的有：心痹、肺痹、肝痹、脾痹、肾痹和肠痹、胞痹等。

《素问·痹论》中对五脏痹、六腑痹的阐释，不仅提示医生临床诊治要辨别邪气性质、邪气轻重，更重要的是提示平日生活要重视外防风、寒、湿等邪气，在内要时时调情志、调饮食、调起居、调劳逸，使精气神内守，六腑和畅，预防痹证。

# 41 生病起于过用

生病起于过用，语出《素问·经脉别论》。

过，指太过。生病起于过用，指疾病的发生都是由于过用所造成的。《素问·经脉别论》云："故饮食饱甚，汗出于胃。惊而夺精，汗出于心。持重远行，汗出于肾。疾走恐惧，汗出于肝。摇体劳苦，汗出于脾。故春秋冬夏，四时阴阳，生病起于过用，此为常也。"

过用，是哪方面过用呢？主要有两个方面。

第一个方面是外因太过。感受大自然的风、热、火、湿、燥、寒六淫邪气太过，例如，春季感受风邪，夏季感受暑邪或夏季在温度很低的空调房里感受风寒之邪，长夏感受暑湿之邪，秋季感受燥热或凉燥之邪气，冬季感受寒冷之邪，或者长期工作或生活在寒冷、潮湿的环境里，像水下作业，以及长时间在很热或很干燥的地域。这样的过冷、过热、过湿、过燥，都会使六淫邪气侵犯人体，使身体发生感冒、咳嗽、哮喘、头痛、发热、恶寒、肢体困重、关节疼痛、荨麻疹等外感疾病，久而久之，经年不愈，致使病邪深入，病情逐渐加重，还会引发其他相关疾病。

第二个方面是内因太过。内因指饮食不节、起居失常、劳逸过度、七情不遂等，如果体质相对比较好，正气比较充足的话，偶尔饮食不节、起居失常、劳逸过度、七情不遂，并不一定导致疾病，但是，如果长期或经常地饮食不节、起居失常、劳逸过度、七情不遂，久而久之，必定会引发相关疾病。

相比较而言，外因所致疾病首先损伤的是筋骨脉肌皮骨骼关节，再进一步向内传变；但是，内伤所致疾病，则直接损伤五脏六腑。

生病起于过用，提示对待四季寒暑气候的变化要予以重视，关注四季变化及异常气候，关注自己工作环境的风热寒暑燥湿之气是否对人体有害，关注平日生活及工作中的衣被薄厚冷热并予以及时调节，认真地对待每一餐，睡好每一觉，心情愉快地度过每一天，这些看似小事，但是，长期认真地遵守，则健康；否则，日积月累就属于“过用”，轻病渐渐变成重病。

## 42　因于湿，首如裹

因于湿，首如裹，出自《素问·生气通天论》。

因于湿，首如裹，意思是伤于湿邪，主要表现是头部困重如被物裹，自觉头部困重，头部好像被裹住、箍住一样。湿，指外湿，感受六淫中的湿邪。《素问·生气通天论》指出：“因于湿，首如裹，湿热不攘，大筋软短，小筋弛长，软短为拘，弛长为痿。”

居住环境潮湿、工作环境潮湿、长时间水上作业、钓鱼、经常晚上睡在水边、盛夏时节到山里湖水游泳、经常晚上洗浴后湿着头发睡觉等这些易感受外湿，容易出现首如裹的症状。人体体质湿气偏重的人，也容易出现首如裹的症状。内湿和外湿均可以使人出现首如裹的症状。

这是因为湿为阴邪，性质重浊，黏腻，容易阻遏人体阳气运行，阻滞人体气机升降，清阳之气应该上升，使人头部清爽，耳目聪明，官窍通利。现在湿气困重，阻遏阳气运行，清阳不升，湿气滞留全身筋脉，出现首如裹的症状。

感受湿邪，其症状不仅头困重，还伴有眩晕，高血压，恶心，口中黏腻，身体沉重，晨起手指紧、胀、僵、屈伸不利，体重超重，以及大便黏腻不爽或便溏，舌苔白厚有齿痕，女性会有白带增多，月经不调，子宫内膜增厚，多囊卵巢，纳氏囊肿，湿疹，湿疮等。一般情况下，体重超重的人，体内湿气相对偏重一些，但是，体型偏瘦兼有脾虚湿盛的话，也会出现上述表现，并且，在不同的季节、不同的饮食情况下，上述表现轻重程度也不同。

湿气困阻经脉，还有寒湿与湿热之分。脾主升清阳，脾虚化湿无力。因此，在调理及治疗时重在健脾，健脾祛湿，益气升阳。日常生活中，饮食不要寒凉，少油腻，锻炼身体时要把能否出汗作为运动达标的标准，因为运动出汗有利于祛除湿气。有的人对出汗排湿存在误区，去汗蒸、去泡温泉、去游泳，脾虚湿盛之人不建议这样做。建议在干爽的环境下，主动运动状态下出汗，才能有助于祛除湿气。在饮食中，可以配合山药、薏米、红豆、茯苓、炒白术、冬瓜、丝瓜、玉米须等。中成药中的参苓白术丸健脾祛湿，老少皆宜，可以长期服用，以助改善脾虚湿盛的体质。如果自己调整困难的话，还是要看中医。总之，湿气偏盛对人体影响很大，根本在于脾虚。

# 43　昼不精，夜不瞑

昼不精，夜不瞑，出自《灵枢·营卫生会》。

昼不精，夜不瞑，其意为白天不精神，夜里睡不着。

什么人“昼不精，夜不瞑”呢？为什么白天不精神，夜里睡不着呢？《灵枢·营卫生会》指出老年人夜晚睡眠少，白天困倦不精神，这是由于老年人的营卫之气运行失调所造成的。

卫气循行规律是昼行于阳，夜行于阴。早晨，人体卫气从足太阳膀胱经的睛明穴出于表，人就从睡眠中醒来，卫气白昼运行于表，到了晚间该就寝之时，卫气从阴跻脉进入足心，经过足少阴肾经进入肾脏，之后以五行相克之序周流五脏，卫气就开始了夜行于阴的运行，卫气夜里入里循行于五脏，人就处于睡眠状态。即卫气早晨行于表，人就醒来；卫气晚间行于内里，人就睡眠。正如《灵枢·营卫生会》篇云：“卫气行于阴二十五度，行于阳二十五度，分为昼夜，故气至阳而起，至阴而止。”起，指寤，即醒来；止，指寐，即睡眠。

因此，无论何种原因只要影响了人体卫气昼夜循行规律，使其晚间不能进入阴分，就会出现失眠；早晨卫气不能出于阳分，则困倦多眠。

昼不精，夜不瞑，在《灵枢·营卫生会》篇中，指老年人白天不精神，夜里睡不着。这是因为老年人气血已衰，肌肉枯涩，营卫二气运行之道涩滞，卫气在晚间该入里而不能入里，故眠少。卫气在白昼当循行于体表而不能出于表，精气衰少，导致卫气运行之道涩滞，五脏功能不相协调，营气衰少而卫气又向营气克伐，所以白天没有精神，夜里睡眠少。其云：“老者之气血衰，其肌肉枯，气道涩，五脏之气相搏，其营气衰少而卫气内伐，故昼不精，夜不瞑。”

而青壮年人就不同了，青壮年人白天精力充沛，夜里睡得沉，这是因为青壮年人气血充盛，肌肉润滑，营卫之气运行之道通利，营卫二气运行正常，所以白天精神饱满，夜里能熟睡。其云：“少壮之人不昼瞑者，何气使然？岐伯答曰：壮者之气血盛，其肌肉滑，气道通，荣卫之行不失其常，故昼精而夜瞑。”

《灵枢·邪客》篇也指出了邪气侵犯人体，致使营卫循行失常，引发失眠的道理。大意为水谷入于胃中，经消化吸收后，分为三条道路，糟粕出于下焦，津液出于中焦，宗气出于上焦。宗气积于胸中，出于喉咙，以贯通心肺之脉，主司呼吸。营气，即水谷精微之稠厚的部分，其在心肺等脏的作用下，变为血液行于脉中，在外营养四肢百骸，在内滋养五脏六腑，其循行的速度与铜漏的刻数相应。卫气，是水谷精微之中悍气所化，其气慓疾滑利，运行于四肢分肉皮肤之间而无休止，白昼行于阳分二十五周，黑夜行于阴分二十五周，傍晚入于阴分脏腑时，要经过足少阴肾经。若厥逆之气客于五脏六腑，则卫气行于阳分，而不得入于阴。卫气行于阳则阳气盛，阳气盛则阳跷脉满盛，卫气不能入于阴分，阴分卫气虚少，故不能眠。其云：“卫气者，出其悍气之慓疾，而先行于四末分肉皮肤之间，而不休者也，昼日行于阳，夜行于阴，常从足少阴之分间，行于五脏六腑。今厥气客于五脏六腑，则卫气独卫其外，行于阳不得入于阴，行于阳则阳气盛，阳气盛则阳跻陷，不得入于阴，阴虚故目不瞑。”

《灵枢·邪客》还指出了失眠的治疗原则是补阴分之不足，泻阳分之有余，调理阴阳的盛衰虚实，通调营卫运行之道路，疏通经络之壅塞，使阴阳和利，同时再饮服半夏汤一剂，阴阳营卫二气运行之路畅通，则能卧睡。若是新患失眠，服第二次时就能入睡，汗出则病痊愈。若是久患失眠，服三剂后能痊愈。其云：“补其不足，泻其有余，调其虚实，以通其道而去其邪，饮以半夏汤一剂，阴阳已通，其卧立至……故其病新发者，覆杯则卧，汗出则已矣。久者，三饮而已也。”此半夏汤，也是《内经》十三方之一。

汉代医家张仲景《金匮要略》中的桂枝龙骨牡蛎汤，以及宋代医家陈无择《三因极一病证方论》的温胆汤，均是运用调和营卫之法治虚烦不眠、惊悸不宁的经典方剂。

由此可见，人的睡眠与营卫二气循行关系密切。营卫运行失常是导致睡眠障碍的主要机理之一，调和营卫也就成为临床治疗不寐、嗜睡的重要治则之一。

## 44　脾病而四肢不用

脾病而四肢不用，出自《素问·太阴阳明论》。脾病而四肢不用，意为脾气虚则四肢无力。

为什么脾病则肢体痿弱不用呢？《素问·太阴阳明论》指出：“脾病而四肢不用，何也？岐伯曰：四肢皆禀气于胃，而不得至经，必因于脾，乃得禀也。今脾病不能为胃行其津液，四肢不得禀水谷气，气日以衰，脉道不利，筋骨肌肉皆无气以生，故不用焉。”意为四肢的营养物质来自胃受纳腐熟的水谷精微，水谷精微营养物质不能径直从胃到达四肢，而起到濡养四肢的作用，必须经过脾的运化，才能使得水谷精微营养物质到达肢体以起到濡养作用，使肢体运动自如，运动有力量。脾气虚，则不能把胃的水谷精微物质运送到四肢百骸，四肢得不到水谷精微的滋养，身体的各部机能就会下降，筋骨肌肉失去滋养，日久会导致肢体软弱无力，甚至痿废不用。

那么，脾是如何将胃所受纳腐熟的水谷精微运送至四肢百骸的呢？《素问·太阴阳明论》指出，脾与胃仅以一膜相连，脾却能为胃行其津液的道理，足太阴，是三阴，其经脉贯通于胃，连属于脾，上络于咽，所以脾能够为胃将水谷精微转输到手足三阴经；足阳明胃经是足太阴脾经之表，是五脏六腑营养的源泉，所以也能将精微输送于手足三阳经。五脏六腑均因脾气的转输而得到胃之水谷精微的营养，所以说脾能为胃运行津液。脾病，四肢得不到水谷精微的濡养，日益衰弱，脉道不利，筋骨肌肉尚失营养，所以失去正常的功能。其云：“帝曰：脾与胃以膜相连耳，而能为之行其津液何也？岐伯曰：足太阴者三阴也，其脉贯胃属脾络嗌，故太阴为之行气于三阴。阳明者表也，五脏六腑之海也，亦为之行气于三阳。脏腑各因其经而受气于阳明，故为胃行其津液。四肢不得禀水谷气，日以益衰，阴道不利，筋骨肌肉无气以生，故不用焉。”

《素问·痿论》针对脾病而四肢不用，提出了“治痿者独取阳明”，后世医家治疗肢体痿软无力类疾病时，也多从脾胃着手，因为中焦脾胃为“后天之本”“五脏六腑之海”“气血生化之源”，只有脾胃健运才能化源充足，气血津液旺盛，脏腑经络四肢百骸皮毛筋骨均能得到充养，从而使肢体健壮，关节滑利，运动自如。

脾病而四肢不用，提示在日常生活中要重视调护脾胃，首先，要按时用餐，定时定量，营养合理；其次，劳逸适度，过劳伤脾，进而损及五脏精气；再有，情志宜调畅，情志失调，则首先影响气机升降，直接影响中焦脾胃气机升降，出现脾胃失和、四肢无力及相关脏腑失调的症状。

## 45　三部之气，所伤异类

三部之气，所伤异类，出自《灵枢·百病始生》。

三部，指人体的上、中、下三个部位；三部之气，指伤于人体体表上部的风雨邪气、伤于人体体表下部的清湿邪气、伤于人体五脏的喜怒这三类邪气。三部之气，所伤异类，意指邪气性质不同，侵袭人体的部位及导致的疾病也不同。

三部之气，所伤异类，指出了许多疾病发生的一般规律，一般是源于外感风雨、清湿及内伤情志不遂，不同的邪气损伤人体不同部位。如果自身正气虚弱，又加上外感四时邪气，则患外感病，风雨之邪从天而降，属阳，清湿之邪由地而出，属阴，均属于外邪。风雨之邪属阳，故伤及人体体表的上部；清湿之邪属阴，故伤及人体体表的下部；喜怒忧思等七情病因属阴邪，五脏在内属阴，阴邪伤阴分，故七情过激直接伤五脏。无论是外感邪气，还是内伤七情，如果没有得到及时的治疗，病邪则会由浅入深、由表入里逐渐深入，致使病情发生变化，且不断加重，邪气在体内的变化数不胜数。正如《灵枢·百病始生》云："黄帝问于岐伯曰：夫百病之始生也，皆生于风雨寒暑，清湿喜怒。喜怒不节则伤脏，风雨则伤上，清湿则伤下。三部之气，所伤异类，愿闻其会。岐伯曰：三部之气各不同，或起于阴，或起于阳，请言其方。喜怒不节则伤脏，脏伤则病起于阴也，清湿袭虚，则病起于下，风雨袭虚，则病起于上，是谓三部。至于其淫泆，不可胜数。"

《内经》认为不同的邪气侵犯人体后，伤害人体的部位也不同，这是由邪气的性质所决定的。例如，在《素问·阴阳应象大论》指出，天之风热火湿燥寒六淫邪气，侵犯人体的途径是首先经过喉进入肺，进而损害五脏，因为喉主天气，饮食水谷由地所化生，饮食失节，则损害于六腑，咽主地气，饮食水谷经过咽喉进入于胃，地之湿气偏盛，湿邪侵犯人体，致使经脉营卫运行迟滞，损害皮肉筋脉。其云："天之邪气，感则害人五脏；水谷之寒热，感则害于六腑；地之湿气，感则害皮肉筋脉。"

再如，《素问·太阴阳明论》也指出邪气的性质不同，损伤人体的部位也不同。外感风热火湿燥寒六淫之邪属于阳邪，故侵犯人体的阳分，人体的体表属阳，人体的上部属阳，故外感六淫邪气侵害人体体表和上部；饮食不节，属于内伤，内伤邪气属于阴，人体脏腑在内属阴，故饮食不节，损伤人体阴分；阳邪侵犯人体之后，向内传入六腑，因为六腑属阳；阴邪侵犯人体后，向内传入五脏，因为五脏属阴；邪入六腑，则出现睡眠异常，喘息等实证；邪入五脏则出现胸膈胀满、飧泄、肠澼等虚证；人体属阳的上部及体表容易感受风邪，因为六淫当中还分阴阳，风为阳邪，阳邪伤于人体阳分；人体的阴分，即下部，易被湿邪所伤，因为湿邪在六淫邪气中属于阴邪，阴邪伤人体阴分，所以伤害人体的下部。其云："故犯贼风虚邪者，阳受之；食饮不节，起居不时者，阴受之。阳受之则入六腑，阴受之则入五脏。入六腑则身热不时卧，上为喘呼；入五脏则䐜满闭塞，下为飧泄，久为肠澼。故喉主天气，咽主地气。故阳受风气，阴受湿气。故阴气从足上行至头，而下行循臂至指端；阳气从手上行至头，而下行至足。故曰阳病者上行极而下，阴病者下行极而上。故伤于风者，上先受之；伤于湿者，下先受之。"

《素问·阴阳应象大论》也指出七情有阴阳之分，七情不遂伤害的五脏也各不同。七情不遂属于内伤病因，内伤病因相对于外感六淫病因，内伤病因属于阴邪，阴邪伤人体的阴分，五脏属阴，故情志致病直接损伤五脏，但是，七情当中又分阴阳，五脏当中也分阴阳，怒在志属肝，肝位于下焦为阴脏，那么，暴怒则伤肝；喜在志属心，心位于上焦属于阳脏，那么，暴喜则伤心。其云："暴怒伤阴，暴喜伤阳。"

三部之气，所伤异类，一是提示临床诊治疾病时，宜关注邪气的阴阳属性及损伤的不同部位，以正确辨证施治；二是提示平日养生保健及预防疾病，宜既重视外防四时季节的六淫邪气，又重视内调饮食、起居、劳逸、运动及情志，外防与内调同时抓起。

# 46 冬伤于寒，春必温病

冬伤于寒，春必温病，见于《素问·生气通天论》《素问·阴阳应象大论》等篇，意为冬伤于寒邪，到了春季易发温病。

冬伤于寒，春必温病，是否患温病，《内经》认为其关键是冬季里是否损伤了肾精，或其人之体质是否肾精不足，如果是的话，那么冬季伤于寒，至春则易患温病。

冬主藏，肾应冬，肾主藏精。肾精充足，肾之阴阳精气平衡，在春季阳气升发之时，体内阳气能够得到肾精的滋养而不亢，肾精充足，阳气升发正常，阴精与阳气和谐互根互用。如果冬中于寒邪，当时即病为伤寒，宜辛温发散，当时不病，所伤的寒邪伏里，入里化热，或又遇长期极度劳倦损伤肾精，或纵欲过度损伤肾精，肾中之精不足，内生相火，难以支撑阳气之升发，至春季自然阳气生发之时，天之阳升引发人体内相火妄行而上升，恰逢又被自然春季之风邪所伤，风为阳邪，风邪与体内之热两者互感，两阳相合，发为温病。

冬伤于寒，春必温病，提示在冬季闭藏的时节里，不只是防寒避寒防外邪，更重要的是保持肾中精气充足，一切有损肾精之事均为禁忌。禁忌的内容主要有：忌过劳，恐伤精；忌纵欲，恐伤精，逆之则伤肾。宜顺应冬之藏来养生。例如，早卧晚起，去寒就温，无泄皮肤等，正如《素问·四气调神大论》云："冬三月，此谓闭藏……养藏之道也。逆之则伤肾，春为痿厥，奉生者少。"《素问·金匮真言论》亦云："藏于精者，春不病温。"

冬伤于寒至春患温病的理论，在《内经》多篇有述。例如，《素问·生气通天论》云："是以春伤于风，邪气留连，乃为洞泄；夏伤于暑，秋为痎疟；秋伤于湿，上逆而咳，发为痿厥；冬伤于寒，春必温病。四时之气，更伤五脏。"《素问·阴阳应象大论》云："冬伤于寒，春必温病；春伤于风，夏生飧泄；夏伤于暑，秋必痎疟；秋伤于湿，冬生咳嗽。"《灵枢·论疾诊尺》云："冬伤于寒，春生瘅热；春伤于风，夏生后泄肠澼；夏伤于暑，秋生痎疟；秋伤于湿，冬生咳嗽。是谓四时之序也。"《素问·水热穴论》云："冬取井荥，春不鼽衄，此之谓也。"《素问·疟论》云："温疟者，得之冬中于风寒，气藏于骨髓之中，至春则阳气大发，邪气不能自出，因遇大暑，脑髓烁，肌肉消……名曰温疟。"

"四时之气，更伤五脏"是指四时邪气更替伤人，最终殃及五脏，因此，各时令季节里，均宜注意防范当令之邪，若被当令之邪损伤宜正确治疗。四时邪气侵犯人体，即时不病，则邪气内伏，至下一时令感受当令邪气，新感引动伏邪而发病，后世将此称为伏邪为病，伏邪为病属于广义温病范畴。

在《内经》中指出，温病的发生，还由于冬季非时之暖的邪气所致，其机理是感受了暖冬的邪气，冬季该冷不冷，在六气的终之气小雪至大寒的时段里，即主气太阳寒水当令的隆冬时节，客气是少阳相火（年支是巳或亥的年份），以及客气是少阴君火（年支是卯或酉的年份），该冷不冷，冬温不冻，流水不冰，蛰虫出见，在冬或春，易引发温病。其机理是冬季气候温暖，自然阳气早升阴精不藏，人体相火妄动，肾不藏精，精不内守，与温毒之邪，则发温病。强调的是，此种温病，多为瘟、疫、疠，具有传染性。例如，《素问·六元正纪大论》云："凡此厥阴司天之政……终之气，畏火司令，阳乃大化，蛰虫出见，流水不冰……其病温厉。""凡此阳明司天之政……终之气，阳气布，候反温，蛰虫来见……其病温。"

在《内经》中，还指出春有非时之暖，或夏季时节里异常炎热及秋有非时之暖等所致的异常气候情况下，也易引发温病或瘟疫，《素问·六元正纪大论》指出年支是丑未之岁，"二之气，大火正，物承化，民乃和，其病温厉大行，远近咸若"。年支是辰戌之岁，"初之气，地气迁，气乃大温，草乃早荣，民乃厉，温病乃作"。

温病发生的时段不一定仅仅是春季，温病发生的病因有外因有内因，五运六气异常所致的温病也要引起重视，其中部分温病属于烈性传染性疾病，即瘟疫。

## 47　邪风之至，疾如风雨

邪风之至，疾如风雨，出自《素问·阴阳应象大论》。

邪风之至，疾如风雨，意指外感六淫邪气侵犯人体，致使人体发生的疾病来势迅猛，发病速度快。邪风，指以风邪为代表的六淫之邪。疾如风雨，指急如疾风暴雨，形容外感邪气侵袭人体的速度很快，并且迅速由表内传入里。

表与里是一个相对的概念，所指的病变部位并不是固定的，以整体而言，则病在皮肤、毛窍、肌肉、经络等部位的时候为外属表，在脏腑、骨髓等组织器官的时候为内属里。再比如以皮毛与经络相对而言，则皮毛属表，经络属里；以脏与腑相对而言，则腑为表，脏为里。

外感六淫邪气，侵犯人体，有以下几种情况，一是，人体正气不足，感受了异常气候的六淫邪气，即非其时有其气的六淫之邪，也就是感受了不是这个时令应该有的气候；二是，人体正气不足，对正常气候的寒热调节能力下降，或阳气不足，卫表不固，即或是正常气候条件下，也时常外感；三是，自然界突如其来的狂风暴雨、黄沙毒雾、久旱、水灾等造成的邪气，也易侵犯人体。

外感邪气侵犯人体，首先侵犯人体的体表肌肤，其病来势急骤，即刻出现症状，若不及时采取正确的治疗，则邪气由表向里传变，病及脏腑，不仅部位发生变化，疾病性质在内传过程中也会发生变化。外感疾病的初期或中期，多由于机体正气受损，抗病能力减退，正气不能制止病邪的致病作用，病邪得以向里向内发展，或因邪气过盛，或因失治、误治等因素，以致表邪不解，迅速传变入里。常见的外感风寒感冒证，首先出现怕冷、体温高、无汗等寒邪在表的主要临床症状。若在表的风寒之邪不解，可由肌表而内传入里，影响到肺、胃的功能，可发展为高热、口渴、喘咳、便秘等更为严重的临床表现，此时由表寒证转化变成了里热的病变。病情加重，不易痊愈。

《素问·阴阳应象大论》指出："故邪风之至，疾如风雨，故善治者治皮毛，其次治肌肤，其次治筋脉，其次治六腑，其次治五脏。治五脏者，半死半生也。"意为善于诊治疾病的医生，当外邪刚侵入皮毛的时候，就给予及时有效的治疗，不让病邪继续深入；相对于技术一般的医者，等到病邪在肌肤的时候才治疗；更差的，病邪在五脏的时候才治疗。当病邪传入到五脏则病情严重，这时治疗的效果差。所以临床上遇到外感病患者，及时有效的诊断，早期治疗，不致病邪深入，这样才能把握治病的最佳时机，患者也要积极配合，身体不适及时治疗，早期治疗，对身体损伤小，容易治疗；晚期治疗，病邪对身体损伤严重，有的疾病甚至难以治愈。

## 48　高梁之变，足生大丁

高梁之变，足生大丁，语出《素问·生气通天论》。

高，通“膏”，脂膏的膏，指肥甘厚味之食物；梁，通粱，指精细的食物，磨得很精细的米面。之，定语；变，变化，灾害。足，意为足可以。生，发生；大丁，严重的疔疮。高梁之变，足生大丁，全句意为过食肥甘厚味，食物过于精细，包括饮酒、甜味的食物，久而久之，会发生严重的疔疮。

为什么过食膏粱厚味，会发生疔疮类疾病呢？《素问·奇病论》云：“肥者令人内热，甘者令人中满，故其气上溢，转为消渴。”即过食肥甘厚味精细的食物及嗜酒，能化热、生湿、生痰，使体内湿热、痰湿气偏盛，或者使原本的痰湿质或湿热质的体质，更加严重。

过食膏粱厚味，久而久之，会出现困倦、懒惰、迷迷糊糊不精神、面色黄暗、口腔黏腻、口腔有甜味、四肢困重、四肢肿胀、大便不成形、大便黏腻不爽、舌苔黄厚腻或白厚腻、痤疮、疖子、湿疹、湿疮、身体脂肪瘤、纤维瘤、体重超重、肠息肉、肠脓肿、足脓肿溃烂，甚至脾胃肝胆胰等消化系统肿瘤、心慌、心悸、心痛及血压升高等心脑血管疾病、血脂、血糖、尿酸升高等内分泌代谢障碍性疾病等。

长期过食膏粱厚味，则严重影响人体健康。高梁之变，足生大丁，提示饮食宜自律。一是自我调整，改变不良的饮食习惯，饮食宜营养均衡、荤素搭配、合理膳食、杂食少食、定时定量，平时粗茶淡饭、粗粮杂粮有益于调整痰湿体质，例如，薏米、红豆、丝瓜、冬瓜、山药、玉米须等可以适当食用。二是坚持每日适当运动，运动时适当出汗，能促进机体的代谢。湿气偏重体质的人，平素易汗，这属于不正常的汗，通过运动排出汗，痰湿体质得到调整，自汗湿汗的症状即可痊愈。三是中医中药调整体质，越早调整，效果就越好。痰湿体质的形成过程很复杂，病机涉及寒湿、湿热、气滞、气郁、气虚、阴虚、阳虚、血瘀等，病机错杂，症状表现各异，加之个体生活饮食及体质差异，所以，用中医中药辨证治疗，效果会更好。

## 49　食肉则复，多食则遗

食肉则复，多食则遗，出自《素问·热论》。

食肉则复，多食则遗，是《素问·热论》针对外感热病后期提出的饮食禁忌。热病，指外感发热性疾病的总称。

《素问·热论》云：“帝曰：病热当何禁之？岐伯曰：病热少愈，食肉则复，多食则遗，此其禁也。”意为外感热病后期的饮食是有禁忌的。热病将愈之际，勿食肥甘厚味，饮食也不要过量；若饮食肥甘厚味之品，则会使病情反复；若吃得太饱或太多，会使余热之邪滞留体内，缠绵不去，致使病情不仅不易好转，反倒复发，这就是热病后期的饮食禁忌。复，指病愈复发；遗，指病邪遗留，余热未尽。

食肉则复，多食则遗，其道理是热病后期，热势虽然已经减退，但是，余热还没有完全除尽，此时，脾胃功能很虚弱，脾胃气虚，受纳腐熟水谷能力有限，运化无力；如果此时过食肥甘厚味，肥美之品吃得过多，给脾胃增加更多的负担，肥甘厚味不容易消化，食物残留郁积难以代谢，湿热之邪在体内郁积，蕴湿生热，造成新生的热与原来的热相互搏结，所以出现疾病的反复，不易好转。正如《素问·热论》云："帝曰：热病已愈，时有所遗者何也？岐伯曰：诸遗者，热甚而强食之，故有所遗也。若此者，皆病已衰而热有所藏，因其谷气相搏，两热相合，故有所遗也。帝曰：善。治遗奈何？岐伯曰：视其虚实，调其逆从，可使必已矣。"

这里的"食肉"，不单指肉类食物，还包括含油脂成分多或煎炸的食物，这些食物热量高、脂肪含量高、难以消化。热病其邪为阳邪，易伤津耗气，热病后期的患者常常出现津液不足、气阴两虚证候，胃阴也有所损伤，同时，邪热尚未完全消除，此时若再"食肉"，一方面有碍消化，不利恢复胃气；另一方面给邪热提供能量，导致胃之气阴更伤而邪气转盛，致使热病复发。

不只是热病后期，宜禁忌肥甘厚味及多食，外感疾病、内伤疾病及外科手术之后的病人，患病期间、疾病后期及术后饮食调理期间，均不宜食用肥甘厚味及多食。

很多人有一个误区，生病的时候，特意多吃，或者是短时间内集中肥甘厚味之品盲目进补，以为这样可以使疾病快些恢复，但是，往往适得其反，不但久病未愈，反倒带来胃肠疾病等问题。还有的人，感冒后期胃口好了，就盲目进食大鱼大肉，结果导致病情反复。所以，注意热病后期饮食的合理调配尤为重要，荤素搭配，营养合理，循序渐进，以呵护脾胃，这样做才能有利于疾病的康复。

首先，饮食宜温、宜软、宜烂、宜少食多餐、宜富含营养而易消化，烹调方法以蒸煮炖为佳。例如，红枣小米粥、山药粥、鸡蛋面等都是不错的选择。

其次，随着身体状况的逐渐恢复以及食欲的增加，可以适当增加一些能量、热量高一点的食品，比如瘦肉、鸡蛋等。

从中医学角度来看，热病后期多易耗伤阴液，所以热病后期，还可适当食用具有养阴生津功效的食物，比如梨、甘蔗汁、藕、蜂蜜、银耳粥、百合粥等。

平时患有哮喘、湿疹等过敏性疾病的患者，热病后不宜过早食用鱼、虾、海产品等，以防食后过敏导致旧病复发。

热病后期病人多数素体脾胃气弱，五脏柔弱，饮食不忌口，饮食不限量，尤其晚餐量过多，过于油腻，对身体健康管理基本没有概念，使病情反反复复，迁延不愈。这里要提醒大家，病人只服用医生开的中药还不够，在系统中药调治基础上，饮食必须严格忌口，饮食定时定量，与此同时，按时睡眠，心情愉快，适当运动，治疗的过程是医生与病人相互配合的过程，患者要对自己身体及健康负责任，生活宜自律不宜任性。

## 50　积之始生，得寒乃生

积之始生，得寒乃生，出自《灵枢·百病始生》篇。

《灵枢·百病始生》篇云："黄帝曰：积之始生，至其已成奈何？岐伯曰：积之始生，得寒乃生，厥乃成积也。"

积，指癥瘕积聚类疾病。例如，肌瘤、囊肿、息肉、增生、积液，乃至肿瘤。厥，指厥逆，即经络气血运行不畅、缓慢，或阻滞甚至停滞。

"积之始生，得寒乃生，厥乃成积也"明确地告诉我们，身体内长出来的各种包块、肿物及肿瘤的病因与寒邪有关。病机是厥逆，即经脉气血运行不畅。

寒，包括外寒和内寒。外寒，是指大自然中的寒凉之气及我们接触到的寒凉的物品，例如，冬季的寒凉、早春的寒凉、晚秋的寒凉、山洞里的寒凉、水中作业的寒凉、空调的寒凉，以及食物寒凉、饮水寒凉等，并不是说，偶尔这样几次寒凉就一定会患上肿瘤，但是，如果常年寒凉，把喜寒凉这一不正常的生活习惯当成正常的，长此以往，就容易患上癥瘕积聚类疾病。

内寒，指自身体质属于阳虚体质，本身就怕凉怕冷，四肢不温，各个季节均易感冒，面色苍白，容易倦怠疲乏，易萎靡不振，喜静懒言，精力不充沛，精气神不足不是很活跃，身体遇到温暖则感觉舒服，以及胃怕凉，小便频，腹泻，荨麻疹，甚至浮肿等，这类人基本上可以判断是阳气不足阳虚的体质，抵抗力不足，免疫力下降，如果平素不注意呵护阳气，而是经常感受外寒的话，致使五脏气机逆乱，经络之气运行不畅，营血津液运行障碍，积年累月结聚成积，易患上积聚这类的疾病。

长期劳伤太过，起居失调，情志不遂，饮食寒凉，久而久之，耗伤体内阳气，也易使体质发生变化，变成怕冷、易外感的阳虚体质。

在临床上，这类的疾病不在少数。尤其女性，本属于阴，女性体质多偏寒凉，怕冷。可是，女性朋友为了美丽或省事儿，在寒冷的季节里不注意保暖穿得少，加上喝冷饮吃冷食是时尚，时常出现感冒、鼻炎、咳嗽、风疹、荨麻疹，以及腹痛、腹泻、痛经、不孕不育、膀胱炎、盆腔积液、肠炎等数年不愈的疾病。

寒邪在体内，久而久之怎么就变成积块了呢？主要机理是寒为阴邪，其性凝滞，寒邪侵袭人体，致使气行阻滞，邪气逐渐深入，向里传变，血行瘀滞，体内津液运行受阻，致使血脉凝聚，日久成积。由此可见，积块的病机是寒凝、气滞、血瘀、津停四个方面，四者还常常互为因果。

《灵枢·百病始生》篇指出，寒邪在体内经久不祛除，寒邪由浅入深渐渐内传，由皮肤传至络脉，再传至经脉，再传至输脉，再传至冲脉，再传至肠胃，最终传至膜原血脉，息而成积，其云："虚邪之中人也，始于皮肤……留而不去，则传舍于络脉……留而不去，传舍于经……留而不去，传舍于输……留而不去，传舍于伏冲之脉……留而不去，传舍于肠胃……留而不去，传舍于肠胃之外、募原之间，留著于脉，稽留而不去，息而成积……邪气淫泆，不可胜论。”

《素问·腹中论》指出，伏梁病的病因是感受风寒之邪，风寒邪气宿积不去，潜藏于腹部，内侵于大肠，进而留着于腹部肓膜，最终形成肿瘤，此肿瘤的特点是内裹藏着大量的脓血，腹痛不得按，脓血包块破裂会导致病人死亡，其云：“伏梁何因而得之？岐伯曰：裹大脓血，居肠胃之外，不可治，治之每切按之致死。”

因此，平素日常生活当中，饮食起居等方面宜注意防寒保暖，注意呵护人体阳气。

## 51 风寒湿三气杂至，合而为痹

“风寒湿三气杂至，合而为痹也。”语出《素问·痹论》，意为自然界风、寒、湿邪气侵犯人体，可以使人发生痹证。

什么是痹证呢？痹，是闭塞不通的意思。痹证，以关节疼痛为主要症状。痹证的病因，有外因有内因，外因是感受风寒湿邪气，内因主要是自身阳气不足，气虚湿胜，发病的主要机理是外感的风寒湿与自身的正气不足遇到一起，外内合邪，致使经络闭阻、营卫凝涩、脏腑气血运行不畅，就发生了肢体关节疼痛。

同样是痹证，症状表现都一样吗？表现是不同的。有的是窜痛，有的是固定的关节疼痛，有的是疼痛伴有关节困重麻木。正如《素问·痹论》云：“黄帝问曰：痹之安生？岐伯对曰：风寒湿三气杂至，合而为痹也。其风气胜者为行痹，寒气胜者为痛痹，湿气胜者为著痹也。”这是为什么呢？是因为风寒湿邪气混杂在一起侵犯人体，要辨别以哪一种邪气为主，可表现为以下三种：

第一，风邪为主的痹证，以肢体疼痛，游走无定处为症状特点，这种痹证又叫风痹、行痹。之所以叫风痹，是因为邪气的性质是风邪；之所以叫行痹，是因为疼痛部位不固定，各关节窜痛。

第二，寒邪为主的痹证，以肢体关节疼痛、痛处固定为症状特点，这种痹证又叫寒痹、痛痹。之所以叫寒痹，是因为邪气的性质是湿邪；之所以叫痛痹，是因为以固定的关节疼痛为主要症状。

第三，湿邪为主的痹证，以肢体疼痛伴有肢体沉重麻木不仁为特点，这种痹证又叫湿痹、着痹。之所以叫湿痹，是因为邪气的性质是湿邪；之所以叫着痹，是因为症状是以肢体关节重着麻木为主。

痹证日久不愈，还会由浅入深、由表入里向内传变，传变为五体痹、六腑痹。例如《内经》说的肾痹的主要症状是“尻以代踵，脊以代头”。即痹证侵犯于肾，伤及于骨，则足不能行走，以尾骶骨代之，驼背严重，头俯不能仰，脊骨高于头部。

那么，怎么预防痹证呢？已经出现关节疼痛，自身怎样做才能缓解呢？

一是及时躲避风寒湿邪气。在风气胜、寒气胜、湿气胜的时节里，做好肢体关节的防护，主要是做好关节保暖，祛寒就温，避免邪气反复伤及肢体关节，避免关节反复疼痛，以防症状越来越严重。

二是加强锻炼，增强自身体质，提高免疫力，适当活动肢体关节，可在阳光下锻炼。提到锻炼，大家就会说没时间去健身房。其实锻炼随时随地即可，例如早上起来搓搓手及上肢关节，肢体暖和了，手指晨僵立即能得到缓解。家里、办公室、走廊、房前、屋后随时随地都可以快走、慢跑、打八段锦。

三是适当热敷、理疗、按摩，可缓解关节疼痛。可以准备家用理疗器，全家老少都能受益。痛经、受凉腹痛、肢体关节不适均可以用，没有时间去医院理疗的话，在家里也是很方便的。

## 52　五脏六腑皆令人咳，非独肺也

“五脏六腑皆令人咳，非独肺也。”出自《素问·咳论》。

“五脏六腑皆令人咳，非独肺也”意为咳嗽虽然是肺气上逆所致，但是，五脏六腑功能失常，均可以累及于肺，使人发生咳嗽。这是《内经》在阐述咳嗽病证时，提出的重要观点。它是从整体观角度，揭示了咳嗽虽然为肺的病变，但是，其他脏腑功能失常，也可影响到肺，波及到肺，从而发生咳嗽。

为什么其他脏腑病变会波及到肺呢？因为肺主气，肺朝百脉，又受百脉之朝会，也就是说，肺的经脉以及肺之气机升降出入与其他脏腑经络关系密切，所以五脏六腑功能失调，会影响肺，使肺失宣降，肺气上逆，发生咳嗽。

临床上常见的其他脏腑功能失调导致的咳嗽，主要有脾虚生痰，痰湿上犯于肺，会发生咳嗽，病人除了咳嗽有痰，还伴有脾虚湿盛的超重、湿疹、舌苔厚腻、困倦、肢体困重、大便不畅、大便黏腻等相关症状，还有，原本脾虚之人，不吸烟，又没有感冒，却经常有痰，饮酒时咳痰量增加明显，吃肥肉海鲜则痰液也明显增多，劳累过度痰也明显增多，生气等情志不遂时也会导致痰液增多等，其根本在脾，脾虚之人，饮酒、食肉、劳累、情志不节，则加重脾虚，脾虚不运化水湿，湿浊痰湿之邪气上犯于肺，发生咳嗽咳痰，此种情况，宜脾肺同治，健脾祛湿，兼以化痰。因此，后世医家提出了“脾为生痰之源，肺为贮痰之器”的重要观点。

再如，情志不遂之因怒而致的肝气郁滞，肝郁则肝气上逆，上犯于肺，会发生咳嗽，其特点是除了咳嗽症状以外，还有怒的病史，并伴有肝郁气滞的太息、胁肋隐痛、痛经、舌红、脉弦等症状，甚至出现肝木克脾土的纳差、脘腹胀满、腹泻等脾虚症状，其根本在肝，宜从肝论治，肝肺脾同治，疏肝、健脾、化痰。再如，肾虚水泛，寒水射肺，也会出现咳嗽症状，伴有足凉、腰冷、下肢水肿等肾虚症状，其根本在肾，应从肾辨治，肺肾同治等。

五脏六腑皆令人咳，非独肺也。咳不离乎肺，然不止于肺。提示医生在临床诊治咳嗽咳痰类疾患时，宜考虑五脏六腑功能失常对肺的影响。不只是咳嗽，其他疾病也是如此，由于人体脏腑经络是一个有机整体，相互之间都是有联系的，一脏气机失调，会波及他脏。疾病要早发现，早治疗，以免疾病迁延波及他脏，使病情加重。二是提示如果出现咳嗽咳痰类疾病，宜在医生指导下正确服药治疗，不宜自行乱服用止咳之品。

# 第四篇

# 诊治观

# 1 七方

七方，包括大方、小方、奇方、偶方、缓方、急方、重方，主要内容记载在《素问·至真要大论》当中。

怎样区别大方、小方、奇方及偶方呢?《素问·至真要大论》指出："君一臣二，制之小也；君一臣三佐五，制之中也；君一臣三佐九，制之大也。""君一臣二，奇之制也；君二臣四，偶之制也；君二臣三，奇之制也；君二臣六，偶之制也。"意为君药一味，臣药二味，就是小方；君药一味，臣药三味，佐药五味，这是中方；君药一味，臣药三味，佐药九味，这属于大方。方中的药味是单数的，就叫作奇方；方中药味是双数的，就叫作偶方。

那么，怎样运用七方呢?

一是，大方用于治疗较为复杂或严重之病，小方用于治疗比较单纯或轻浅之疾。大方药量大，药味少；小方药味多，药量小；药味多者十三药，少者三药。正如清代医家张志聪《素问集注》所说："病之微者，制小其服。病之甚者，制大其服。"

二是，近者奇之，远者偶之，汗者不以奇，下者不以偶。正如《素问·至真要大论》所云："近者奇之，远者偶之；汗者不以奇，下者不以偶。"意思是病位较近、浅的，用奇方；病位较远、深的，用偶方；解表不用偶方，攻下不用奇方。明代医家张介宾在《类经·论治类》云："近者为上为阳，故用奇方，用其轻而缓也。远者为下为阴，故用偶方，用其重而急也。汗者不以偶，阴沉不能达表也；

下者不以奇，阳升不能降下也。”

三是，病在上焦者，欲其药力作用于上，则宜用缓方；病在下焦者，欲其药力能直达下焦病所，则宜用急方。此外，如病情轻缓的，可用缓方；病势危急的，当用急方。急方的药物气味比较浓厚，药力比较峻猛；缓方的药物气味比较淡薄，药力比较缓和，但是，均要以药物能达病所为宜。《素问·至真要大论》云：“补上治上制以缓，补下治下制以急，急则气味厚，缓则气味薄，适其至所，此之谓也。”

四是，病位远的，餐前服药；病位近的，餐后服药。《素问·至真要大论》云：“病所远，而中道气味之者，食而过之，无越其制度也。”意思是如果病变部位远，中途药物失效而未达病所的，这是因为食物挡隔，因此，病变部位远的，应当餐前服药；病变部位近的，应餐后服药，最好不要违反这个原则。

五是，无论奇方还是偶方，病位近的，剂量要小；病位远的，剂量要大。正如《素问·至真要大论》所云：“是故平气之道，近而奇偶，制小其服也；远而奇偶，制大其服也。”文中指出了平调病气的原则，病位浅、近的，不论用奇方还是偶方，剂量都要小；病位深、远的，不论用奇方还是偶方，剂量都要大。

六是，用奇方而病邪不能祛除，就用偶方。偶方，又叫重方。用偶方而病邪仍然不能祛除的，就用反治法。

方之大小奇偶缓急的运用原则，还有寒者热之，热者寒之；微者逆之，甚者从之；病之在内在外治有先后等，在临床治疗中，大方、小方、奇方及偶方的运用，要谨慎地遵守上述原则，只要适合病情就能取得满意疗效。

方之大、小、缓、急、奇、偶、重，后世称之为七方，为后世方剂组成原则及临床运用奠定了坚实基础，至今仍然运用于临床。

## 2 气口

气口，出自《素问·五脏别论》。气口，又称脉口，就是中医医生诊病时切脉的部位。

气口，又叫脉口、寸口，位于两手腕部的桡骨头内侧的桡动脉处，中医脉诊部位之一，这个部位在手太阴肺经经脉循行路线上。

在《素问·五脏别论》中，有这样一段经文，大意为黄帝问岐伯：为什么诊察气口，就能够知道人体内里脏腑经络气血的盛衰呢？岐伯回答说：进到胃的饮食物经过胃的受纳腐熟，其水谷化生的精微经过脾的运化，向上输送到肺，经过肺的宣发肃降将精微布散到全身，肺朝百脉，百脉朝会于肺，意思是脏腑十二经脉均与肺气相通，所以，诊察气口，可以诊察到脾胃受纳腐熟运化功能是否正常，可以诊察到肺的宣发功能是否正常，还能够知晓各脏腑气血盛衰状况，诸脏腑之气的变化均能显现在气口，所以切按气口，就可以诊察脏腑经络气血盛衰及预后善恶了。《素问·五脏别论》云："帝曰：气口何以独为五脏主？岐伯曰：胃者，水谷之海，六腑之大源也。五味入口，藏于胃，以养五脏气，气口亦太阴也。是以五脏六腑之气味，皆出于胃，变见于气口。故五气入鼻，藏于心肺，心肺有病，而鼻为之不利也。”《素问·经脉别论》也指出：“权衡以平，气口成寸，以决死生。”隋唐医家杨上善在《内经太素》中也指出：“胃为水谷之海，六腑之长，出五味以养五脏。血气卫气行手少阴脉至于气口，五脏六腑善恶，皆是胃气所将而来，会手太阴，见于气口，故曰变见也。”可见，诊寸口可以知晓内在脏腑盛衰的道理，主要是因为以下四点。一是气口属于手太阴肺经，可以知晓手太阴肺经的盛衰，肺位于上焦主气司呼吸，很重要。二是手太阴肺的经脉循行起始于中焦，肺经与中焦脾胃关系密切，故脾胃之气的盛衰变化也能表现在气口。脾胃是受纳腐熟水谷化生精微的，后天五脏六腑的营养全依赖于脾胃化生的水谷精微。三是气口属于手太阴肺经，肺主气而朝百脉，所以通过诊察气口，可以判断知晓全身脏腑经脉气血盛衰、疾病变化及预后善恶情况。四是气口诊脉部位较为方便，所以从古至今数千年来，被医生普遍运用。诊病，只取气口吗？还取其他部位吗？古代诊脉部位不只是气口，还有颈部的人迎脉、心前区心尖搏动处的虚里，以及头部、下肢、足部，即《素问·三部九候论》说的三部九候诊脉法，以及尺肤部（上肢前臂内侧）切诊、腹部切诊、患处切诊法等。诊病，只号脉就行吗？不行的，中医诊察疾病强调望、闻、问、切四诊合参，相互印证，察其上下，观其志意，全面侦查，还要观察其神态精神思维，综合分析，才能相对更加准确判断疾病所在脏腑、气血盛衰及疾病轻重缓急。提示在看中医的时候，不要手臂一伸，只让医生号脉，对于医生的询问不回答，这是错误的，会耽误治疗的，因为疾病轻重缓急不同，脉与证相符，或脉与证不符，或以证为主，或以脉为主，又治标治本，标本先后治等。因此，宜积极配合医生，有益于对疾病的诊治。切气口脉怎么切呢？用手掌？用手指？用哪个手指？切，即取、按之意，气口脉，有寸、关、尺三部，诊脉时，一般用食指、中指和无名指，分别去按寸、关、尺三个部位；每一部位的取脉方法又分浮、中、沉，即浮取、中取、沉取，这就是通常说的三部九候，即《难经》中说的三部九候。从生物全息角度来看气口，这个问题就更加明晰了，人体任何一个相对独立的部分，都蕴含全身的整体信息，不只是气口，人的面部、眼睛、舌、耳朵、手掌、前臂、后背、足等均有经络腧穴及气机与内部脏腑相通应，所以，中医望诊看舌，治疗时用耳针、足底按摩、小儿后背推拿等，道理就显而易见了。

## 3 四失

四失，出自《素问·征四失论》。

四失，指医生诊治疾病过程中的四种过失。征四失，指对医生在治病中的四种过失提出惩戒，故篇名曰“征四失论”。征，同惩。惩戒之意。《素问·征四失论》这一篇分析了治病过程中的四种过失，指出诊治疾病必须全面诊察病人，同时还必须具备渊博的医学理论知识。

第一个过失是诊病不知道阴阳逆从的道理，即《素问·征四失论》指出的：“诊不知阴阳逆从之理，此治之一失矣。”

第二个过失是对老师所传的医术尚未精通，就盲目使用各种疗法，以谬论为真理，为自己巧立各种功名，乱用砭石，给自己造成了很多不好的影响。即《素问·征四失论》指出的："受师不卒，妄作杂术，谬言为道，更名自功，妄用砭石，后遗身咎，此治之二失也。"

第三个过失是不分病人的贫富贵贱，居住环境的好坏，形体的寒热，饮食嗜好，性情之勇怯，不知将以上各种情况进行分类比较，则使自己迷惑不解，不能明察病情。即《素问·征四失论》指出的："不适贫富贵贱之居，坐之薄厚，形之寒温，不适饮食之宜，不别人之勇怯，不知比类，足以自乱，不足以自明，此治之三失也。"

第四个过失是诊病时不问病人开始发病的情况，以及是否曾有过忧患等精神上的刺激，饮食是否失于节制，生活起居是否没有规律，或者是否曾伤于毒，如果诊病时不首先问清楚这些情况，便仓促去诊脉，怎能诊中病情，只能是乱言病名，使病为这种粗略治疗的作风所困。即《素问·征四失论》指出的："诊病不问其始，忧患饮食之失节，起居之过度，或伤于毒，不先言此，卒持寸口，何病能中，妄言作名，为粗所穷，此治之四失也。"

《素问·征四失论》篇还指出，有的医生，爱说大话，不明白脉诊的道理，诊治疾病也不知道与病人的生活起居心情等相结合。诊治的关键，要保持镇定的态度，谨慎地分析疾病。若只持寸口，切不中五脏之脉，不了解疾病的起因，不见疗效时，要么就是自怨，要么就归罪于老师没教好。所以治病必须遵循医理，否则会被唾弃。有的医生妄治，有的医生偶有治愈就自己很得意，这都是不合医理的。医学的道理像天之玄远深奥，不认真钻研怎能通晓。

医道之深远，犹如天之无边，四海之无涯，学习医学要认真钻研，学无止境。

# 4 官针

官针，即官方公认的针具，官针，有九种，故也称九针。九针，见于《灵枢·九针十二原》《灵枢·官针》《灵枢·九针论》。九针，是古代治疗疾病的九种针具的统称，包括镵针、圆针、鍉针、锋针、铍针、圆利针、毫针、长针和大针。

《灵枢·九针十二原》云："九针之名，各不同形：一曰镵针，长一寸六分；二曰圆针，长一寸六分；三曰鍉针，长三寸半；四曰锋针，长一寸六分；五曰铍针，长四寸，广二分半；六曰圆利针，长一寸六分；七曰毫针，长三寸六分；八曰长针，长七寸；九曰大针，长四寸。"

《灵枢·九针论》指出九针是根据天地自然界变化规律之数所制，自然界变化规律之数是始于一而终于九。所以说，第一种针取法于天，第二种针取法于地，第三种针取法于人，第四种针取法于四时，第五种针取法于五音，第六种针取法于六律，第七种针取法于七星，第八种针取法于八风，第九种针取法于九州。其云："九针者，天地之大数也，始于一而终于九。故曰：一以法天，二以法地，三以法人，四以法时，五以法音，六以法律，七以法星，八以法风，九以法野。"

九针治病，要选择符合标准的针具。九针各有其性能及适应证，九针大小长短各不同，其使用的方法也各不相同，若使用不得法，则不能祛除病邪。病邪浅，却刺得深，则损伤深部良肉，皮肤发生痈疡；病邪深，却刺得浅，则邪气不能泻除，反而发生皮肤严重脓疡。若病轻用大针，使气泻太过，病必然会加重；若病重用小针，则邪气不能祛除，使疾病更加严重。正如《灵枢·官针》云："凡刺之要，官针最妙。九针之宜，各有所为，长短大小，各有所施也，不得其用，病弗能移。疾浅针深，内伤良肉，皮肤为痈；病深针浅，病气不泻，支为大脓。病小针大，气泻太甚，疾必为害；病大针小，气不泄泻，亦复为败。"

《灵枢·九针论》指出了九针的形状及主治病证，其云："一曰镵针者，取法于巾针，去末寸半卒锐之，长一寸六分，主热在头身也。二曰圆针，取法于絮针，筩其身而卵其锋，长一寸六分，主治分间气。三曰鍉针，取法于黍粟之锐，长三寸半，主按脉取气，令邪出。四曰锋针，取法于絮针，筩其身，锋其末，长一寸六分，主痈热出血。五曰铍针，取法于剑锋，广二分半，长四寸，主大痈脓，两热争者也。六曰圆利针，取法于氂，微大其末，反小其身，令可深内也，长一寸六分，主取痈痹者也。七曰毫针，取法于毫毛，长一寸六分，主寒热痛痹在络者也。八曰长针，取法于綦针，长七寸，主取深邪远痹者也。九曰大针，取法于锋针，其锋微圆，长四寸，主取大气不出关节者也。针形毕矣，此九针大小长短法也。"

《灵枢·九针十二原》云："鑱针者，头大末锐，去泻阳气；圆针者，针如卵形，揩摩分间，不得伤肌肉，以泻分气；鍉针者，锋如黍粟之锐，主按脉勿陷，以致其气；锋针者，刃三隅，以发痼疾；铍针者，末如剑锋，以取大脓；圆利针者，尖如氂，且圆且锐，中身微大，以取暴气；毫针者，尖如蚊虻喙，静以徐往，微以久留之而养，以取痛痹；长针者，锋利身薄，可以取远痹；大针者，尖如梃，其锋微圆，以泻机关之水也。九针毕矣。”

镵针，针具长1.6寸，针头大，针尖锋利；其比象于天，天在上为阳，与天相应的五脏为肺，肺之合为皮，所以镵针主要用于治疗皮肤疾病，常浅刺皮肤泻阳气，肤白无火之人不可用此针。

圆针，针具长1.6寸，针身似圆柱体，针尖椭圆如卵状；其比象于地，人之脾属土主肌肉，所以圆针主要用于治疗分肉疾病，常用此针按摩肌肉以泄气分邪气，且不伤分肉。

鍉针，针具长3.5寸，针身较大，针尖锋利似黍粟；其比象于人，人体维持正常生命活动有赖于血脉的正常运行，故鍉针主要用于治疗血脉病证，用该针按摩经脉，可使气血流通、正气充盛从而达到祛邪目的。

锋针，针具长1.6寸，针身为圆柱形，针锋锐利且三面有锋棱；其比象于四时，一年四季中八面来风侵袭人体经络导致的顽固性疾病常用此针治疗，通常可采用刺络放血的方法以泻热。

铍针，针具长4寸，宽2.5寸，形似宝剑，针锋锋利；其比象于五音，该针主要用于治疗脓肿外证，可切开患处排脓。

圆利针，针具长1.6寸，针尖稍大，圆而锋利，针身略粗；其比象于六律，六律即音律，其高低有节，应四时十二地支，与人体十二经脉相应。此针主要用于治疗邪气侵犯经络导致的痹证，深刺可调和人身气血阴阳。

毫针，针具长3.6寸，针尖纤细如蚊子的长喙；其比象于七星，对应人面部的七窍。该针主要用于治疗邪气侵袭经脉所致的痛痹，常用此针刺入穴位，因其纤细故可留针于穴位达到补益精气的目的。

长针，针具长7寸，针锋锐利；其比象于八风，自然界八风中伤人体四肢、关节、骨缝导致的深远痹证可用长针治疗，病在内部深层的疾患也可选用此针来祛除风邪。

大针，针具长4寸，针尖笔直略圆；其比象于九野，人身可与九野相对应。此针用于治疗水肿疾病，可达到通利关节、泄水的目的。

《灵枢·九针十二原》指出九针之道及其治病之理，粗浅了解很容易，深入掌握较难，水平较低的医生，只能从表面识别病情，而高水平的医生，主要根据病人神气变化来针治疾病。人体正气有盛有衰，正虚之时，外来邪气就由经气往来的门户侵犯人体。《灵枢·九针十二原》云："始于一，终于九焉。请言其道。小针之要，易陈而难入，粗守形，上守神，神乎神，客在门。"

通过上述描述，可以把九针用途归纳为三大类：第一类为按摩类，如鍉针、圆针；第二类为切割类，如锋针、铍针；第三类为刺入类，如鑱针、圆利针、毫针、长针和大针。不同针具比象于天地自然，用于治疗不同类型的疾病，充分体现了《内经》形神合一及天人相应的整体医学思想。

# 5 刺禁

刺禁，即针刺禁忌。《素问·刺禁论》《素问·刺要论》《素问·刺志论》《素问·针解》《素问·四时刺逆从论》等多篇，谈及针刺禁忌及注意事项。

首先，五脏所在的部位不能针刺，有些部位宜浅刺。《素问·刺禁论》《素问·四时刺逆从论》均指出肝、肺、心、肾、脾、心包络等所在的部位应该禁刺，若违背了就会造成灾祸。若刺中心脏，一日即死，其病变可见嗳气。若刺中肝脏，五日即死，其病变可见谵妄言语。若刺中肾脏，六日即死，其病变可见喷嚏。若刺中肺脏，三日即死，其病变可见咳嗽。若刺中脾脏，十日即死，其病变可见频繁吞咽。若刺中胆，一日半即死，其病变可见呕吐。

《素问·刺禁论》还指出人体的某些要害部位不能针刺。若刺脚背上大的血脉、面部通向眼睛的脉络、头部穴、舌下、委中的大经脉、气街的经脉、脊间误伤脊髓、刺乳部伤及乳房、缺盆中央刺得过深、刺手鱼际过深等部位，均应注意，不要使其出血过多，不要深刺，否则会造成出血、失明、音哑等后果。

刺大腿内侧时勿伤及大的血脉，刺客主人穴位勿刺得过深，刺膝时不要使膝内液体流出，刺臂部勿误伤血脉，刺足少阴脉会使肾气更虚，刺胸膺勿过深勿刺中肺脏，刺肘弯部勿过深。刺大腿内侧下三寸之处勿深，否则使人小便失禁。若刺腋下胁肋部刺得过深则发生咳嗽。刺少腹部时刺得过深则容易刺中膀胱，刺中膀胱则使小便溢入腹中，而致少腹胀满。刺小腿肚时刺得过深，则使局部肿胀。若刺眼眶上刺得过深，伤及经脉，则泪流不止甚至失明。

《素问·刺禁论》指出，人在情志过激、饮食失节、过劳等情况下不宜针刺，醉酒的人、大怒的人、过度疲劳的人、刚吃饱饭的人、饥饿的人、极度口渴的人、受到严重惊吓的人，均不宜针刺。其云："无刺大醉，令人气乱。无刺大怒，令人气逆。无刺大劳人，无刺新饱人，无刺大饥人，无刺大渴人，无刺大惊人。"

《素问·四时刺逆从论》指出，针刺不能违背四时时令，若逆四时而刺，则气血逆乱。春天应刺经脉，若刺络脉，则血气外溢，少气；若春刺肌肉，则气血循行失常，气喘；若春刺筋骨，则血气不行，腹胀。夏天应刺孙络，若夏刺经脉，则血气衰竭，倦怠乏力；若夏刺肌肉，则血气怯弱，易恐惧；若夏刺筋骨，则血气上逆，易怒。秋天应刺皮肤，若秋刺经脉，则血气上逆，健忘；若秋刺络脉，则气不外达，嗜卧；若秋刺筋骨，则血气内散，恶寒战栗。冬天应刺骨髓，若冬刺经脉，则血气皆脱，视物不清；若冬刺络脉，则精气外泄，邪气内留五脏，病大痹；若冬刺肌肉，则阳气竭绝，健忘。

《素问·刺要论》指出，病位有表里深浅，针刺也有深浅之别，针刺要恰如其分，不要比病位深，也不要比病位浅。若比病位深则损伤脏腑之气；若比病位浅则使浅表气血被扰，使邪气趁机侵入。针刺深浅若不适度，反致更严重的损害，扰动五脏而发生严重的疾病。其云："病有浮沉，刺有浅深，各至其理，无过其道。过之则内伤，不及则生外壅，壅则邪从之。浅深不得，反为大贼，内动五脏，后生大病。”

《素问·刺齐论》指出，针刺部位要准确无误。应针刺骨就不要伤及其浅部的筋，应针刺筋就不要伤及其浅部的肌肉，应针刺肌肉就不要伤及其浅部的脉，应针刺脉就不要伤及其浅部皮肤。应刺皮肤就不要深刺伤及肌肉，应刺肌肉就不要深刺伤及筋，应刺筋就不要深刺伤及骨。其云：“刺骨者无伤筋，刺筋者无伤肉，刺肉者无伤脉，刺脉者无伤皮，刺皮者无伤肉，刺肉者无伤筋，刺筋者无伤骨。”

《素问·刺志论》指出了实证和虚证的针刺手法，即针刺实证，出针时以左手摇大针孔，使邪气外泄。针刺虚证，出针时以左手按闭针孔，以免正气耗散。其云：“入实者，左手开针空也；入虚者，左手闭针空也。”

《灵枢·终始》也指出了针刺禁忌，刚房事后勿针刺，刚针刺后勿房事；醉酒后勿针刺，针刺后勿醉酒；刚发怒之后勿针刺，针刺后勿发怒；刚劳累后勿针刺，针刺后勿劳累；刚吃饱饭后勿针刺，针刺后勿过饱；饥饿时勿针刺，针刺后勿让病人饥饿；口渴时勿针刺，针刺后勿让病人感到口渴；大惊大怒的人，安定其情志后方可针刺；乘车来的病人，要令其安卧大约一顿饭的时间之后，方可针刺；对于步行来诊病的病人，要令其坐下休息大约行十里路的时间之后，方可针刺。上述十二种情况之所以要禁止针刺，是因为其脉乱，正气耗散，营卫运行失常，经脉之气不按次序循行，此时若针刺，则使阳病入于阴，阴病流淫于阳，又发生新的病。其云：“凡刺之禁，新内勿刺……凡此十二禁者，其脉乱气散，逆其营卫，经气不次，因而刺之，则阳病入于阴，阴病出为阳，则邪气复生。”

《灵枢·五禁》指出，逢甲乙日，不要针刺头部，不要用发蒙法刺耳。逢丙丁日，不要用振埃法刺肩部及廉泉。戊己日应四季，逢戊己日不要刺腹部，不要用去爪法泻水。逢庚辛日不要刺关节及股膝部。逢壬癸日不要刺足胫的穴位。其云："甲乙日自乘，无刺头，无发蒙于耳内……壬癸日自乘，无刺足胫。"

《灵枢·阴阳系日月》指出，由于人体的阳气是自左而右运行的，所以在春季的三个月里，人体阳气在左，尽量不要刺左足之阳经；夏季的三个月里，人体阳气在右，尽量不要刺右足之阳经。秋季的三个月里，人体阳气在右，尽量不要刺右足之阴经；冬季的三个月里，人体阳气在左，尽量不要刺左足之阴经。

《素问·针解》指出，医生在针刺时，针下得气后，要谨慎守候气的到来及针下感觉，不可错过时机，不可随便变更手法，要根据疾病在里在表，来决定针刺的深与浅。医生要如临深渊，手如握虎，神无营于众物，思想一刻也不能放松，专心观察病人，不可东张西望，进针的姿势要端正，要注视病人的双目，观察病人的神志。其云："如临深渊者，不敢堕也。手如握虎者，欲其壮也。神无营于众物者，静志观病人，无左右视也。义无邪下者，欲端以正也。必正其神者，欲瞻病人目，制其神，令气易行也。"

## 6　调经

调经，语出《素问·调经论》。调，调和之意；经，指经脉。调经，在此指运用针刺的方法调节脏腑经络气血虚实。经脉是人身阴阳气血运行的通道，内通五脏六腑，外连四肢百骸，因此，诊治疾病时，调和经脉显得尤为重要。《内经》调理经脉的方法很多，在此仅以《素问·调经论》为例，谈谈神、气、血、形、志有余和不足的针刺调理方法。

神、气、血、形、志五者有余不足各有其症状表现，均可用针刺法调理经络虚实盛衰，以补虚泻实，使经络气血循行恢复正常。具体是：

神有余则喜笑不休，神不足则易悲哀。邪气尚未与气血相并，五脏尚安定，仅感到轻度恶寒，说明邪气刚侵入体表毫毛，尚未侵入经络，属轻微阶段。神有余刺小络出血，但不要刺得过深，也不要摇大针孔，勿刺中大经，神气则恢复正常。神不足则先按摩虚络，然后刺络通利血气，针刺时勿使出血，勿使正气外泄，疏通经脉则神气恢复正常。其云："神有余则笑不休，神不足则悲……按而致之，刺而利之，无出其血，无泄其气，以通其经，神气乃平。"

气有余则喘息、咳嗽、气逆，气不足则气短。邪气尚未与气血相并，五脏尚安定，只是皮肤微病是肺气微虚。气有余则泻浅表经隧，勿伤及大的经脉，勿使正气外泄。对病处不停地按摩，当病人精神集中，神气伏于内时就进针，这样，病人精神内守，精气贯注于内，邪气则发泄于腠理，气恢复正常。其云："气有余则喘咳上气，不足则息利少气……按摩勿释，出针视之，曰我将深之，适人必革，精气自伏，邪气散乱，无所休息，气泄腠理，真气乃相得。"

血有余则易怒，血不足则易恐惧。邪气尚未与气血相并，五脏尚安定之时，邪气盛于孙络，若孙络邪气外溢，则入经脉，使经脉气血留滞。血有余则泻其邪盛之经，使其出血；血不足则找出虚经给予针刺，留针观察待虚经盛大之时迅速出针，勿使出血。血行瘀滞之脉络，可针刺出血，但勿使恶血流入经脉，以免引起他病。云："血有余则怒，不足则恐……视其血络，刺出其血，无令恶血得入于经，以成其疾。"

形有余则腹胀，小便不利；形不足则四肢不能随意运动，邪气尚未与气血相并，五脏尚安定之时，只是肌肉有蠕动的感觉，这是受了微风。形有余则泻足阳明之经；形不足则补足阳明之络。针刺分肉之间，勿刺中经脉，勿伤络脉，卫气以复，邪气消散。其云："形有余则腹胀泾溲不利，不足则四肢不用……取分肉间，无中其经，无伤其络，卫气得复，邪气乃索。"

志有余则腹胀飧泄，志不足则四肢厥逆。邪气尚未与气血相并，五脏尚安定之时，只是关节有鼓动的感觉。志有余则泻然谷穴，使其出血；志不足则补法针刺复溜穴。邪气尚未与气血相并时，在关节有鼓动之处针刺，勿刺中经脉，邪气则退。其云："志有余则腹胀飧泄，不足则厥……无中其经，邪所乃能立虚。"

这里的神、气、形、血、志五者有余不足，实质上，指的是心、肺、脾、肝、肾五脏虚实的微病，是"气血未并"的疾病早期阶段、轻微阶段的五脏微病及其治疗。疾病初起，病轻邪浅，仅出现"神之微""白气微泄""微风""络有留血""骨节有动"等微病，在尚未伤及五脏之时，应早期调治，可采用针刺按摩等方法调理经络，再配合心理或调神之法，使正气得复，邪气得散。

气血未并、气血已并、血与气并是各种病机变化的举例，疾病病机变化虽然错综复杂，不外虚与实，有余为实，不足为虚。凡血与气相并为实，血与气相失为虚。气血相并于不同部位就发生不同的病证，例如，血并于阴，气并于阳，就病惊狂；血并于阳，气并于阴，就病热中；血并于上，气并于下，就病心烦善怒；血并于下，气并于上，就病神乱喜忘；血之与气并走于上，就病大厥或暴死。

神、气、形、血、志五者有余和不足，代表着五脏有余和不足，由于五脏经脉与六腑经脉互为表里，因此，针刺调理五脏的经脉，则与其相表里络属的六腑经脉也随之一并调治了。

人体五脏之气的内外出入，都是以经脉为道路以运行气血，若经脉中气血不调和，则引起各种疾病，所以，在诊治疾病时，要根据经脉变化进行调治。正如《素问·调经论》云："五脏之道，皆出于经隧，以行血气，血气不和，百病乃变化而生，是故守经隧焉。"

## 7　十三方

《内经》中记载方剂十三首，通称"《内经》十三方"。

1.汤液醪醴。汤液醪醴出自《素问·汤液醪醴论》。汤液和醪醴是以五谷作为原料酿制的汤剂；清稀淡薄的为汤液，稠浊甘甜的为醪醴。汤液醪醴具有壮神活血、通经御寒、消除疲劳、舒筋活络等作用。对于真气不虚者，有备无患；对于正虚邪侵者，犹能却病。汤液醪醴的制作涉及酿酒，因此在此启发下，后世医家也重视酒剂在治疗中的作用，例如，张仲景《金匮要略》中就有瓜蒌薤白白酒汤等的记载，后世以酒入药或用酒制剂者不可胜数。

2.鸡矢醴。鸡矢醴出自《素问·腹中论》。鸡矢，即鸡屎；醴，甜酒也。鸡矢醴用以治疗由饮食不节，伤及脾胃，运化失职所致的以脘腹胀满、其胀如鼓为特征的病证。《本草纲目》云："(鸡)屎白，气味微寒，无毒。"鸡屎能下气消积，通利二便，故治鼓胀有特效。古代鸡矢醴的制备方法有多种，并用以治疗多种疾病。若脾肾虚寒发胀及气虚中满者不宜服用，误服则死。

3.乌鲗骨藘茹丸。乌鲗骨藘茹丸出自《素问·腹中论》。乌鲗骨藘茹丸适用于精血枯竭致使月经闭止不来的血枯病。本病可由吐、衄、崩漏、失血过多等大脱血或因醉后行房等多种因素导致的阴精尽泄，精血两伤，气亦耗散而形成。乌鲗骨，即乌贼骨，又名海螵蛸。藘茹，即茜草。麻雀卵，气味甘温，能补益精血。鲍鱼，气味辛温，能通血脉、益阴气。

4.生铁落饮。生铁落饮出自《素问·病能论》。《内经》用以治疗狂证。生铁落饮重镇降下，故下气速。《本草纲目·卷八》有载："平肝去怯，治善怒发狂。"后世临床常以生铁落为主药加入清肝泻火、涤痰开窍、养心安神之品治疗狂证。

5.泽泻饮。泽泻饮出自《素问·病能论》。《内经》用以治疗酒风，即《素问·风论》所论的酒后漏风病，以全身发热，身体倦怠无力，大汗如浴，恶风，少气为主症。

6.兰草汤。兰草汤出自《素问·奇病论》，用以治疗脾瘅。脾瘅为脾胃湿热证，以口甘为主症，可传变为消渴。兰草，指佩兰。佩兰气味辛平芳香，能化湿辟浊醒脾。

7.左角发酒。左角发酒出自《素问·缪刺论》。用以治疗尸厥。尸厥指突然昏倒、不省人事、状如死尸的凶险病证，常兼有手足逆冷、头面青黑、呼吸微弱而不连续、脉微欲绝等症。左角发，即剃病人左角之发约一方寸，烧制为末，以美酒一杯冲服，如若口噤不能饮，可灌入口中，病可痊愈。

8.寒痹熨方。寒痹熨方出自《灵枢·寿夭刚柔》。寒痹熨方用棉布浸药酒熨贴以治寒痹，是最早的一种外治方法。棉布浸药的制方过程比较复杂。方中酒性热而悍急，有通行十二经脉之力。蜀椒赋纯阳之性，味辛，性热，为交通心肾的主药；干姜味辛，性热，温中散寒，回阳通脉；桂心引火归元，温养肝筋。三味又得酒力及炭火的热力，装入夹袋中，在针刺前后，熨贴患处，则营卫通，汗液出，寒痹自能痊愈。

9.马膏膏方。马膏膏方出自《灵枢·经筋》。马膏膏方运用内外同治之法治疗因寒邪侵犯阳明经所致的胫转筋、口眼㖞僻等筋脉拘急之证。马膏，即马脂，其性甘平柔润，能养筋治痹。

10.半夏汤。半夏汤出自《灵枢·邪客》。半夏汤治不寐证。方中半夏味辛性温，有燥湿健脾和胃之功，直驱少阴厥逆之气，使其上通于阳明；秫米甘寒，能补阴泻阳，二药配伍调和阴阳，而治不寐。

11.豕膏。豕膏出自《灵枢·痈疽》。用以治疗猛疽，又名结喉痈。猛疽，病发于咽喉，发病急，病情凶险，容易引起“塞咽”，即窒息。临床症见咽喉肿痛、吞咽困难、呼吸不畅，常伴有恶寒发热。豕膏，即猪油煎熬去滓，冷凝而成，俗名猪油。豕膏，《本草纲目》言其味甘微寒，无毒，利血脉、散风热、润肺，入膏药主治诸疮。

12. 陵翘饮。陵翘饮出自《灵枢·痈疽》。用以治疗败疵，亦称胁痈。李杲曰：“胁者，肝之部也。如人多郁怒，故患此疮。”方中菱角根味甘性凉，能清热发汗；连翘根，苦，微寒，清热解毒、消痈散结。二药配伍增强清热解毒消痈之效。此方提出的“厚衣，坐于釜上，令汗出至足”，指令患者服用陵翘饮后，穿厚衣坐于釜上以取汗，使停于肌表的邪毒得以从汗而出，正是《素问·五常政大论》中“汗之则疮已”理论的体现。

13. 小金丹。小金丹出自《素问·刺法论》。小金丹避瘟疫。其方主要药物是辰砂、雄黄、雌黄、紫金（金箔）等，方中药味均是避瘟防疫常用药物，对于后世避瘟方的研究有着重要的影响。其制作方法比较复杂。服法是每晨当太阳初出时，面向东方，吸一口气，用冷水和气送下一丸，共服十粒。

《内经》十三方中所涉及的药物包括动物、植物、矿物三类，具体有生铁落、血余炭、泽泻、白术、麋衔、鸡矢白、乌贼骨、茜草、麻雀卵、鲍鱼汁、佩兰、猪脂、马脂、桑炭、菱角、连翘、半夏、秫米、蜀椒、干姜、桂心、酒、辰砂、雄黄、雌黄、紫金等26味中药；其剂型，有汤剂、丸剂、膏剂、丹剂、酒剂等；其用法有内服和外用；其作用有治疗和预防。十三方体现了药少而精、药食同源、以酒治病的特点，对后世方剂学研究及临床治疗具有重要影响。

## 8　尺肤诊

尺肤诊，见于《素问·脉要精微论》《灵枢·论疾诊尺》等篇。

尺肤诊，指切按上肢前臂内侧腕横纹至肘横纹之间的部位，这个部位叫尺肤部。尺肤诊，属于切诊范畴。

《素问·脉要精微论》将上肢的前臂内侧腕横纹至肘横纹之间的部位，横向划分为三部分，纵向也划分为三个部分，共九部分，这九个部分，分别内应人体相应脏腑部位。方法是，将上肢前臂伸展并举起，前臂下段即靠近肘横纹的部位，称作下竟下，前臂上段即靠近腕横纹的部位，称作上竟上；上竟上与下竟下，即上段与下段这两个部位中间的部位，称作中附上，即中段。

各部位有与内在相应的脏腑。具体是：尺肤部下段即下竟下的部位，内侧，候季胁病；下竟下的外侧，候肾病；下竟下的中间，候腹中病。

尺肤部中段及中附上的部位，左手中段外侧以候肝，内侧以候膈；右手中段外侧以候胃，中段内侧以候脾。

尺肤部上段即上竟上的部位，右手上段外侧以候肺，内侧以候胸中；左手上段外侧以候心，内侧以候膻中。

尺肤部的上段部候上部脏腑的病，尺肤部的下段候下部脏腑的病。上段的最上边靠近掌横纹处，候胸喉之病；下段的下边靠近肘横纹处，候少腹、腰、股、膝、足之病。

以上这就是尺肤诊的划分部位及其内应脏腑。正如

《素问·脉要精微论》指出："尺内两旁则季胁也，尺外以候肾，尺里以候腹中。中附上，左外以候肝，内以候膈；右外以候胃，内以候脾。上附上，右外以候肺，内以候胸中；左外以候心，内以候膻中。前以候前，后以候后。上竟上者，胸喉中事也；下竟下者，少腹腰股膝胫足中事也。"

怎样诊察尺肤部的缓急、小大、滑涩、肉之坚脆等变化及其主病呢？

例如，尺肤部光滑润泽，是病风；尺肤部肌肉瘦弱，则身体困倦无力，嗜睡；尺肤部肌肉瘦如刀削，且易发热恶寒，为难治；尺肤部光滑润泽，为病风；尺肤部粗糙，是病风痹；尺肤部粗糙如鱼鳞，是病溢饮；尺肤部热甚，脉大而躁，为温病；若脉大而滑，预示病将痊愈；尺肤部凉，脉小，是阳气虚，其病泄泻；尺肤部灼热，若先热后寒，为寒热病；若先寒，之后，久之转为热的也是寒热病。正如《灵枢·论疾诊尺》所云："尺肤滑，其淖泽者，风也。尺肉弱者，解㑊，安卧，脱肉者，寒热，不治。尺肤滑而泽脂者，风也。尺肤涩者，风痹也。尺肤粗如枯鱼之鳞者，水泆饮也。尺肤热甚，脉盛躁者，病温也；其脉盛而滑者，病且出也。尺肤寒，其脉小者，泄、少气。尺肤炬然，先热后寒者，寒热也。尺肤先寒，久大之而热者，亦寒热也。"

还有，肘部皮肤单独发热的，是腰以上有热；手部皮肤单独发热的，是腰以下有热；肘部内侧单独发热的，是胸部有热；肘部背侧单独发热的，是肩背部有热；臂中单独发热的，是腰腹部有热；肘后廉以下三四寸处发热的，是肠中有虫。掌中有热的，是腹中有热；掌中寒凉的，是腹中有寒。手鱼部的白肉有青色脉络显现的，是胃寒。尺肤部灼热，人迎脉虚大，为失血；尺肤部坚实，而脉却特别小，气短，若再加上烦闷，则预后不良。正如《灵枢·论疾诊尺》所云："肘所独热者，腰以上热；手所独热者，腰以下热。肘前独热者，膺前热；肘后独热者，肩背热。臂中独热者，腰腹热；肘后粗以下三四寸热者，肠中有虫。掌中热者，腹中热；掌中寒者，腹中寒。鱼上白肉有青血脉者，胃中有寒。尺炬然热，人迎大者，当夺血。尺坚大，脉小甚，少气；悗有加，立死。"

《内经》多篇提及尺肤诊，说明古代重视尺肤诊，诊察尺肤部的润泽、粗糙、寒、热、肌肉的坚实等，对于临床某些外感类疾病、虚实病的诊断具有指导意义。《内经》中的切诊内容丰富，例如，切寸口、三部九候上中下遍体诊脉法、切虚里以知宗气盛衰法、切人迎、切腹部及切尺肤部等。

为什么切局部可知整体？《内经》认为人体是一个以五脏为核心的联系四肢百骸形体官窍的有机整体，人体上下内外表里阴阳脏腑经络是相互通应的，脏腑虽在内不可见，但是其功能状况正常与否有其现象反映到体表的相应部位，这也是外在现象与内在本质的辩证关系，也是《内经》藏象理论的核心内容。脏腑居于内，其象表现于外。如果人体脏腑经络、阴阳气血和调，并与自然时令气候和谐一致，则身心健康无病，如果人体脏腑经络气血失衡，与自然环境也失去协调关系，便会发生疾病，就会在体表相应的部位有所显现，这也是中医诊察疾病为什么诊察舌、目、面、耳、寸口、手掌、尺肤、足等部位的道理所在，可据此判断内在脏腑经络气血盛衰状况。

## 9　方制君臣

方制君臣，出自《素问·至真要大论》。

方制君臣，是指方剂配伍当中的君药、臣药、佐药、使药。

《素问·至真要大论》指出：“帝曰：善。方制君臣何谓也？岐伯曰：主病之谓君，佐君之谓臣，应臣之谓使，非上下三品之谓也。帝曰：三品何谓？岐伯曰：所以明善恶之殊贯也。”意为治疗疾病的主要药物是君药，辅助君药的药物是臣药，与臣药相呼应的是使药，这种分法与按照有毒无毒及毒性大小的上中下三品分类方法有所不同。

《素问·至真要大论》指出无论是大方还是小方，方剂中的药物均有君臣之分，君药一味，臣药二味，就是小方；君药一味，臣药三味，佐药五味，这是中方；君药一味，臣药三味，佐药九味，这属于大方。方中的药味是单数的，就叫作奇方；方中药味是双数的，就叫作偶方。其云：“君一臣二，制之小也；君一臣三佐五，制之中也；君一臣三佐九，制之大也。”“君一臣二，奇之制也；君二臣四，偶之制也；君二臣三，奇之制也；君二臣六，偶之制也。”

君药，即针对主病或主证能起到主要作用的药物，是方剂组成中不可缺少的主要药物。

臣药，其作用，一是扶助君药加强治疗主病或主证的药物，二是针对兼病或兼症起到主要治疗作用的药物。

佐药，其作用，一是佐助君药、臣药以加强疗效，或直接治疗次要症状的药物；二是起到制约作用，制约或消除或降低君药、臣药的毒性，或制约君药、臣药峻烈之性；三是起到反佐的作用，即病重邪气亢盛，机体有可能拒药时，方剂中配以与君药性味相反而又能在治疗中起到相成的作用的药物。

使药，其作用，一是引经药，能引方中药物直达病所，二是调和诸药。

在临床运用方之君臣这一原则时，并不是说每一方中君臣佐使每一种都一一具备，也不是每一种药物只担任一职，病情比较单纯，就君一臣二，因此，每一方剂的具体药味多少，以及君、臣、佐、使是否齐备，要根据疾病轻重和治疗需要，但是，每个方中必须有君药。在一首方剂当中，君药有几味及君药的药量多少，视病情而定。

《素问·至真要大论》方之君臣佐使的记载，是方剂组成原则的最早记载，数千年来，受到历代医家的高度重视，并在中医临床上运用至今。金代医家张元素指出："力大者为君。"元代医家李东垣指出："主病之谓君，兼见何病，则以佐使药分治之，此制方之要也。""君药分量最多，臣药次之，佐使药又次之，不可令臣过于君，君臣有序。"明代医家何柏斋指出："大抵药之治病，各有所主。主治者，君也；辅治者，臣也；与君药相反而相助者，佐也；引经络及治病之药至病所者，使也。"

方剂的组成虽然有原则性，但是，在临床运用时，也有很大的灵活性，只要原则性与灵活性相统一就好。同一首方剂当中，如果药量发生变化，则主治病证就有所不同；如果药味加减变化了，其主治病证也发生了变化；同一首方剂，剂型不同，其疗效及药量也相应有所不同。此外，组方遣药还要关注地域气候特点、四季寒热气候、地土方宜、性别年龄及体质强弱等，例如，《素问·五常政大论》云："能毒者以厚药，不胜毒者以薄药。"就指出了对于正气不虚、体质较强的病人，对于药物具有一定的耐受性，可选用气味厚重而作用峻猛的药物，作用快，疗效好，病程短，否则药力不足，疗效不显，病程缠绵；对于正气不足，或素体虚弱的病人，由于其对药物的耐受性较差，应谨慎选择气味淡薄而作用和缓的药物，因为太过则易伤正，抗病能力受损，疗效也不佳。

《素问·至真要大论》指出，在使用方剂的过程中，必须先辨别其阴阳属性，确定病变部位，判断疾病所属脏腑，病在内则治内，病在外则治外，病情轻微就用较缓和的药调理，病情稍重就用作用较强的药物，邪气盛的就用劫夺之法，或者发汗，或者泻下，用药物的寒热温凉，针对相应的病证进行治疗，随其所宜，要谨慎地遵守上述法则，就能取得令人满意的效果，使人气血和平，健康长寿。其云："调气之方，必别阴阳，定其中外，各守其乡。内者内治，外者外治，微者调之，其次平之，盛者夺之，汗之下之，寒热温凉，衰之以属，随其攸利，谨道如法，万举万全，气血正平，长有天命。"

## 10　五过、四德

五过和四德，出自《素问·疏五过论》。五过，指医生在诊治中容易出现的五种过失；四德，指医生诊治疾病要遵守的四个基本原则。

那么，医生在诊治中容易出现的五种过失，都是什么呢？

第一种过失是不认真询问病因，不知病之根本。诊治疾病时，医生要了解病人地位的高低，若是先高贵后低贱的人，其病多因情志郁结导致营血亏损，此病叫脱营；若是先富有后贫穷的人，其病多因情志郁结导致精气亏损，此病名叫失精；此两种病，均是内里五脏之气郁滞，日久而生病。如果医生在诊病时，认为病变不在脏腑，外表躯体也未见有明显异常变化，疑惑不决，不知该诊为何病，未及时给予治疗，致使病人躯体日渐消瘦，气虚精亏使病情加重，正气消散又感受外邪而恶寒惊骇，卫气耗散于外，荣血耗损于内；其实本病原因是情志郁结，医生却不详询病因，不知病之根本，这是医生的过失。

第二种过失是不认真询问病人的饮食、起居及心情。医生在诊治疾病时，一定要详问其饮食起居、生活环境，以及精神上是否有过暴喜暴忧，或先乐后苦等状况，这些状况都能损伤精气，使精气日渐衰竭，形体大伤。过怒伤阴，过喜伤阳，厥逆之气上行，脉气壅满而形神涣散。如果医生不询问病人状况，不知该用补还是用泻，也不知病情，致使病人精气日渐耗脱，外邪乘虚而侵，病情日渐严重，这是医生的过失。

第三种过失是不能对疾病给予鉴别或分类比较。医生在诊治疾病时，必须对于疾病予以分类比较，分析其轻重缓急、细心体察病情，如果不懂这些，那么其诊断就是不高明的，或者会误诊，这也是医生的过失。

第四种过失是不能对病人做思想工作。医生在诊病时，有三种情况必须要问，即病人是否是地位由高变低、是否是由富贵变成了贫穷、是否梦想升官发财。如果是先高贵后失势的人，虽无外邪，但是其精神内伤，抑郁不乐，致使身体日衰而死亡。如果是先富后贫之人，虽无外邪，但是精神焦虑，致使皮肤憔悴，筋脉屈伸不利，甚至病痿躄而筋脉挛急。假若医生治学态度不严谨，不能对其进行思想工作，不能对其进行心理状态的疏导，没有把病人的精神状况改变过来，而是表现得柔弱无能，毫无办法，在治疗上又违背常规，疾病就不能祛除，治疗就没有效果，这也是医生的过失。

第五种过失是不明辨疾病、不询问病因，只告知死期。医生在诊治疾病时，必须要了解疾病发生的前后，了解病发的本末；切脉时还要注意男女性别不同所致的脉象差异。如果因生离死别而情志郁结的，以及情志忧恐喜怒，均可使五脏精气衰竭，气血大伤。曾经富有之人，突然贫穷，致使精气大伤，筋脉失养，身体虽能行走，但是津液已伤，形体伤败，气血搏结于阳分，成痈积脓，并伴发寒热。假若医生只刺阴阳之经，会使气血耗散，身体无力，四肢转筋，那么死期就不远了。医生不能明辨疾病，不能详询病因，到疾病后期只知告诉病人死期已不远，这也是医生的过失。

那么，医生应该具备的四德是什么呢？

《素问·疏五过论》指出："圣人之治病也，必知天地阴阳，四时经纪，五脏六腑，雌雄表里，刺灸砭石，毒药所主，从容人事，以明经道，贵贱贫富，各异品理，问年少长，勇怯之理，审于分部，知病本始，八正九候，诊必副矣。”文中指出了医生应该遵守的四个基本原则，一是了解自然界阴阳寒暑变化规律及其与人体生命活动的关系；二是要全面掌握人体脏腑生命活动规律，正确使用针刺、方药等治疗手段；三要全面了解病人的社会地位变化、生活贫富变化、精神状态变化、体质状况；四要善于诊察病人的色脉变化。

五过四德对临床诊治疾病具有指导意义，提示医生诊治时，一定要对病人进行耐心细致又全面的诊察，并与自然界阴阳寒暑变化及病人的体质等多方面情况相结合，这样才能正确地诊治疾病。文中强调医生应结合天时、人事、藏象、色脉等多方面要素诊治疾病，不仅要医术精湛，而且要医德高尚。

## 11　正治反治

正治反治，出自《素问·至真要大论》。

正治反治，指正治法和反治法。

正治法，又叫逆治法。指逆其病候表现而治的方法，所用药物的药性与病性相反。正治法，适用于病邪轻浅、表里证候一致、病情单纯无假象的疾病，所谓“微者逆之”，指的就是病情轻微的，用逆治法。例如，“寒者热之，热者寒之，”即寒证用热药，热证用寒药；以及“坚者削之，客者除之，劳者温之，结者散之，留着攻之，燥者濡之，急者缓之，散者收之，损者温之，逸者行之，惊者平之”等均属于正治法。

反治法，又叫从治法。指顺从疾病假象而治，所用药物的药性与疾病假象相一致，实质是与疾病内在本质相反。反治法，适用于病邪较重、病情复杂并出现假象的疾病，所谓“甚者从之”，指的就是较严重的疾病，可用从治法。例如，“热因热用”，即病人表象是热证但实质是内有真寒，用药的性质是用热药，药性与表象相一致，但是药性实质是与疾病本质是相反的，仍然是针对疾病根本的治疗。

《素问·至真要大论》云：“帝曰：何谓逆从？岐伯曰：逆者正治，从者反治，从少从多，观其事也。帝曰：反治何谓？岐伯曰：热因热用，寒因寒用，塞因塞用，通因通用，必伏其所主，而先其所因，其始则同，其终则异，可使破积，可使溃坚，可使气和，可使必已。帝曰：善。气调而得者何如？岐伯曰：逆之，从之，逆而从之，从而逆之，疏气令调，则其道也。”

原文大意是，黄帝问岐伯：什么是逆治法和从治法？岐伯回答：逆着症状而治的，叫正治；顺从症状(假象)而治的，叫反治，所用药物的多少，根据病情来决定。黄帝又问道：什么是反治？岐伯回答说：对于内里有真寒、在外表象为假热的病证，用热性药治疗；对于内里有真热、在外表象为假寒的病证，用寒性药治疗；对于因中虚所致的痞塞证，用补益药治疗；对于因内里湿热积滞所致的下利证，用通利药治疗；要想治疗疾病的根本，首先要找出疾病发生的根本原因。使用反治法，开始从表面来看，药性似乎与病情相同，但结果药性与病机是相反的。这样治疗就可破除积滞，溃散坚积，使气血调和，最终疾病痊愈。对于本身气机调和，而偶感于病的或用逆治法，或用从治法，或先用逆治法后用从治法，或先用从治法后用逆治法，总之，要使气血疏通调和，这就是其中的道理。

文中的热因热用，指以热性药物治疗真寒假热之证，如用通脉四逆汤治疗脉微欲绝，其人面色赤之假热证。寒因寒用，指以寒性药物治疗真热假寒之证，如用白虎汤治脉滑而厥之里热证。塞因塞用，指用补益之法，治疗正虚所致的胀满闭塞不通之证。前“塞”字，指闭塞不通之证；后“塞”字，指补益法。通因通用，指用通利攻下之法，治疗邪实于内的下利之证。前一“通”字，指邪实于内的泻利证；后一“通”字，指下法。

由此可见，正治法和反治法并不矛盾，均是针对疾病本质而治的方法，正治法应用于没有出现假象的轻证，反治法应用于出现假象的比较严重，比较复杂的病证，运用药物治疗时，一是，要抓住疾病的根本原因，即“必伏其所主，而先其所因”；二是，所用药量药味的多少，宜“观其事也”“适事为故”，即根据病情来决定，中病即止。

## 12 司岁备物

司岁备物，出自《素问·至真要大论》。

司岁备物，其含义是要根据不同年份的气候特点，来采集和储备顺应该年气候特点而生长的药材。

《内经》五运六气理论认为，在六十甲子周期当中，各岁的岁运及六气各时段的气候特点是不同的，因此，其施予万物气化亦不同，具体到药材而言，不同的年份，每一味药材的喜性是不同的，所以，其所秉受的天地自然运气也不同。也就是说，同一药材生长在不同年份，其药材质量是存在差异的。该年的气候适合这个药材生长，那么，该药材质量就佳；反之，该年气候不适合某药材生长，那么，该药材治疗效果就相对较差。因此，就要根据不同年份的气候变化特点，来采集应五运六气气候生长的药材。例如，厥阴司天之岁则备酸物，少阴、少阳司天之岁则备苦物，太阴司天之岁则备甘物，阳明司天之岁则备辛物，太阳司天之岁则备咸物，这样的药物得天地精专之气化，气全力厚。

正如《素问·至真要大论》云："帝曰：其主病何如？岐伯曰：司岁备物，则无遗主矣。帝曰：先岁物何也？岐伯曰：天地之专精也。帝曰：司气者何如？岐伯曰：司气者主岁同，然有余不足也。"意为黄帝问岐伯：主治疾病的药物应如何采集呢？岐伯回答说：应该根据不同年份气候特点来采集准备药物，这样能保证药效。黄帝又问：事先准备好药物，有什么好处呢？岐伯回答说：这样的药物是秉承当年天地之气所生，吸收当年天地之精气，气味纯正，药效优良。黄帝又问：秉承司天在泉之气所生的药物怎样？岐伯回答说：秉承司天在泉之气所生的药物与主岁的药物大致一样，但是，有太过和不及之分。

如果不按照五运六气的气候特点来采集药材，会怎样呢？如果非司岁备物，即不按岁运岁气所司，采备了非主岁所化生的药物，那么，这样的药物质量相对较差，正如《素问·至真要大论》云："帝曰：非司岁物何谓也？岐伯曰：散也，故质同而异等也。气味有薄厚，性用有躁静，治保有多少，力化有浅深，此之谓也。"意为非主岁的年份所采集的药物，其药物气散而不精专，虽属同一种药物，但是，其等别、质量都是有差异的，其气味有薄有厚，其性能有躁有静，其疗效有大有小，其药力有深有浅。

司岁备物，能保证药物的质量，这一观点被后世医药学家所重视，如唐代医家孙思邈指出："夫药采取，不知时节，不以阴干曝干，虽有药名，终无药实，故不依时采取，与朽木不殊，虚费人功，卒无裨益。"李杲亦说："凡诸草木昆虫，产之有地，根叶花实，采之有时，失其地则性味少异，失其时则性味不全。"说明了药材的产地与采集时间的重要性，这也是临床用药强调"地道药材"的原因所在。

## 13 四难、四易

四难和四易，出自《素问·玉机真脏论》。

四难，是指形气相失、色夭不泽、脉实以坚、脉逆四时，这四种状况均为难治。四易，指形气相得、色泽以浮、脉弱以滑、脉从四时，此四种状况均为易治。正如《素问·玉机真脏论》指出："形气相得，谓之可治；色泽以浮，谓之易已；脉从四时，谓之可治；脉弱以滑，是有胃气，命曰易治，取之以时。形气相失，谓之难治；色夭不泽，谓之难已；脉实以坚，谓之益甚；脉逆四时，为不可治。"

文中的形气相得，指形体与神气盛衰表现相一致，即气盛形盛，气虚形虚；色泽以浮，指面色明润；脉弱以滑，指脉象柔和舒缓而滑利；脉从四时，指脉象变化与四时相应，即春弦、夏洪、秋毛、冬石。形气相失，指形体与神气盛衰表现不相一致；色夭不泽，指面部颜色枯晦干燥而不润泽；脉实以坚，指脉来坚实而无柔和之象，即真脏脉脉象显露；脉逆四时，指脉象变化与四时不相应。

四难和四易，属于中医诊断学内容，《素问·玉机真脏论》强调了医生诊治疾病时全面侦查，把握病情的重要性，指出："凡治病，察其形气色泽，脉之盛衰，病之新故，乃治之，无后其时……必察四难，而明告之。"四难和四易的重要性要求医生在诊治疾病过程中，应全面观察病人的形体、神气、色泽、脉象等变化，综合分析疾病复杂的病机变化，并以此作为诊治疾病、判断疾病的轻重程度及预后善恶的重要依据，同时还要将此告知病人家属。

四难和四易，这一判断疾病预后的方法，对于临床诊治疾病中具有重要指导意义，这一方法也受到历代医家的高度重视，并以此作为判断疾病预后的重要依据。

## 14　因势利导

因势利导的治疗原则贯穿于《内经》的始终，以《素问·阴阳应象大论》为代表。

因势利导，其本意是顺应事物发展的自然趋势，而加以疏利引导。《内经》的治疗原则及具体治法无不体现因势利导的原则，指出治疗疾病时，宜运用发散通利之法疏导邪气，使邪气从最近、最利于祛除的途径排除。

例如，《素问·阴阳应象大论》指出，疾病刚刚开始的时候，邪气尚在表，可针刺表以祛其邪；邪气正盛之时，不宜针刺直接攻邪，要待病邪稍衰后针刺治之，否则会损伤正气。

如果病邪轻浅在表的，可用轻扬宣散之法祛邪；病邪深重而入里的，可用逐步攻减邪气之法以祛邪；人体正气虚损的，可用补益之法；阳气虚的，应当用温补阳气之法；阴气虚的，应当用味厚的药物以滋补阴精。

病位在上焦的，可用涌吐法；病位在下焦的，可用通利或泻下法；腹部胀满的，可用消导法。

邪在肌表的，可用浸浴法取汗以祛邪；邪在皮毛的，可用发汗法；邪气急骤者，当用峻猛之药以迅速控制邪气；疾病属于实证的，表实宜用散法，里实宜用泻法；血实之证，可用逐瘀、放血之法；气虚之证，可用升提益气之法。要谨慎地审察疾病的阴阳属性及病位所在，使脏腑经络气血恢复正常。

正如《素问·阴阳应象大论》云："病之始起也，可刺而已；其盛，可待衰而已。故因其轻而扬之，因其重而减之，因其衰而彰之。形不足者，温之以气；精不足者，补之以味。其高者，因而越之；其下者，引而竭之；中满者，泻之于内。其有邪者，渍形以为汗。其在皮者，汗而发之。其慓悍者，按而收之。其实者，散而泻之。审其阴阳，以别柔刚，阳病治阴，阴病治阳，定其血气，各守其乡，血实宜决之，气虚宜掣引之。"

再如，《素问·至真要大论》云："高者抑之，下者举之，有余折之，不足补之。""寒者热之，热者寒之，微者逆之，甚者从之，坚者削之，客者除之，劳者温之，结者散之，留者攻之，燥者濡之，急者缓之，散者收之，损者温之，逸者行之，惊者平之，上之下之，摩之浴之，薄之劫之，开之发之。”《素问·五常政大论》云：“消之削之，吐之下之，补之泻之，久新同法。”“无盛盛，无虚虚。”“无致邪，无失正。”“折其郁气，先资其化源，抑其运气，扶其不胜。”也是因势利导治则的具体运用。

《灵枢·逆顺》的针刺要“无迎逢逢之气，无击堂堂之阵”“无刺熇熇之热，无刺漉漉之汗，无刺浑浑之脉，无刺病与脉相逆者”“方其盛也，勿敢毁伤，刺其已衰，事必大昌”，其大意为针刺治疗不要迎面对抗来势盛大之兵力，不要进攻其势盛大、阵容整齐之兵阵；热势炽盛时不要针刺，大汗出的时候不要针刺，脉来急疾混乱不清时不要针刺，病情与脉象不相符合时不要针刺；在病势正盛，正邪相争之时，不要针刺，否则损伤正气，若在病势稍衰之时针刺，会取得满意的疗效。文中虽然讲的是针刺禁忌，但也是因势利导治则的体现。

《素问·热论》的“未满三日者，可汗而已；其满三日者，可泄而已”等治疗方法以及《灵枢·九针十二原》的疾徐针刺手法、迎随补泻针刺法，还有《灵枢·小针解》的“其来不可逢者，气盛不可补也。其往不可追者，气虚不可泻也。不可挂以发者，言气易失也。扣之不发者，言不知补泻之意也，血气已尽而气不下也。知其往来者，知气之逆顺盛虚也。要与之期者，知气之可取之时也。”“满则泻之”“宛陈则除之”“邪盛则虚之”等针刺法，均是因势利导治则在具体治疗中的体现，无论是汗法、吐法、下法、补法、消法等，只要能尽快祛除邪气、扶助正气即可。

从上述关于因势利导的原文举例，不难发现，因势利导的治则，在临床运用时需把握三点：

一是，根据邪气与人体正气相互盛衰趋势择时治疗。如某些周期性发作性疾病，应在发病前予以治疗，即“其盛，可待衰而已”，隋代医家杨上善指出：“病盛不可疗者，如堂堂之阵，不可即击，待其衰时然后疗者，易得去之，如疟病等也。”明代医家吴昆也指出：“病之始起，邪气未盛，可刺而止之。病邪方盛则气微，可待其衰也，刺而止之，则不伤正气。”

二是，根据邪气性质及其所在部位予以治疗。根据邪气所在的部位和邪气的性质，加以疏利引导，使邪气从最近的途径，以最快的速度排出体外。如“因其轻而扬之，因其重而减之……其高者，因而越之；其下者，引而竭之；中满者，泻之于内。其有邪者，渍形以为汗。其在皮者，汗而发之”等。

三是，扶助正气，运用因势利导的治则时，要注意时时顾护正气，以祛邪不伤正为原则，例如，“气虚宜掣引之”，“形不足者，温之以气；精不足者，补之以味”及《素问·至真要大论》的“无失正”“扶其不胜”即是此法。

《内经》“因势利导”的治疗原则，为后世汗、吐、下、和、温、补、消、清八法的形成奠定了基础，对于后世中医治则治法的临床实践及养生预防疾病具有重要指导意义。

## 15　异法方宜

异法方宜，出自《素问·异法方宜论》篇名。

异法方宜，意指由于人们生活的地域气候不同，体质各异，生病也不同，所以治法也随之相异，说明发病和地域气候及人的生活习惯是相关的。异法，指不同的治疗方法；方宜，指地域方位之宜。《素问·异法方宜论》指出同一种疾病，由于地域方位不同，其治疗方法也各异，其云："黄帝问曰：医之治病也，一病而治各不同，皆愈何也？岐伯对曰：地势使然也。"

我国地域广阔，地势高低不同，地域有东南中西北之别，气候也有寒温的差异，故地域饮食结构及生活习惯也有所不同，因此，就形成了各地体质特点及疾病特点。

例如，东方之域，为天地之气始生之处，出产鱼、盐，依海傍水，当地的人们喜欢吃鱼和咸味的食物，人们全都居处安定，把鱼和盐当作美食，但因多食鱼，使邪热积于中；多食咸味，则伤血；所以当地的人们大都是肤色黑，腠理疏松，易患痈肿疮疡之类的疾病，治疗宜用砭石，所以，砭石疗法是从东方传来的。

《素问·异法方宜论》云："故东方之域，天地之所始生也，鱼盐之地，海滨傍水，其民食鱼而嗜咸，皆安其处，美其食。鱼者使人热中，盐者胜血，故其民皆黑色疏理，其病皆为痈疡，其治宜砭石。故砭石者，亦从东方来。"

西方之域，地处高原，盛产金石，地多沙石，气候像秋天肃杀收引一样，干燥多风。当地的人们多依山陵而居，水土性质刚强，人们不穿丝绸而披粗布铺草席；吃脂膏酥酪类的食物，故多肥胖，肌腠致密，外邪不易伤其形体，病多从内生，治疗宜用药物。所以，药物疗法是从西方传来的。《素问·异法方宜论》云："西方者，金玉之域，沙石之处，天地之所收引也，其民陵居而多风，水土刚强，其民不衣而褐荐，其民华食而脂肥，故邪不能伤其形体，其病生于内，其治宜毒药。故毒药者，亦从西方来。”

北方之域，气候像自然界冬季的闭藏一样，地势高，人们依山而居，气候多风寒冰冽，人们过着游牧生活，以牛羊乳为主食，多因内脏受寒而生胀满一类的疾病，治疗宜用灸焫。所以，灸焫疗法是从北方传来的。《素问·异法方宜论》云：“北方者，天地所闭藏之域也，其地高陵居，风寒冰冽，其民乐野处而乳食，脏寒生满病，其治宜灸焫。故灸焫者，亦从北方来。”

南方之域，南方气候像自然界夏季的长养一样，气候炎热，阳气最盛，当地人喜欢吃酸味和发酵过的食物；因此他们腠理致密，皮肤易患筋脉拘急、肢体麻木不仁一类的疾病，治疗宜用毫针微刺。所以，九针疗法是从南方传来的。《素问·异法方宜论》云：“南方者，天地所长养，阳之所盛处也，其地下，水土弱，雾露之所聚也，其民嗜酸而食胕，故其民皆致理而赤色，其病挛痹，其治宜微针。故九针者，亦从南方来。”

中央之域，地势平坦但气候寒温适宜，物产丰富，所以人们的食物种类很多，人们生活安逸，不会过度劳累，这里发生的疾病，多是痿弱、厥逆、寒热等疾病，这些病的治疗，宜用导引按跻的方法。什么是导引按跻呢？导引按跻就是气功、按摩这一类的用于强身健体的方法。所以导引按跻的治法，是从中央地区推广出去的。《素问·异法方宜论》云：“中央者，其地平以湿，天地所以生万物也众，其民食杂而不劳，故其病多痿厥寒热，其治宜导引按跻。故导引按跻者，亦从中央出也。”

异法方宜，属于中医学因地制宜的整体医学观，这一思想提示医生诊治疾病要根据地域方位气候、生活习惯及人体体质，采取不同的治疗方法，即因地制宜、因人制宜，所以尽管治法各有不同，结果是疾病都能痊愈，这是由于医生能够了解地域与病情的关系，并指导用什么方法去治疗的缘故。正如《素问·异法方宜论》云："故圣人杂合以治，各得其所宜，故治所以异而病皆愈者，得病之情，知治之大体也。"

《内经》重视因地制宜，例如，在《素问·五常政大论》中指出：西北地区气候寒冷，其病多外寒而里热，应当散外寒、解里热；东南地区气候温热，其病多因阳气外泄而寒从中生，应当收敛阳气、温其内寒，这就是同病异治，即同一种病证，因地理、气候等对人体的影响不同，治疗方法也就不同。所以说，气候寒凉的地区，应以寒凉药清其内热，以汤液浸渍驱散外寒；气候温热的地区，应以温热药散其内寒，使阳气内守而不外泄。在治疗时所采取的治法必须与该地区的地势、气候特点相一致，才能使阴阳平衡疾病痊愈。若出现假象，就用相反的方法治疗。同处在一州，其生化寿夭却不相同，这是因为地势高低造成的。地势高的地区，是阴气所主治；地势低的地区，是阳气所主治。阳气盛的地区，万物的生长发育比天时要早；阴气盛的地区，万物的生长发育比天时要晚；这是地势高低不同所形成的一般规律，是万物生化的一般道理。其云："西北之气散而寒之，东南之气收而温之，所谓同病异治也。故曰：气寒气凉，治以寒凉，行水渍之。气温气热，治以温热，强其内守。必同其气，可使平也，假者反之。帝曰：

善。一州之气，生化寿夭不同，其故何也？岐伯曰：高下之理，地势使然也。崇高则阴气治之，污下则阳气治之，阳胜者先天，阴胜者后天，此地理之常，生化之道也。”

《素问·五常政大论》还指出东南方属阳，阳气有余，阳气自上而下，所以南方热而东方温；西北方属阴，阴气有余，阴气自下而上，所以北方寒而西方凉。地势有高低之分，气候有温凉之别，地势高则气候寒凉，地势低则气候温热。西北寒凉地区多病腹部胀满，东南温热地区多病疮疡；病胀满用攻下法，则胀满可消除；疮疡用发汗解表法，则疮疡可愈。这是因为不同的地势和气候，人体腠理开阖也随之不同。其云：“东南方，阳也，阳者其精降于下，故右热而左温。西北方，阴也，阴者其精奉于上，故左寒而右凉。是以地有高下，气有温凉，高者气寒，下者气热，故适寒凉者胀，之温热者疮，下之则胀已，汗之则疮已，此腠理开闭之常，太少之异耳。”

《素问·五常政大论》还指出不同地域的人其寿夭也是不同的，一般来说，西北地区阴精上承，阳气坚固，故其人多长寿；温热地区阳气下降，阳气易泄，故其人多早夭。其云：“阴精所奉其人寿，阳精所降其人夭。”

异法方宜，提示治疗疾病宜因地制宜、因人制宜，提示养生保健及预防疾病也应顺应地域气候特点。

## 16　移精变气

移精变气，出自《素问·移精变气论》。

移精变气，指通过转移人的精神和注意力，以缓解或消除由情志引发的疾病的一种心理疗法。移精，指转移注意力；变气，指调整逆乱的气机。移精变气指转移注意力的方法，也叫祝由。祝由疗法，是《内经》形神一体整体观指导下的情志疗法之一。

《素问·移精变气论》指出，古代治病只用移精变气的祝由疗法，就可以使疾病痊愈。而现今治病，既用药物以内治，又用针刺、砭石从外治疗，可还是有的能治愈，有的尚不能治愈；这是因为古人以打猎为生，经常活动身体以驱散严寒，居洞穴以避暑热，在内无眷恋思慕之情的干扰，在外无追求名利、烦劳形体的活动，处于清心寡欲无杂念的生活环境之中，体内真气充盛，所以邪气不能侵犯身体，或不能侵犯得很深重，所以，既不用内服药物，也不外用针刺、砭石，只用祝说病由的方法，转移病人的精神和注意力，调整紊乱的气机，就可以使其痊愈。现今的人就不同了，过度忧思伤及内脏，过度体劳伤其形体，又不能按着四时阴阳寒暑的变化规律调整身体，致使邪气多次侵犯，久而久之，则内伤五脏、骨髓，外伤孔窍肌肤，所以，若是小病则越来越重，若是大病必定死亡，故只用祝由疗法，是不能使其痊愈的。其云："往古人居禽兽之间，动作以避寒，阴居以避暑，内无眷暮之累，外无伸宦之形，此恬憺之世，邪不能深入也。故毒药不能治其内，针石不能治其外，故可移精祝由而已。当今之世不然，忧患缘其内，苦形伤其外，又失四时之从，逆寒暑之宜，贼风数至，虚邪朝夕，内至五脏骨髓，外伤空窍肌肤，所以小病必甚，大病必死，故祝由不能已也。"

原文中提到了祝由疗法。祝由，是古代治病方法之一，即医生根据病情，祝说疾病之由来，用以改变病人精神状态的一种治疗方法。祝，同“咒”，祷告之意。祝由疗法，是通过祝说病由来改变病人的精神状态，以达到治疗疾病的目的，与今之精神、心理疗法等有相似之处，明代医家张介宾在《类经·论治类》指出：“言求其致病之由，而释去其心中之鬼也……既得其本，则治有其法，故察其恶，察其慕，察其胜，察其所从生，则祝无不效矣……岂近代惑世诬民者流，所可同日语哉。”

《灵枢·官能》也提到祝由疗法，指出可以让说话比较狠的人来诅咒疾病，对病人的精神状态予以调整，其云：“疾毒言语轻人者，可使唾痈咒病。”

《灵枢·贼风》也指出，有的疾病，医生掌握了疾病的缘由之后，是可以运用祝由疗法的，转移病人的精神和注意力，以达到治疗疾病的目的，有的是可以痊愈的。其云：“黄帝曰：其祝而已者，其故何也？岐伯曰：先巫者，因知百病之胜，先知其病之所从生者，可祝而已也。”

《灵枢·贼风》还指出，有的人既没遇贼风邪气的侵袭，又没有惊恐等情志所伤，却突然发病，是什么原因呢？难道是鬼神在作祟吗？

岐伯回答说：这也是体内有故邪，留而未发，遇所恶及所慕等情志不遂，血气内乱，故邪与情志所致的血气内乱相互搏结。其发病不易察觉，看不见，听不到，所以好似鬼神在作怪，其实是邪气与内在的情志相互搏结，气机逆乱所致。其云：“黄帝曰：今夫子之所言者，皆病人之所自知也，其毋所遇邪气，又毋怵惕之所志，卒然而病者，其故何也？唯有因鬼神之事乎？岐伯曰：此亦有故邪留而未发，因而志有所恶，及有所慕，血气内乱，两气相抟。其所从来者微，视之不见，听而不闻，故似鬼神。”

移精变气的祝由疗法，提示临床治疗疾病，要关心病人的心理是否健康、其病因是否有情志因素等，及时予以心理调治，转移注意力，改善不良心态及精神状态，这些方法均有益于疾病的治疗。

移精变气的祝由疗法，提示平日工作及生活宜重视不良心理状态的及时调整，重视保持良好心态，听音乐、歌唱、交谈、倾诉、呼吸吐纳、运动、郊游、导引、读书、写字、画画、助人为乐等均能使人转移注意力，均能调整身心健康，这也均属于“移精变气”自我疗法。

## 17　缪刺、巨刺

缪刺与巨刺，是《内经》记载的两种相似又不同的针刺方法。

缪刺与巨刺，其方法都是左病刺右、右病刺左，所不同的是，缪刺是指邪在络脉刺其络脉，左病刺右、右病刺左的左右交叉针刺的一种刺治方法，针刺左右两侧小的络脉；而巨刺指的是邪气在经，也是左病刺右、右病刺左，针刺左右两侧大的经脉。

缪刺，见于《素问·缪刺论》《素问·汤液醪醴论》《素问·三部九候论》《素问·调经论》《灵枢·终始》等篇。巨刺，见于《素问·调经论》《灵枢·官针》《素问·缪刺论》等篇。

《素问·缪刺论》指出了缪刺的适应病证是邪气客于皮

毛、孙络、舍于络脉，流溢于大络。其云：“何谓缪刺？岐伯对曰：夫邪之客于形也，必先舍于皮毛，留而不去，入舍于孙脉，留而不去，入舍于络脉，留而不去，入舍于经脉，内连五脏，散于肠胃，阴阳俱感，五脏乃伤，此邪之从皮毛而入，极于五脏之次也，如此则治其经焉。今邪客于皮毛，入舍于孙络，留而不去，闭塞不通，不得入于经，流溢于大络，而生奇病也。夫邪客大络者，左注右，右注左，上下左右与经相干，而布于四末，其气无常处，不入于经俞，命曰缪刺。”

《素问·缪刺论》指出了缪刺的针刺方法是左病刺右、右病刺左。其云：“以左取右，以右取左……故命曰缪刺。”

缪刺的方法具体怎么运用呢？《素问·缪刺论》指出邪气所客的络脉不同，症状不同，所以，针刺的部位和方法也不同。

《素问·缪刺论》指出邪气入于足少阳、手少阳、足厥阴、足太阳、手阳明、足阳跷、手阳明、足阳明、足少阳、足少阴、足太阴的络脉，均可用缪刺，针刺穴位数目的多少，根据月亮盈亏的日数来决定。其云：“邪客于足少阴之络，令人卒心痛暴胀……左取右，右取左。”“邪客于手少阳之络，令人喉痹舌卷……左取右，右取左。”“邪客于足厥阴之络，令人卒疝暴痛……左取右，右取左。”“邪客于足太阳之络，令人头项肩痛……左取右，右取左。”“邪客于手阳明之络，令人气满胸中……左取右，右取左。”“邪客于臂掌之间……以月死生为数。”“邪客于足阳跻之脉，令人目痛……左刺右，右刺左……人有所堕坠……左刺右，右刺左……凡痹往来行无常处……左刺右，右刺左……月生一日一痏。”“邪客于手阳明之络……左刺右，右刺左。”“邪客于足阳明之经……左刺右，右刺左。”“邪客于足少阳之络……左刺右，右刺左。”“邪客于足少阴之络……左刺右，右刺左。”“邪客于足太阴之络……左刺右，右刺左。”

失去意识的“尸厥”，也可以用缪刺之法，刺足大趾内侧隐白穴，然后再刺涌泉穴神门穴，各刺一次会立效，若不愈，把病人左头角的头发剃下一寸烧成灰，研末，用好酒一杯，冲服，若神志不清，不能自饮，就将药灌入口中，会立效，见于《素问·缪刺论》，左角发酒是《内经》十三方之一。

再如，《灵枢·终始》指出躁厥者，可用缪刺，云：“少气而脉又躁，躁厥者，必为缪刺之。”《素问·汤液醪醴论》指出水肿病，可用缪刺之法，云：“缪刺其处，以复其形。”《素问·三部九候论》奇邪客脉，可用缪刺，其云：“其病者在奇邪，奇邪之脉则缪刺之。”

关于巨刺，《素问·调经论》指出：“身形有痛，九候莫病，则缪刺之；痛在于左而右脉病者，巨刺之。必谨察其九候，针道备矣。”

《灵枢·官针》亦云：“巨刺者，左取右，右取左。”《素问·缪刺论》云：“邪客于经，左盛则右病，右盛则左病，亦有移易者，左痛未已而右脉先病，如此者，必巨刺之，必中其经，非络脉也。故络病者，其痛与经脉缪处，故命曰缪刺。”

由此可见，缪刺与巨刺均是左病刺右，右病刺左，但是，巨刺是刺其经，缪刺是刺其络。

## 18　察色按脉

察色按脉，语出《素问·阴阳应象大论》。

察色按脉，指医生诊病时的诊察方法。察色，指望诊；按脉，指切诊。从《素问·阴阳应象大论》可知，察色按脉，在此代指望、闻、问、切四诊，意指诊病时，要望、闻、问、切四诊合参。

善于诊察疾病的医生，望闻问切四诊合参之后，先辨别疾病的阴阳属性，审察病人面部五色的清浊；观察病人的呼吸状况，听其喘息之声，以知道病人最痛苦的是什么；通过切脉，以了解病变所在脏腑部位；切按尺肤部、切按寸口，根据浮、沉、滑、涩等脉象，以判定疾病发生的原因。如能这样，那么，无论是在诊断还是在治疗方面，就不会发生过错了。正如《素问·阴阳应象大论》云："善诊者，察色按脉，先别阴阳；审清浊，而知部分；视喘息，听音声，而知所苦；观权衡规矩，而知病所主；按尺寸，观浮沉滑涩，而知病所生。以治无过，以诊则不失矣。"

"审清浊而知部分"，指望面部青赤黄白黑五色气色的清与浊，以判断疾病阴阳属性，若五色色清而明，病在阳分；若五色色浊而暗，病在阴分；还要望面部清浊之气出现的部位，面部部位与五脏的关系是左颊应肝，右颊应肺，额应心，颏应肾，鼻应脾。五脏精气盛衰反应于面部的色泽变化。望面部五色是望诊重要内容，望五色及其部位分布，可判断脏腑疾病的新久、浅深及预后顺逆等。《灵枢·五色》篇也有详细阐述。

“视喘息、听音声而知所苦”，指的是望诊和闻诊，以判断疾病所属脏腑。喘粗气热为有余，喘息气寒为不足；息高者心肺有余，吸弱者肝肾不足。声大而缓者为病脾；声轻而劲者为病肺；声高而直者为病肝；声和而美者为病心；声沉而深者为病肾。“权衡规矩”，此指四时脉象。《素问·脉要精微论》指出：“春应中规，夏应中矩，秋应中衡，冬应中权。”清代医家张志聪指出：“观四时所应之脉，而知病之所主者何脏。”文中的按尺寸，指切诊，切尺肤部和寸口脉。

再如，《素问·脉要精微论》也指出，医生诊察病人脉搏变化的同时，还要观察病人的两目是否有神气，观察病人面部五色的分布，以推断内里五脏六腑功能的虚实，强弱，形体的盛衰，把几方面的情况综合分析，就能正确地判断疾病的轻重和预后。其云：“切脉动静而视精明，察五色，观五脏有余不足，六腑强弱，形之盛衰，以此参伍，决死生之分。”

再如，《灵枢·师传》还指出了问诊与望诊相结合以诊察疾病。问诊时，要“临病人问所便”，即医生诊治疾病时，一定要询问病人的喜恶得宜，包括饮食、性情、寒热、疼痛、二便等。《灵枢·师传》云：“夫中热消瘅则便寒，寒中之属则便热。胃中热则消谷，令人悬心善饥，脐以上皮热；肠中热则出黄如糜，脐以下皮寒。胃中寒则腹胀，肠中寒则肠鸣飧泄。胃中寒、肠中热则胀而且泄；胃中热、肠中寒则疾饥，小腹痛胀。”

《灵枢·师传》在问诊基础上，又指出了要用司外揣内的方法进行望诊，望面部五官七窍。因为人体脏腑在内，其大小、位置及功能在体表均有所应和所显现的部位，因此，可以据此判断内在脏腑的功能正常与否。其云："五脏六腑者，肺为之盖，巨肩陷咽，候见其外……肾者主为外，使之远听，视耳好恶，以知其性。"

诊察疾病时，要望、闻、问、切四诊合参，这是《内经》所强调并重视的。例如，《素问·征四失论》也指出，医生诊治时，不问病因，不问饮食、起居、居处环境，不问吃过什么药，病人来了就只是草率地独诊寸口脉，怎么能做出正确诊断呢？诊病不认真，随便地胡乱起病名，信口胡言，粗心大意，这是医生容易犯的四种过错。其云："精神不专，志意不理，外内相失……谬言为道，更名自功，妄用砭石，后遗身咎……诊病不问其始，忧患饮食之失节，起居之过度，或伤于毒，不先言此，卒持寸口，何病能中，妄言作名，为粗所穷，此治之四失也。"

《内经》强调四诊合参之后，要先辨别疾病的阴阳属性，因为在阴阳寒热表里虚实八纲辨证当中，以阴阳为首纲，人体生命健康是阴阳协调的结果，而疾病的发生与死亡则是阴阳失调甚至阴阳格拒所致，因此，无论诊断疾病还是治疗疾病都要以阴阳为纲。

《内经》中望、闻、问、切四诊合参之法是中医诊断学的重要内容，被历代医家所重视，至今仍有效地运用于临床实践。提示医生诊治疾病要四诊合参，相互印证，综合分析疾病寒热虚实属性及其所在，正确救治并判断预后善恶；提示病人就诊时，要向医生全面地讲述病情及经过，配合医生四诊，以正确地诊断疾病，及时治疗疾病，早日恢复健康。

## 19　气虚宜掣引之

气虚宜掣引之，语出《素问·阴阳应象大论》。

《素问·阴阳应象大论》云："审其阴阳，以别柔刚，阳病治阴，阴病治阳，定其血气，各守其乡，血实宜决之，气虚宜掣引之。"掣，有提、拉之义。

气虚宜掣引之，意指对于气虚下陷之证，宜用益气升提之法。掣引，指补气升提法。明代医家张介宾解释说："掣，《甲乙经》作'掣'，挽也。气虚者，无气之渐，无气则死矣，故当挽回其气而引之使复也。如上气虚者升而举之，下气虚者纳而归之，中气虚者温而补之，是皆掣引之义也。"

气虚下陷之证，是由于气虚证没有得到及时的治疗，致使气虚之证愈发严重，出现的一系列气虚下陷之证候。

气虚证，主要指肝心脾肺肾五脏气虚，五脏各脏气虚的表现是不同的。

心气虚，多由于先天禀赋不足，或久病伤正、思虑伤心、劳伤过度等，以心慌心悸，疲乏无力，胸闷气短，劳累则症状加重，面色淡白或黄白，或自汗等症状为主，临床上也常兼有脾气虚、肾气虚、肺气虚等症状。

肺气虚，多由外感及劳伤导致的久咳不愈、长期气短乏力等所致，以咳喘、无力、气少不足以息、动则益甚、痰液清稀、语声低怯、面色淡白或㿠白等症状为主，临床上也常兼有脾气虚、心气虚、肾气虚等症状。

脾气虚，多有先天禀赋不足，或后天脾胃调养不当，或饮食不节，或嗜酒无度，或劳伤过度，或慢性疾患耗伤脾气等原因所致，以纳少、腹胀、呃逆、疲乏、气短、肢体倦怠、少气懒言、面色萎黄或㿠白、大便稀溏，甚至眼睑下垂、胃下垂、脱肛、子宫下垂、重症肌无力等症状为主，临床上常兼有肺气虚、心气虚、肾气虚等症状。

肝之虚，临床常见的为肝气郁结，多有情志抑郁，或长期生气，或长期愠怒，或暴怒等情志原因，久郁不解导致肝失疏泄，肝之气机郁结，进而或气郁生痰，循经上行导致梅核气，或气滞血瘀，发为瘿瘤等各种癥瘕积聚；初起以情志不遂、头晕、头痛、面红、目赤、口苦、口干、急躁易怒、失眠、噩梦、胁肋刺痛、便秘、尿黄、耳鸣，甚至吐血、衄血等症状为主，常伴有脾气虚等症状。

肾气虚，多由于年事已高肾气亏虚，或年幼肾虚尚未充盛，或房劳过度等原因所致，常出现肾气亏虚、固摄无力的一系列症状，以面白神疲、听力减退、腰膝酸软、小便频数而清、小便淋沥不尽或遗尿，或小便失禁，或夜尿频多，男子或滑精、或早泄、或不育，女子或带下清稀、或不孕、或胎动易滑等症状，久病，甚至出现肾不纳气的咳喘、呼多吸少、气不得续、动则喘甚、语声低怯、自汗神疲、肢冷面青等症状，常与脾气虚、肺气虚、心气虚症状相伴随。

气虚宜掣引之，从广义上来讲，泛指气虚之证，宜用补气之法，可以分别补益心气、补益肺气、补益脾气、调补肝气、补益神气，也可以诸脏之气兼补；从狭义来讲，脾气虚、肾气虚出现气虚下陷之症状，当用补气升提固摄之法。

## 20　诊法常以平旦

诊法常以平旦，出自《素问·脉要精微论》。

诊法，此指脉诊。平旦，指日出之时。诊法常以平旦，意为诊脉的最佳时间，最好是在早上太阳刚刚升起之时，也就是早上刚刚醒来的时候。这是为什么呢？

《素问·脉要精微论》指出，平旦之时，人刚刚醒来，还没有进食，也未劳作，人体阴气未被扰动，阳气尚未被耗散，气血尚未被消耗，人体处于相对稳定的状态，未受到疾病以外各种因素的干扰，此时诊脉，能真实地反映脏腑经脉气血盛衰状况，其云："黄帝问曰：诊法何如？岐伯对曰：诊法常以平旦，阴气未动，阳气未散，饮食未进，经脉未盛，络脉调匀，气血未乱，故乃可诊有过之脉。"可是，很难做到平旦诊脉。

"诊法常以平旦"的原理，是告诉医生和病人，诊病之时，要保持平静，尽可能排除疾病以外因素对病人诊病时的影响，例如：着急赶路来就诊的，应该坐下休息五分钟，平静之后再诊脉；生气的、情绪激动的，当平静五分钟再诊脉；刚刚吃饱了饭，不能诊脉；刚刚喝过酒，也不能诊脉；刚刚运动过，不能诊脉；也不能一边号脉一边打电话；一边号脉一边说笑，这样做，都是不合适的，不能反映真实的脉象，不利于诊断。

诊脉的时候，病人不要紧张，平稳呼吸，全身放松，这样做，有利于医生获取准确的病情资料，才能诊察到真实脉象，有利于对疾病做出正确的诊断。

在诊脉的同时，医生还要对病人进行问诊、望诊、闻诊，每个诊察方法都很重要，来就诊的病人要予以积极配合。医生要从望闻问切不同角度，全面收集信息，并且彼此相参互证，方能全面掌握病情，正确判断疾病的轻重缓急，以及判断预后善恶。

诊法常以平旦，提示诊病之时，病人和医生都要保持平静，不只是脉诊，望闻问切四诊，都需要保持平静，如此，才能诊察到真实的脉象。

## 21　治痿者独取阳明

治痿者独取阳明，出于《素问·痿论》。

痿，通萎，在此指痿证。痿证，指肢体筋脉痿软无力，日久不能随意运动，甚至肌肉萎缩的一类病证。

治痿者独取阳明，突出了调治脾胃化生气血在痿证治疗中的重要性。痿证，属于临床常见病证。

《素问·痿论》指出了痿证的病因既有内因，也有外因。内因主要有：有所亡失、悲哀太甚、思想无穷等情志因素，也有入房太甚、形体劳累过度等过劳等，外邪以湿热为主；其主要病机是五脏气热、肺热叶焦、湿热浸淫、阳明气血虚衰等，在中医临床诊治时，宜针对其主要病因病机予以治疗，但是，均宜在此基础上，关注阳明气血的盛衰，阳明主肌肉，脾胃为后天气血生化之源。

《素问·痿论》云：“阳明者，五脏六腑之海，主润宗筋，宗筋主束骨而利机关也。冲脉者，经脉之海也，主渗灌溪谷，与阳明合于宗筋，阴阳总宗筋之会，会于气街，而阳明为之长，皆属于带脉，而络于督脉。故阳明虚则宗筋纵，带脉不引，故足痿不用也。”可知，治痿者独取阳明的道理有三：

一是，痿证的主要病机为五脏气热导致津液气血亏少，以致筋脉痿废不用；而足阳明胃是五脏六腑之海，气血生化之源；若使筋骨皮肉肢体关节恢复其正常的功能，就必须有充足的气血营养，所以要重视阳明脾胃气血的补益。

二是，人体阴阳诸经及冲脉皆会合于足阳明经之气街穴，并且与带脉相连，带脉环行腰部，能约束纵行的十二经脉；如果阳明气血虚弱，则宗筋弛缓，带脉失去对十二经脉约束作用，所以下肢弛缓痿废不用。因此，调治阳明经，补益阳明经之气血，则周身阴阳诸经皆得以调治。

三是，阳明经气血充盛，则周身诸筋得以濡养，筋骨关节滑利，运动自如；如果阳明气血虚弱，则宗筋不能约束骨骼，关节失去气血滋养也不能自如屈伸，则肢体痿废不用。

由此可见，调治阳明经气血是治疗痿证的关键。清代医家高世栻指出：“阳明者，胃也，受盛水谷，故为五脏六腑之海，皮、肉、筋、脉、骨，皆资水谷之精，故阳明主润宗筋……痿则机关不利，筋骨不和，皆由阳明不能濡润，所以治痿独取阳明也。”

治痿者独取阳明，虽然强调了痿证的治疗应重视补益阳明脾胃气血，但是，并非仅取阳明之义。《素问·痿论》还提出了补其荥而通其俞，以及各以其时受月的针刺治则，正如明代医家张介宾所说："盖治痿者当取阳明，又必察其所受之经而兼治之也"。

临床证治应注意区别痿证与痹证。在病因方面，痹证以外感风寒湿邪气为主；痿证以情志、劳倦、房事内伤为主；在病机方面，痹证以经络阻滞、营卫凝涩、脏腑气血运行不畅为主要病机；痿证以五脏气热、肺热叶焦、阳明虚衰、湿热浸淫为主要病机，五脏精气内伤是关键。在症状方面，痹证以肢体疼痛为主；痿证以肢体痿废不用为主。在传变上，痹证由外而内传，即由四肢而及五脏；痿证病变在脏腑，其症状表现于四肢。在治疗上，痹证以祛邪为主；痿证以扶正为主；痿证虚多实少，热多寒少。但是，痹证也有因疼痛日久不能运动导致痿证的。

宋代医家陈无择在《三因极一病证方论》指出"痿躄证属内脏气不足之所为也"的病机特点；金元医家张从正的《儒门事亲》将风、痹、厥、痿作了鉴别，病指出"痿病无寒"；金元医家朱丹溪提出了"泻南方、补北方"的治痿原则；明代医家张介宾提出痿证非尽为火，尚有"元气败伤"；《医学心悟》指出"不外补中祛湿、养阴清热而已"。

## 22　治病必求于本

治病必求于本，出自《素问·阴阳应象大论》。

本，指阴阳而言，"治病必求于本"意为诊治疾病必须要推求阴阳的盛衰。病变无穷，但最根本的问题是阴阳失常。所以提出阴阳是“生杀之本始”，人能活着与否，病能治好与否，都要看阴阳的变化。“治病必求于本”是说要到阴阳变化中去找根据。

这是为什么呢？

从人体上看，人有脏腑经络气血，又分表里上下内外，这些皆属于阴阳范畴而有阴阳之分。从病因上看，外感六淫、内伤七情，也有阴阳之别，即使是六淫，由于四时之不同，也有阴阳之异。在诊断上，中医的四诊八纲首先辨别阴阳。从病机上看，人体疾病的形成不外乎阴阳的偏盛偏衰。从治疗上看，药物的升降气味、用针的补泻、左右等，皆不出阴阳之理。

人的健康标准是什么？其中最重要的一点是人体阴阳和谐平秘，则健康无病；阴阳失调逆乱，则百病丛生。所以古人在治疗疾病时，首先想到的就是要使人体失调的阴阳气血恢复至和谐平秘状态，才能达到治疗目的，而要做到这一点，就必须在诊断上诊察阴阳的失调状况，在治疗上则重视纠正阴阳的偏盛偏衰。故此句从哲学的高度提示了治疗疾病的总则，即以调节阴阳为治疗总纲。

由此可见，阴阳可以概括疾病的两种性质，疾病发生的实质就是人体内阴阳失去了相对平衡的结果，因此在治疗上也必须从阴阳入手，针对阴阳的盛衰不同而进行治疗。“治病必求于本”说明了疾病发生的本质，指出了调治阴阳是治病的根本大法，此句是中医临床诊治的基本原则，具有深刻的指导意义。

# 23 临病人问所便

临病人问所便，指医生诊治疾病时，要询问病人的喜恶得宜，包括居住、行动、饮食、性情、寒热、疼痛、二便、居住等。便，相宜也。

临病人问所便，是中医问诊的重要内容，医生根据病人的喜恶，来判定疾病的寒热、虚实、表里及脏腑，以正确地诊断和治疗。《内经》重视问诊，以《灵枢·师传》篇为代表。

《灵枢·师传》指出，不论治民与自治，治彼与治此，治小与治大，治国与治家，其治理之道都是同样的，从未有用逆行的方法而能治理好的。只有顺应，才能治理好。顺，并不单指阴阳血脉精气之顺逆，还包括顺从百姓的意愿，顺应民意。例如，你到一个国家，首先，要问当地的风俗习惯，到别人家做客要先问有什么忌讳，登堂入室之前先要问有什么礼节。同样道理，医生在临证时，应该详细地询问病人的适宜和喜好，根据病人的喜恶，以判定疾病的寒热、虚实、表里及脏腑，有利于诊断和治疗。其云："夫治民与自治，治彼与治此，治小与治大，治国与治家，未有逆而能治之也，夫惟顺而已矣。顺者，非独阴阳脉论气之逆顺也，百姓人民，皆欲顺其志也。黄帝曰：顺之奈何？岐伯曰：入国问俗，入家问讳，上堂问礼，临病人问所便。"

怎样问病人的适宜及喜好呢？以胃肠为例，中焦有热而病消瘅的病人，就喜欢寒凉；体内寒气偏盛的人，就喜欢温热；胃中有热的病人，消谷特别快，总觉胃脘部空虚，容易饥饿，并且脐以上的皮肤发热；肠中有热的病人，大便黄、稀，如糜粥，气味大，伴有脐以下的皮肤发热；胃中有寒的病人，常觉腹部胀满；肠中有寒的病人，经常肠鸣、飧泄；胃中有寒而肠中有热的病人，经常腹胀、泄泻；胃中有热而肠中有寒的病人，易饥饿，小腹胀痛。《灵枢·师传》云："夫中热消瘅则便寒，寒中之属则便热。胃中热则消谷，令人悬心善饥，脐以上皮热；肠中热则出黄如糜，脐以下皮寒。胃中寒则腹胀，肠中寒则肠鸣飧泄。胃中寒、肠中热则胀而且泄；胃中热、肠中寒则疾饥，小腹痛胀。"

对于任性的病人怎么办？有些地位高贵、饮食肥甘之人，骄傲任性，纵欲妄行，傲慢清高，不能按照医嘱的禁忌去做，如果让他遵照医嘱的禁忌去做，则与他的情志相逆，如果顺从他的情志，则使病情加重，此时，医生更要积极做病人的思想工作，因为人之常情是恶死而乐生，如果医生能耐心地告诉他违背医嘱的害处，讲解遵守医嘱的好处，再时时开导病人，使他们知道病人的适宜、喜好与疾病的关系，即便是再不讲理的人，也会听医生的话的。正如《灵枢·师传》篇指出："人之情，莫不恶死而乐生，告之以其败，语之以其善，导之以其所便，开之以其所苦，虽有无道之人，恶有不听者乎？"

临病人问所便，指的是问诊，《灵枢·师传》在问诊基础上，还指出了要用司外揣内的方法进行望诊，望面部五官七窍。因为人体脏腑在内，其大小、位置及功能在体表均有所应和所显现的部位，因此，可以据此判断内在脏腑的功能正常与否。该篇指出五脏六腑当中，肺位最高，根据肩的高矮咽喉凹陷情况，可测知肺脏的虚实。五脏六腑当中，心为主宰，缺盆是脉气升降的道路，根据锁骨内侧端的大小及鸠尾骨的大小，可测知心脏的虚实大小。肝好比将军，主谋虑，欲知肝脏坚固与否，可观察眼睛的大小。脾主运化精微于全身，使肌肉、体表有卫外的作用，脾为仓廪之官，开窍于口，其华在唇，根据唇的色泽及其对饮食味道的喜恶，就可测脾脏病变的预后吉凶。肾为先天之本，内藏元阴元阳，元阳有保护人体的作用，肾开窍于耳，根据其听力的好坏，就可测知肾脏的虚实盛衰。其云："五脏六腑者，肺为之盖，巨肩陷咽，候见其外……肾者主为外，使之远听，视耳好恶，以知其性。"六腑也如此，其云："六腑者，胃为之海，广骸大颈张胸，五谷乃容。鼻隧以长，以候大肠。唇厚人中长，以候小肠。目下果大，其胆乃横。鼻孔在外，膀胱漏泄。鼻柱中央起，三焦乃约。此所以候六腑者也。上下三等，脏安且良矣。"

掌握了病人的适宜及喜好，又对病人进行积极的心理开导及思想工作，就可以指导病人怎么做，就可以进行治疗了。在饮食、衣服方面，要寒温适当，喜嗜寒凉，可令其微寒，不可过寒；喜嗜温热，可令其微热，切不可过热，再予以药物治疗，这样正气可支持而不衰，邪气就不易侵犯了。《灵枢·师传》云："食饮衣服，亦欲适寒温，寒无凄怆，暑无出汗。食饮者，热无灼灼，寒无沧沧，寒温中适，故气将持，乃不致邪僻也。"

临病人问所便，是中医诊断学问诊的重要内容，望五官七窍是望诊的内容。开之以其所苦，属于医学心理学内容，心理开导在疾病的治疗过程中也起着重要作用。也提示病人，在疾病诊治过程中，要积极配合医生的治疗，要积极告知喜恶，要谨遵医嘱，不要任性，否则对疾病治疗不利。

《灵枢·师传》也指出了问诊与望诊相结合以诊察疾病。问诊时，要“临病人问所便”，即医生诊治疾病时，一定要询问病人的喜恶得宜，包括饮食、性情、寒热、疼痛、二便等。《灵枢·师传》云：“夫中热消瘅则便寒，寒中之属则便热。胃中热则消谷，令人悬心善饥，脐以上皮热；肠中热则出黄如糜，脐以下皮寒。胃中寒则腹胀，肠中寒则肠鸣飧泄。胃中寒、肠中热则胀而且泄；胃中热、肠中寒则疾饥，小腹痛胀。”

《灵枢·师传》在问诊基础上，还指出了要用司外揣内的方法进行望诊，望面部五官七窍。因为人体脏腑在内，其大小、位置及功能在体表均有所应和所显现的部位，因此，可以据此判断内在脏腑的功能正常与否。“五脏六腑者，肺为之盖，巨肩陷咽，候见其外……肾者主为外，使之远听，视耳好恶，以知其性。”

## 24　胃气脉，真脏脉

胃气脉，真脏脉，见于《素问·平人气象论》《素问·玉机真脏论》等篇。

胃气脉，其脉来从容和缓节律均匀，应手柔和有力，即为有胃气之脉。真脏脉，指脉无胃气、藏真之气独现的脉象。脉以胃气为本，脉无胃气则死，故见真脏脉，则提示预后不良。《素问·平人气象论》云："平人之常气禀于胃，胃者平人之常气也，人无胃气曰逆，逆者死。""人以水谷为本，故人绝水谷则死，脉无胃气亦死。所谓无胃气者，但得真脏脉，不得胃气也。"均说明了脉有胃气的重要性。

《素问·玉机真脏论》也指出胃气脉的脉象是"脉弱以滑，是有胃气。"其具体表现为不浮不沉，不大不小，不疾不徐，应手柔和有力，节律整齐分明，蕴含生机之象，即弦而弱滑、钩而弱滑、代而弱滑、浮而弱滑和沉而弱滑都可认为是胃气之脉。

《灵枢·终始》也指出了胃气脉的脉象是脉来和缓，不疾不徐，其云："邪气来也紧而疾，谷气来也徐而和。"明代医家吴崑注云："胃，冲和之名。""有胃气则生，无胃气则死。"故临床诊脉时，判断脉中有无胃气是判断疾病轻重及预后善恶的一项重要内容。

脉以胃气为本。脉气来源于胃气，脉气依赖胃气的供养。胃气是气血生化之源，是脏腑机能活动中的物质基础，胃气足则脏腑气血机能旺盛，胃气败则脏腑气血机能虚衰甚至竭绝。

脉中胃气的多少是辨别四时五脏平脉、病脉、死脉的重要依据。四时五脏之脉均应以胃气为本，兼见五脏应时之象。各脏所主时令的平脉，都是胃脉与本脏之脉相兼；如果本脏之气偏盛，而胃脉冲和之象较少则为病脉；若只见本脏之脉，而毫无和缓从容之胃气则为真脏脉，是胃气已竭，五脏精气外泄不藏的严重证候，为死脉。

《素问·平人气象论》指出了在春、夏、长夏、秋、冬各时令里，均可见五脏的平脉、病脉、死脉即真脏脉。例如，春季的脉象应该是微弦和缓而有胃气，叫作平脉；若脉弦而和缓之象不明显，则为肝病；弦疾而无缓和之象，叫作死脉；脉有胃气但兼毛，至秋则病；若毛脉很明显，则立即发病。春天的脏真之气敷散于肝，肝主藏筋膜之气。《素问·平人气象论》云："春胃微弦曰平，弦多胃少曰肝病，但弦无胃曰死，胃而有毛曰秋病，毛甚曰今病。脏真散于肝，肝藏筋膜之气也。"

夏季的脉象应该是微钩和缓而有胃气，叫作平脉；若钩多胃少，则为心病；但钩无胃气，是死证；脉有胃气但兼石脉，至冬则病；若石脉很明显，则立即发病。夏天的脏真之气通达于心，心主藏血脉之气。《素问·平人气象论》云："夏胃微钩曰平，钩多胃少曰心病，但钩无胃曰死，胃而有石曰冬病，石甚曰今病。脏真通于心，心藏血脉之气也。"

长夏的脉象应该是微软弱和缓而有胃气，叫作平脉；若弱多胃少，则为脾病；但见代脉而无胃气，是死证；若软弱兼石脉，至冬则病；若弱脉很明显，则立即发病。长夏的脏真之气濡润于脾，脾主藏肌肉之气。《素问·平人气象论》云："长夏胃微耎弱曰平，弱多胃少曰脾病，但代无胃曰死，耎弱有石曰冬病，弱甚曰今病。脏真濡于脾，脾藏肌肉之气也。"

秋季的脉象应该是微毛和缓而有胃气，叫作平脉；若毛多胃少，则为肺病；但见毛脉而无胃气，是死证；脉毛兼弦，至春则病；若弦脉很明显，则立即发病。秋天的脏真之气上归于肺，以运行荣卫阴阳之气。《素问·平人气象论》云：“秋胃微毛曰平，毛多胃少曰肺病，但毛无胃曰死，毛而有弦曰春病，弦甚曰今病。脏真高于肺，以行荣卫阴阳也。”

冬季的脉象应该是微石和缓而有胃气，叫作平脉；若石多胃少，则为肾病；但见石脉而无胃气，是死证；石脉兼钩，至夏则病；若钩脉很明显，则立即发病。冬天的脏真之气归藏于肾，肾主藏骨髓之气。《素问·平人气象论》云：“冬胃微石曰平，石多胃少曰肾病，但石无胃曰死，石而有钩曰夏病，钩甚曰今病。脏真下于肾，肾藏骨髓之气也。”

《素问·平人气象论》指出了五脏各自的平脉脉体形象，即五脏各自正常的脉象。其云：“平肝脉来，耎弱招招，如揭长竿末梢……病肝脉来，盈实而滑，如循长竿。”“平心脉来，累累如连珠，如循琅玕……病心脉来，喘喘连属，其中微曲。”“平脾脉来，和柔相离，如鸡践地。”“平肺脉来，厌厌聂聂，如落榆荚。”“平肾脉来，喘喘累累如钩，按之而坚。”即正常的肝脉如持长竿之末梢，和缓弦长，柔和之中有强感；正常的心脉当如夏脉，来盛去衰，来疾去迟，连绵相贯，如玉珠之圆润而柔滑，微钩而有胃气；正常的脾脉从容轻缓、至数匀净分明之象；正常的肺脉当如秋脉，轻虚以浮，来急去散，微毛而有胃气；正常的肾脉当如冬脉，沉石滑利，连绵不断而又曲回如钩。以上是五脏平脉的具体表现。

《素问·玉机真脏论》指出，人体大骨枯槁，大肉陷下，又出现真脏脉，则可预知死期。例如，全身大的骨骼枯槁，弯曲变形，肌肉消瘦干瘪，胸中满闷，呼吸困难而前俯后仰，大约半年就死亡，若真脏脉已见，就可预知死期；如果伴有心胸内痛牵引肩背，约一个月就死亡，若真脏脉已见，就可预知死期；如果兼有心胸内痛牵引肩项，身热肌肉瘦削，若真脏脉已见，则十月之内就死亡；如果兼有骨髓内消，背曲肩下垂，无力，若真脏脉未见，约一年后死亡，若真脏脉已见，就可预知死亡日期；如果兼有腹中痛，心气不舒，肩项身发热，肌肉瘦削，眼眶深陷，若真脏脉已见，目盲，则立死，若能看见人，则至己所不胜之时日死亡，其云："大骨枯槁，大肉陷下，胸中气满，喘息不便，其气动形，期六月死，真脏脉见，乃予之期日……至其所不胜之时则死。"

如果暴绝虚脱而又卒中邪气，则五脏绝闭，经脉不通，气血闭阻，则不能预测死期。若脉绝不来，或一呼一息脉来五至六次，未见肌肉瘦削，虽没见真脏脉也是死证。

《素问·玉机真脏论》指出了五脏各脏的真脏脉的脉象。具体是，肝的真脏脉表现为弦至极点，锐利可畏；心的真脏脉表现为短实坚搏，没有弹性，如同用手按薏苡子，钩至极点；脾的真脏脉表现为锐坚而不柔和，弱而乍数乍疏；肺的真脏脉表现为如物之浮，如风吹毛；肾的真脏脉表现为沉微而坚搏更甚，如同用手指弹石子，石至极点。以上是五脏无胃气脉象的具体表现，其云："真肝脉至，中外急，如循刀刃责责然，如按琴瑟弦。""真心脉至，坚而搏，如循薏苡子累累然。""真肺脉至，大而虚，如以毛羽中人肤。""真肾脉至，搏而绝，如指弹石辟辟然。"《素问·平人气象论》也指出：“死脾脉来，锐坚如乌之喙，如鸟之距，如屋之漏，如水之流。”《素问·阴阳别论》指出了凡出现真脏脉者，其死期常可估计，其云：“凡持真脉之脏脉者，肝至悬绝急，十八日死；心至悬绝，九日死；肺至悬绝，十二日死；肾至悬绝，七日死；脾至悬绝，四日死。”《素问·三部九候论》指出：“必先知经脉，然后知病脉，真脏脉见者，胜死。”“所谓阴者，真脏也，见则为败，败必死也。”

总之，出现真脏脉，预示疾病预后不良，其原因是人体五脏的营养都来自胃所化生的水谷精微，胃是五脏的根本。五脏之脉气不能自行到达寸口脉，必须依赖于胃气的输布，才能到达寸口，因此，五脏之气才能在所属之时出现在寸口。所以若邪气太胜，精气败绝，病情严重，胃气不能将五脏之脉气送达于寸口，脉中无胃气，所以见到真脏脉，真脏脉标志着病气胜、脏气衰。正如《素问·玉机真脏论》指出：“脏气者，不能自致于手太阴，必因于胃气，乃至于手太阴也……胃气不能与之俱至于手太阴，故真脏之气独见，独见者病胜脏也，故曰死。”《素问·平人气象论》也指出：“人以水谷为本，故人绝水谷则死，脉无胃气亦死。所谓无胃气者，但得真脏脉，不得胃气也。”

脉有胃气，说明五脏精气充足；脉之胃气不足，则为五脏病脉；若胃气衰败，脉无胃气，即是脏真之气独现的真脏脉，预示病邪深重、元气衰竭、预后不良。

# 25　药食气味厚薄

药食气味厚薄，出自《素问·阴阳应象大论》。

药食气味厚薄，指的是每一味中药或食物的阴阳气味属性是不同的，阴阳属性各异，药性不同，故进入人体后所入部位及脏腑经络不同，所以作用也各异。

药物的阴阳气味属性规律是气属阳，味属阴。属于气的中药，又分为气厚和气薄；属于味的中药，也分为味厚和味薄，也就是说，在属于阴和属于阳这两类中药当中，每一类中药还可以进一步再分阴阳厚薄。

《素问·阴阳应象大论》指出，气为阳，气厚的药物，为阳中之阳，也叫纯阳，作用于人体有助温阳助热的作用，如附子、干姜等；气薄的，为阳中之阴，作用于人体后向上向外走体表肌腠，具有发散解表的作用，如麻黄、桂枝等。味为阴，味厚的药物为阴中之阴，也叫纯阴，作用于人体有泻下的作用，如大黄、芒硝等；味薄的，为阴中之阳，作用于人体有淡渗通利的作用，如茯苓、泽泻等。其云："阴味出下窍，阳气出上窍。味厚者为阴，薄为阴之阳；气厚者为阳，薄为阳之阴。味厚则泄，薄则通；气薄则发泄，厚则发热。"

药食同源，中药具有阴阳属性及气味厚薄之分，食物也是如此。饮食水谷均具有阴阳属性，其寒热温凉四气、酸苦甘辛咸五味各不同，因此平日饮食要均衡，不能有所偏颇。如果药物或食物之气味太过，则能损害人体精气、形体及气化功能；药食气味属于纯阳的，会使人的正气衰弱，可消耗人的正气；药食气味温和的，能够滋生人的正气，使人体正气强壮；药物和食物的气味属于辛甘的，属阳，具有发散作用；药物和食物的气味属于辛苦的，属阴，具有催吐、泻下作用。

在《内经》中，把药物和食物当中，属于纯阳的，也就是气厚的，称作“壮火”，没有疾病的情况下，经常服用这类药或食物，能够消耗人体正气；把药物或食物当中，其气味比较平和的，称作“少火”，少火能够滋养人体正气。

后世医家拓展了壮火、少火的含义及临床运用，将少火引申指人体生理之火，即人体正常的阳气；将壮火引申指人体病理之火，即亢盛的阳气。明代医家张介宾在《类经·阴阳类》中对此阐述精辟，其云：“火，天地之阳气也。天非此火，不能生物；人非此火，不能有生。故万物之生，皆由阳气。但阳和之火则生物，亢烈之火反害物，故火太过则气反衰，火和平则气乃壮。”

《素问·五常政大论》还指出了人体体质不同，对于药物的阴阳寒热及气味厚薄的耐受性是不同的，正气补虚，身体强壮，对毒药具有一定的耐受性，可给气味厚重之品；正气不足，体质虚弱，不能耐受毒药者，应给予气味淡薄之品，其云：“能毒者以厚药，不胜毒者以薄药。”治疗时，当因人而异，因体质而异，体质强壮者，用药可以稍微骏猛，体质虚弱、正气不足，用药当和缓。

药之气味厚薄，也提示平日养生保健，饮食调养，不能有所偏颇，还要因人而异，否则，起到相反的作用，造成体内“一气独胜”，阴阳寒热失衡而引发相关疾病。

# 26　虚寒虚热治则

虚寒与虚热的治则，出自《素问·至真要大论》。

《素问·至真要大论》指出了虚寒及虚热的治则，其云："治寒以热，治热以寒。而方士不能废绳墨而更其道也。有病热者寒之而热，有病寒者热之而寒，二者皆在，新病复起，奈何治？岐伯曰：诸寒之而热者取之阴，热之而寒者取之阳，所谓求其属也。"大意是，黄帝问岐伯：《论》上说，治寒证用热药，治热证用寒药，医生不能违背这个原则而更改其道理。但是，有的热病，用了寒药治疗，其热却不退；有的寒病，用了热药治疗，其寒仍不除，不但原有的热证和寒证仍然存在，又出现了新病，这种情况怎么治疗呢？岐伯回答说：一般来说，用寒性药物治疗热证，而热不退的，说明这个热是虚热，是阴虚而热，应当用滋阴清热之法，其虚热就治愈了；用热性药物治疗寒证，而其寒不能消除的，说明这个寒是虚寒，是阳虚而寒，应当用温补阳气之法，虚寒就治愈了；这就是所说的求其本，即探求疾病病机的根本。

可见，《素问·至真要大论》文中"寒之而热者，取之阴。"指的是用寒凉药来治热证而热势不减的，是因为此热是阴虚发热，当用滋阴之法，即滋阴以制阳。唐代医家王冰解释为："壮水之主，以制阳光。"

文中的"热之而寒者，取之阳"，指的是用温热药物来治寒证而寒象不消的，是因为此寒是阳虚生寒，当用补阳之法，即补阳以抑阴。唐代医家王冰解释为："益火之源，以消阴翳。”

对寒热病证的治疗一般遵循“治寒以热，治热以寒”的原则，即《素问·至真要大论》的“寒者热之，热者寒之”的寒证用热药、热证用寒药，其寒证、热证是实寒、实热证。

但是，对于阴精亏损、阳气偏亢的虚热证，以及阳气不足、阴气偏盛的虚寒证，应当分别采取滋阴以制阳、补阳以抑阴之法。虚寒、虚热治法，是治疗寒热证的变法，也是治疗虚寒证和虚热证的基本法则，此法抓住了疾病病机之根本。

虚寒虚热治则，对于临床治疗寒证、热证、虚寒证、虚热证具有重要指导价值，临床寒热证之辨证，还要注意虚寒、虚热之证的辨别，以便正确诊断及遣方用药。

## 27　开鬼门、洁净府

开鬼门，洁净府，出自《素问·汤液醪醴论》。鬼门，指汗孔；净府，指膀胱。开鬼门，指的是发汗法；洁净府，指的是利尿法。明代医家张介宾指出：“鬼门，汗孔也；肺主皮毛，其藏魄，阴之属也，故曰鬼门。净府，膀胱也，上无入孔而下有出窍，滓秽所不能入，故曰净府。”

在《素问·汤液醪醴论》中阐述了水肿病的病因、病机、症状、治则及治法，其云：“其有不从毫毛而生，五脏阳以竭也，津液充郭，其魄独居，孤精于内，气耗于外，形不可与衣相保，此四极急而动中，是气拒于内，而形施于外，治之奈何？岐伯曰：平治于权衡，去菀陈莝，微动四极，温衣，缪刺其处，以复其形。开鬼门，洁净府，精以时服，五阳已布，疏涤五脏，故精自生，形自盛，骨肉相保，巨气乃平。”

文中的水肿是因五脏阳气虚衰导致的水肿，其病机是“五脏阳以竭也”“孤精于内，气耗于外”“其魄独居”“是气拒于内”，即五脏阳气虚衰，阳气郁遏，气行不畅，阻碍津行，水邪泛溢肌肤形成水肿。其水肿严重，水液充斥了胸腔腹腔及四肢形体浮肿连衣服都穿不上了，水肿肿势急迫，甚至影响了心肺功能，出现呼吸喘促、咳嗽、心悸等症状。文中指出，这样的水肿的治则是“平治于权衡，去菀陈莝。”即平调阴阳的盛衰以扶助正气，同时，还要祛除郁积陈久的水邪，体现出中医扶正与祛邪并重的治疗法则。

文中指出了针对扶正祛邪治则的具体治法，扶正方法是“微动四极”和“温衣”，即轻微活动四肢，使人体阳气来复，以促进化气行水之功；衣被要保暖，以保护阳气，以利于水邪的消散。祛邪的方法，一是“缪刺其处”，即用刺络法使经络疏通，以祛除水邪。二是“开鬼门，洁净府”，即用发汗、利小便的方法消肿祛邪。

“开鬼门，洁净府”是治疗水肿病的基本方法，后世医家遵循《内经》思想，将“开鬼门，洁净府”的治疗方法用于水肿、痰饮等病的治疗，并在实践中有所发展与发挥。张介宾对此颇有体会，他将水肿，称为水气，并以表里上下为纲，将其分为风水、皮水、正水、石水和黄汗等五种类型。在治疗上，他指出：“此法当病水，若小便自利及汗出者，自当愈……诸有水者，腰以下肿，当利小便；腰以上肿，当发汗乃愈。”张氏在运用时，利小便，常用肾气丸、防己茯苓汤之类；发汗常用越婢汤、大小青龙之类；利小便兼发汗，则用五苓散之类。李宗梓《医宗必读》认为水肿是肺脾肾三脏相干之病，朱丹溪《丹溪心法》及李梴《医学入门》等将水肿分为阳水和阴水。唐宗海《血证论》根据"瘀血化水，亦发水肿"，提出了活血化瘀方法治疗水肿。诸多医家对水肿病的研究与认识，对后世水肿病的分类及临床辨治奠定了坚实基础。中医临床中运用的温阳利水法、治水重在调整肺脾肾、利尿及发汗等治法均是以本篇理论思想为基础的拓展运用。

## 28　温凉冷热而行之

温凉冷热而行之，出自《素问·五常政大论》。

温凉冷热而行之，指的是药性寒热不同的方剂，有温、凉、冷、热的不同服用方法。

《素问·五常政大论》指出："治热以寒，温而行之；治寒以热，凉而行之；治温以清，冷而行之；治清以温，热而行之。"

原文中，治热以寒，温而行之，是指治疗热证用寒性之药，那么，此药宜温服，使药力易达病所。清代医家高世栻指出："申明寒热盛衰，有从治之法，有逆治之法。治热以寒，以寒药而治热病也，温而行之，服药宜温，温则寒性之药始行于热分而治之。"

治寒以热，凉而行之，指的是治疗寒证用热药，那么，此药宜凉服，使药力易达病所。清代医家高世栻云："治寒以热，以热药而治寒病也。凉而行之，服药宜凉，凉则热性之药始行于寒分而治之。”

治温以清，冷而行之，指的是治疗温热证用寒凉之品，那么，此药宜冷服，这样更易祛除温邪。清代医家高世栻云：“治温以清，冷而行之，以清药而治温病，且冷服以行其温。”清，通“凊”，寒凉之意。

治清以温，热而行之，指的是治疗寒凉证用温热之品，那么，宜热服，有益于祛除寒邪。清代医家高世栻指出：“治清以温，热而行之，以温药而治清病，且热服以行其清。”

不难发现，温凉冷热服法的目的是有助祛邪。首先，寒凉之品宜温服。治疗热证用寒凉方药，在汤药尚温时服用，助寒药行于热分；其二，温热之品宜凉服。用温热之品治疗寒证，宜待汤药凉后服用，助热药行于寒分；其三，寒凉之品宜凉服。寒凉之品治温热证，必待汤药冷后再服，冷服以助除温；其四，热药热服。以温热之品治寒证，宜趁汤药热时服用，以助温药除寒。上述服药方法的目的是促进药达病所。至于其机理，明代医家张介宾认为：“凡药与病逆者，恐不相投，故从其气以行之，假借之道也。”

## 29　从阴引阳，从阳引阴

从阴引阳，从阳引阴，语出《素问·阴阳应象大论》。

从阴引阳，从阳引阴，意指善于用针刺治疗的医生，在运用针刺治疗疾病时，从人体阴分引阳分之气，或从人体阳分引阴分之气，这样能够调节相对一方经络气血的虚实盛衰，使人体阴分阳分经络气血相互交通，以疏通经络气血，以祛除邪气，以提高疗效。引，指引经络之气调节虚实。《素问·阴阳应象大论》云："故善用针者，从阴引阳，从阳引阴，以右治左，以左治右。"

从阴引阳，从阳引阴，其道理是什么呢？这是因为人体阴阳气血及人体外内上下左右之气是相互贯通的，循行于人体手足十二经脉时脏腑相通、内外表里上下相连贯，十二经脉在人体躯干及四肢循行规律是左右互相对称的。清代医家张志聪指出："阴阳气血，外内左右，交相贯通，故善用针者，从阴而引阳分之邪，从阳而引阴分之气。"

从阴引阳，从阳引阴，这一针刺原则，具体的在临床怎样用呢？在人体，上为阳，下为阴；左为阳，右为阴；外为阳，内为阴；气为阳，血为阴；腑为阳，脏为阴；背为阳，腹为阴等。因此，可以根据此理，针刺调治相应经脉或部位，以调引相对一侧或一方脏腑经络气血的虚实盛衰。例如，病在上，可取之于下；病在下，可取之于上；病在左，可取之于右；病在右，可取之于左；病在气，可调之于血；病在血，可调之于气等。正如，针刺治疗歌诀所说，肚腹三里留，腰背委中求，头项寻列缺，腰背委中求。既是根据人体阴分阳分经络气血相互交通之理，又是运用于针刺治疗疾病的代表。

从阴引阳，从阳引阴，不只是指导针刺治疗疾病，临床制方遣药也依据此理，阴中求阳，阳中求阴。孤阴不生，独阳不长。例如，肾气丸功用是温补肾阳，但是方中地黄、山茱萸、山药滋补肾肝脾，起到阴中求阳的作用。明代医家张景岳指出："善补阳者，必于阴中求阳，则阳得阴助而生化无穷。"再如，补中益气丸，功用是补中益气，升阳举陷，主要治疗脾胃气虚、气虚下陷的病证，但是方剂中运用益气药黄芪、人参等，同时，配伍当归以补血，气为阳，血为阴，气血互生互化，此也即阴中求阳之理，以达到益气的最佳效果。

从阴引阳，从阳引阴，这一理论也能指导养生保健。日常体育锻炼要使身体上下左右部位的运动宜均衡，不可偏颇；药膳饮食调理也宜寒热适度、五味调和，否则会造成“一气独盛”，阴阳气血偏颇，导致疾病；例如，饮食喜辣、喜冷、喜肥甘厚味，或长期自行服用人参、板蓝根等单味药以保健，或牛黄类、番泻叶类以预防“上火”，不仅致使人体阴阳失调，久之还会引发新的疾病。

## 30　月生无泻，月满无补

月生无泻，月满无补，语出《素问·八正神明论》。意指用针刺治疗疾病时，月亮上玄初生之时，不要用泻法；月圆之时，不要用补法，这是针刺治疗的一般法则。

为什么“月生无泻，月满无补”呢?《素问·八正神明论》云：“月始生，则血气始精，卫气始行；月郭满，则血气实，肌肉坚；月郭空，则肌肉减，经络虚，卫气去，形独居。是以因天时而调血气也。”这是因为人体阴阳气血盛衰节律与日月阴阳盛衰是一致的。例如，在气候温和、日光晴朗之时，人体血液循行濡润畅通，卫气浮于表，所以血容易泻，气容易行；如果气候寒凉，日色阴霾，人体血液则凝涩不畅，卫气沉于里。所以，针刺治疗时，要取法于天地阴阳的变化规律，还要配合日月星辰的运行规律。

要观察日月星辰的运行、四时八正的变化，根据这些变化，确定针刺的方法。正如《素问·八正神明论》所说："凡刺之法，必候日月星辰、四时八正之气，气定乃刺之。是故天温日明，则人血淖液而卫气浮，故血易泻，气易行；天寒日阴，则人血凝泣而卫气沉。"

月初生之时，人体血气也开始充盈，卫气开始运行；月亮正圆之时，人体血气也已充实，肌肉坚实；月亮轮廓缺损时，人体肌肉也衰减，经络空虚，卫气消沉。所以，针刺治疗要顺着天时的变化而调理气血。例如，在天气寒冷时慎针刺；天气温和之时，针刺不要迟疑；月之初生不能用泻法；月正圆时，不可用补法；月亮轮廓下弦时，尽量不要针刺；这就是顺着天时变化调理气血的法则，同时还要注意观察日影的长短等待适宜针刺的补泻之时。《素问·八正神明论》指出："是以天寒无刺，天温无疑。月生无泻，月满无补，月郭空无治，是谓得时而调之。因天之序，盛虚之时，移光定位，正立而待之。"

那么，如果月生之时用了泻法，月满之时用了补法的话，会有什么危害呢？《素问·八正神明论》指出："月生而泻，是谓脏虚；月满而补，血气扬溢，络有留血，命曰重实；月郭空而治，是谓乱经。阴阳相错，真邪不别，沉以留止，外虚内乱，淫邪乃起。"意为如果新月初生时用泻法，使内脏虚弱；月正圆时用补法，会使血液浮扬散溢，以致络脉血液滞留，《内经》把这种情况叫重实，月亮轮廓缺损时进行针刺，会扰乱经气，这叫乱经。这些做法会使人体阴阳相错，真气与邪气不分，邪气留而不去，卫气虚于外，邪气乱于内，淫邪乘虚而起。

在《素问·缪刺论》也指出运用缪刺法，针刺穴位数目的多少，要根据月亮盈亏的日数来决定，篇中云："邪客于臂掌之间……以月死生为数，月生一日一痏，二日二痏，十五日十五痏，十六日十四痏。"

文中指出医生进行针刺时，必须事先了解气候的寒温，月亮的盈亏，观察四时气候的寒温再进行针刺，能够提高疗效。《内经》还强调星辰是标志日月运行度数的；八正是用以测节气的；四时是用以区分四季的，必须顺应时序的变化而调治，以防八正之虚邪侵犯人体。若人体虚弱之时，又感受虚邪贼风，两虚相感，邪气侵至骨髓，进而深入五脏。上工法时救治就不会有危害。所以说，天时的宜忌不可不知。正如《素问·八正神明论》所说："八正之虚邪，而避之勿犯也。以身之虚，而逢天之虚，两虚相感，其气至骨，入则伤五脏，工候救之，弗能伤也，故曰：天忌不可不知也。"

月生无泻、月满无补、月廓空无治等针刺原则，是《内经》"人与天地相参"整体医学思想在针刺治疗中的体现，也是古代针刺治疗的重要原则之一。古人已认识到日月变化对人体的生命活动、疾病及治疗的影响，这种因时制宜的时间医学理念，对于今之中医临床治疗及养生保健具有重要的指导意义，在医疗实践及养生保健的实践中，也不要违背这一原则，宜法时而治、因时之序顺时养生。

## 31　司外揣内，望闻问切

司外揣内，见于《灵枢·外揣》。望、闻、问、切是

《内经》重要的四种诊察方法，简称四诊。

司外揣内，是《内经》诊察疾病的重要思维方法。《内经》认为人体是一个以五脏为核心、与六腑相配合、以精气血液为物质基础、通过经络循行联系体表四肢百骸肢体官窍并与外界自然环境紧密相连的有机整体。脏腑在内，有其征象或现象表现于外表相应部位或组织器官，因此，可以根据外在征象判断内里脏腑盛衰，这就是“司外揣内”认识方法的依据，也是中医学望闻问切四种诊察方法形成的基础。正如《丹溪心法》所说：“欲知其内者，当以观乎外；诊于外者，斯以知其内。盖有诸内者形诸外。”

司外揣内的思维方法，主要体现在中医诊断的望、闻、问、切四诊。望、闻、问、切，是诊察疾病的四种诊察方法，各有其独特的作用，不能互相取代，临床运用时，须四诊合参，才能全面地了解病情，从而做出正确的判断。《难经》云：“望而知之谓之神，闻而知之谓之圣，问而知之谓之工，切而知之谓之巧。”

望诊，是指医生运用视觉对病人全身和局部及排泄物等，进行有目的地观察，以了解疾病状况，望诊在中医诊断学上占有重要地位。望诊的主要内容是观察病人神、色、形、态，以推断体内脏腑经络气血变化的轻重状况。望诊包括整体望诊和局部望诊。人体体表与五脏六腑有着密切的联系，尤其是面部、舌与脏腑关系更为密切，正如《灵枢·本脏》所说：“视其外应，以知其内脏，则知所病矣。”

例如，《内经》指出了望面部色泽判断疾病预后善恶，《素问·五脏生成》云：“五脏之气，故色见青如草兹者死，黄如枳实者死，黑如炲者死，赤如衃血者死，白如枯骨者死，此五色之见死也。青如翠羽者生，赤如鸡冠者生，黄如蟹腹者生，白如豕膏者生，黑如乌羽者生，此五色之见生也。”《素问·脉要精微论》也指出：“夫精明五色者，气之华也。赤欲如白裹朱，不欲如赭；白欲如鹅羽，不欲如盐；青欲如苍璧之泽，不欲如蓝；黄欲如罗裹雄黄，不欲如黄土；黑欲如重漆色，不欲如地苍。五色精微象见矣，其寿不久也。”面部青赤黄白黑五色，内应五脏，五色明润光泽，预后良好；五色晦暗无光泽甚至兼制己之脏色，说明五脏精气衰败，预后不良。

闻诊，包括听声音和嗅气味两个方面。听声音，指诊察病人的声音、语言、呼吸、咳嗽、哮喘、呕吐、呃逆、嗳气、叹息、喷嚏、肠鸣等各种身体发出的声响。嗅气味，指嗅病人体内所发出的各种气味、分泌物及排泄物和病室的气味。闻诊也是临床诊察疾病的重要手段之一。

例如，《素问·脉要精微论》指出若湿气盛于中焦，脾失健运则胀满，喘息善惊，声音重浊好像从旁边的屋子里发出的，这是中焦湿气盛所致；语声低微，喃喃自语，这是肺气被夺的表现；不知穿衣盖被，语言错乱，骂詈不避亲疏，是神明之气错乱。其云：“五脏者，中之守也，中盛脏满，气胜伤恐者，声如从室中言，是中气之湿也。言而微，终日乃复言者，此夺气也。衣被不敛，言语善恶，不避亲疏者，此神明之乱也。”

问诊，指医生询问病人或陪诊者，了解病情的发生、发展及治疗经过、目前症状、病史、基础病及其与疾病相关的信息，以诊察疾病的方法。问诊也是临床诊察疾病的重要手段之一。病人的自觉症状、疾病史、家族史等疾病相关信息均需要通过问诊才能获得，问诊获得的信息，可为医生分析病情、判断病位、掌握病性及辨证治疗提供可靠的依据。问诊时，医生要抓住疾病的主要病痛，并围绕主要病痛进行有目的询问，态度要认真且耐心，语言要和蔼且通俗易懂，作为病人要积极配合医生，将所知道的疾病病史及相关信息尽可能地告诉医生，以便及时正确救治。

例如，《素问·三部九候论》指出："必审问其所始病，与今之所方病，而后各切循其脉。"《素问·疏五过论》也指出："凡欲诊病者，必问饮食居处。"《素问·征四失论》又指出："诊病不问其始，忧患饮食之失节，起居之过度，或伤于毒，不先言此，卒持寸口，何病能中。"明代医家张景岳认为问诊是"诊病之要领，临证之首务。"

切诊，切诊包括脉诊和按诊。两者都是运用双手对病人进行触、摸、按、压，从而获得辨证信息的诊察方法。因此，切诊，也是诊察疾病的重要方法。脉诊，是按脉搏搏动处，例如，寸口脉、趺阳脉、人迎脉、虚里、三部九候脉等；按诊，也属于切诊的一部分，指对病人的肌肤、手足、胸腹及其他部位的触摸按压，以获取诊断疾病的信息。脉象与脏腑经络气血盛衰关系密切，医生通过脉诊可以判断病位，疾病性质，正邪盛衰以及疾病的预后善恶，脉象变化，脉与症是否相应，均应谨慎判断。

例如，《素问·脉要精微论》指出脉为血府，是血液循行的道路，而血行又赖于气的推动，所以长脉主气血充盛，短脉主气血不足，数脉主热证可见心烦，大脉主病邪深入，上部脉盛则见气粗喘满，下部脉盛则病胀满，代脉主脏气衰微，细脉主气血虚少，涩脉主气血运行不畅故见心痛，脉来滚滚如泉水上涌，是邪气亢盛、气血衰败。脉来微弱无力无绵，骤然如弓弦断绝，是死证。其云：“夫脉者，血之府也，长则气治，短则气病，数则烦心，大则病进，上盛则气高，下盛则气胀，代则气衰，细则气少，涩则心痛，浑浑革革至如涌泉，病进而色，弊绵绵其去如弦绝，死。”再如，《素问·三部九候论》指出了三部九候的遍体诊脉法。再如，《素问·平人气象论》指出了诊察虚里可以知宗气之盛衰，其云：“胃之大络，名曰虚里，贯膈络肺，出于左乳下，其动应衣，脉宗气也。盛喘数绝者，则病在中；结而横，有积矣；绝不至曰死。乳之下其动应衣，宗气泄也。”再如，《灵枢·论疾诊尺》指出了切按病人上肢内侧前臂的尺肤部，观察尺肤部的变化以诊断疾病的“以外知内”的切按方法，以尺肤部的光滑、润泽、寒热、滑涩及其部分，判断疾病内在的所在脏腑及内在部位。

基于《内经》藏象理论建立的司外揣内的诊察方法，是中医学独特的认识人体生命的思维方法；望、闻、问、切四种诊察方法是中医学诊察疾病的重要手段。司外揣内及望、闻、问、切四诊合参源于长期的医疗实践，受到历代医家的重视，至今仍有效地运用于临床。

## 32　用寒远寒，用热远热

用寒远寒，用热远热，语出《素问·六元正纪大论》。

《素问·六元正纪大论》指出：“用寒远寒，用凉远凉，用温远温，用热远热，食宜同法。”用寒远寒，用凉远凉，用温远温，用热远热，意为用寒凉的药，宜远离寒凉的季节；用温热的药，宜远离温热的季节。文中第一个寒、凉、温、热，均指季节；文中第二个寒、凉、温、热，均指用药的寒热属性。也就是说，在寒凉的季节里，慎用寒凉药；在温热的季节里，慎用温热药。食宜同法，意指饮食也应该遵此原则。

《素问·六元正纪大论》云："帝曰：夫子言用寒远寒，用热远热，余未知其然也，愿闻何谓远？岐伯曰：热无犯热，寒无犯寒，从者和，逆者病，不可不敬畏而远之，所谓时兴六位也。帝曰：温凉何如？岐伯曰：司气以热，用热无犯；司气以寒，用寒无犯；司气以凉，用凉无犯；司气以温，用温无犯，间气同其主无犯，异其主则小犯之，是谓四畏，必谨察之。帝曰：善。其犯者何如？岐伯曰：天气反时，则可依时，及胜其主则可犯，以平为期，而不可过，是谓邪气反胜者。故曰，无失天信，无逆气宜，无翼其胜，无赞其复，是谓至治。"天信，指自然气候季节时令规律；气宜，指六气运行规律；胜，指胜气；复，指复气。

可知，《素问·六元正纪大论》对"用寒远寒，用热远热"的解释更加细致，具体指用药寒热温凉属性不要与客气的司天之气相同，用药的寒热属性，一定要关注六气司天时位的寒热温凉。司天之气属性属于热的，例如少阴君火司天和少阳相火司天，不用热性药物；司天之气属性属于寒的，例如太阳寒水司天，不要用寒性药物；司天之气属于凉的，例如阳明燥金司天，不要用凉性药物；司天之气属性属于温的，例如厥阴风木司天，不要用温性药物。在四间气所主的初之气、二之气、四之气、五之气这四个主时段，用药也应该遵守这个原则。总之，用药治疗不要违背自然气候季节时令规律，不要违背六气运行规律；不要使异常的胜气、复气更加偏胜，这才是治疗疾病的最高境界。

唐代医家王冰在《黄帝内经素问》指出："四时气王之月，药及食衣，寒热温凉四者，皆宜避之，若四时同犯，则以水济水，以火助火，病必生也"谓"春宜凉，夏宜寒，秋宜温，冬宜热，此时之宜，不可不顺。"明代医家张介宾在《类经》中指出："言用寒药者，当远岁气之寒，用凉药者，当远岁气之凉，温热者亦然，凡饮食居处之宜，皆所同法，而岁气当察也。"明代医家吴崑《内经素问吴注》指出："言用药物之寒者，须远岁气之寒，用药物之凉者，须远岁气之凉，温热亦然。"明代医家马莳《黄帝内经素问注证发微》指出："且司气有寒热温凉，而人之药食亦有寒热温凉，故用药食者，当远司气之寒热温凉，而无犯之。"各家均注重于四时用药的宜忌，意为冬季不可妄用寒药，夏季不可妄用热药等。

"用寒远寒，用凉远凉，用温远温，用热远热"是顺应时令的一般用药原则，在《素问・六元正纪大论》中还指出了特殊情况下的用药原则，即"发表而不远热，攻里不远寒"。意为不论什么季节，只要寒邪在表，非温热之气不能散，当用温热之性药物，发表散寒，以祛其寒邪，故云："发表而不远热。"如果疾病时热郁在内，非沉寒之品不能除，当用寒凉之性的药物以泻内在积热，故云：攻里不远寒。"

《素问・五常政大论》还指出东南西北地域高低不同，

其气也异，其云“地有高下，气有温凉。”人群体质不同，疾病各异，故用药宜“西北之气散而寒之，东南之气收而温之，所谓同病异治也。故曰：气寒气凉，治以寒凉，行水渍之。气温气热，治以温热，强其内守。必同其气，可使平也，假者反之。”西北地域之人，气候寒凉，喜食温热及乳肉之品，脏腑积热，故用药外宜散寒、内宜泻热；东南地域之人，气候温热，喜食寒凉之品，内在脏腑寒凉，故用药宜温热之品，温其脏腑经络，以祛内寒。

用热远热，用凉远凉，用温远温，用寒远寒，是《内经》法时而治整体观在治则上的又一体现，用药治疗及养生防病均要因时因地因人而异，其原则都是要顺应四时阴阳气候变化，守其四时正气，制其非时之气，“从者和，逆者病。”

## 33　持脉有道，虚静为保

持脉有道，虚静为保，出自《素问·脉要精微论》。

持脉有道，虚静为保，大意为医生给病人诊脉的时候，要清虚宁静、全神贯注，这是诊脉中最宝贵的也是最重要的。保，通“宝”，引申指重要、关键。医生给病人诊脉时，要心无旁骛，宁神静虑，才能诊察到脉象正常与否、疾病之所在及病情之轻重缓急。

持脉有道，虚静为保，指出了对医生诊脉的基本要求，在于虚静。《内经》认为医生清虚宁静地给病人诊脉，这不仅是医术方法的问题，也体现了医生的责任心和医德。为病人诊脉的那一刻，要全神贯注，平稳呼吸，摒除杂念，仔细体会指下脉象三部九候的变化，注意力要高度集中，如临深渊，如握虎符，不得有丝毫马虎及怠慢。切勿边诊脉边张望，左顾右盼，询问或闲聊与病情无关的事情。

在实际的临床医疗工作中，医生为病人诊察疾病时，不仅医生要保持清静，诊脉的时候，病人是否也保持虚静的状态对于诊脉也很重要，所以，诊脉时，医生要引导病人心静淡定，坐稳，不要紧张，平稳呼吸，全身放松，还要了解病人是否情绪很激动地来医院诊病，是否刚刚饮酒后来医院诊病，是否刚运动后来诊病，是否匆匆爬楼梯跑到诊室的，医生这些情况都要关注到，因为在诊脉时，这些因素对于病人的脉象都会有不同程度的干扰和影响，要尽量排除这些外来因素的干扰，只有这样才能诊察出真实的脉象。

诊治疾病时，医生与病人都做到了“虚静”，这还不够，诊脉时的周围环境也要肃静。例如，诊室内要安静，诊室内候诊的人员及家属不要过多，诊室内讲话声音要小，讲话语气要柔和，动作要轻，为病人量血压或做检查要准确且温柔，医患之间彼此尊重，就病情认真询问与交流。医护人员还要示意诊室门外等候的病人静心等候，不要焦虑焦急，不要大声喧哗。医院内部及医院周围的环境也要肃静，以保证更好地为病人诊脉，为病人救治。

持脉有道，虚静为保，提示在诊治疾病过程中，医生、病人乃至家属和周围环境，均宜保持肃静，心态平静，不急不慌，积极配合医生的诊治，有益于疾病的诊断和治疗。

# 34　凡刺之法，先必本于神

“凡刺之法，先必本于神”，语出《灵枢·本神》，意为医者在进行针刺治疗时，要以病人的神气盛衰作为根本。刺，指针刺治疗；神，在人体有广义狭义之分；广义的神，指人体生命活动力的外在表现；狭义的神，指人的精神意识思维活动。“凡刺之法，先必本于神”的“神”，指病人的神气盛衰，属于广义“神”的范畴。

为什么针刺治疗时，要以病人的神气作为诊治的根本呢？因为病人神气的盛衰决定着治疗效果及预后，病人外表神气状况标志着内里五脏精气是否充足，五脏精气是神气的物质基础，《灵枢·本神》云：“凡刺之法，先必本于神。血、脉、营、气、精神，此五脏之所藏也。”

若五脏精气不足，则见失神、少神、假神甚至神昏等表现，所以说神是脏腑精气的外在表现。因此，在针刺治疗时，医者要先观察病人的神机状况。病人神机在，说明脏腑精气未衰，对治疗的措施反应快，则疗效佳；病人神机衰败，说明脏腑精气衰竭，疗效不佳，预后不良，正如《素问·移精变气论》所说：“得神者昌，失神者亡。”

《素问·汤液醪醴论》也指出了如果病人精血津液衰竭，神机已经衰败，对治疗没有反应，那么，再好的治疗措施也不会取得疗效的。其云：“形弊血尽而功不立者何？岐伯曰：神不使也。”所以说，病人神之盛衰决定着治疗效果和预后。

# 35　夺血者无汗，夺汗者无血

夺血者无汗，夺汗者无血，出自《灵枢·营卫生会》。其中的“无”，就是“勿”的意思，整句话的意思是说，对于失血的病人，尽量不要再用发汗的方法；对于大汗伤津的病人，尽量不要再耗其血。这是根据血与营卫之气异名同类理论而提出的治疗原则。

在正常情况下，人体血与汗两者关系密切，汗由津液所化，血由营气所生，二者都来源于水谷精微，而津液又是血液的重要成分，所以二者同源。在疾病情况下，血与汗两者相互影响，如果出汗太多则必然伤津，化血无源而血少；而失血过多必伤津液，津液亏损，汗出无源而少汗。所以在治疗上，对失血、血虚患者，不能妄用发汗之法；对于脱汗者，也不宜用动血之品或针刺放血等疗法。“夺血者无汗，夺汗者无血”对临床实践有着重要指导意义，后世医家在此基础上多有发挥与运用，如《伤寒论》中“衄家，不可发汗”“疮家，虽身疼痛，不可发汗”“亡血家，不可发汗”“淋家，不可发汗”“咽喉干燥者，不可发汗”，以及刘河间产后“不可汗、不可下、不可利小便”之法，都是以伤血而不可再失津液为原则创立的治则，其思想及方法均导源于本篇，后世也据此提出了“血汗同源”的观点。

在日常生活中，因外伤或手术出血过多，或者女性恰逢经期或产后处于气血亏虚的状态，此时一般是不宜用发汗法的，汗出伤津而化血无源，则使本就气血虚的人更加亏虚，不利于疾病的愈后。若平时汗出过多的人，在治疗时一般不用活血、耗血的药，比如燥热、温热的药就伤血，有些人因为本身气血津液虚了，不能用温热的药补，温热的药易伤阴，这种情况就适宜用平和缓和之品，或者做一些平补的药膳也是可以的。

## 36　能毒者以厚药，不胜毒者以薄药

能毒者以厚药，不胜毒者以薄药，见于《素问·五常政大论》。

能毒者以厚药，不胜毒者以薄药，意指对于正气不虚，身体强壮，能耐受毒药之人，可以给予气味厚重之品；对于正气不足，体质虚弱，不能耐受毒药者，当给予气味淡薄之品。能，音义同"耐"，耐受之义。清代医家高世栻注云："其气有余，能胜毒者，投以厚味之药。其气不足，不能毒者，投以薄味之药。"

药食气味有厚薄之分，气厚为阳中之阳，气薄为阳中之阴；气薄之品有发散作用，气厚之品有温补作用。味厚为阴中之阴，味薄为阴中之阳；味厚之品具有攻下泻下作用，味薄之品具有渗利作用。

由于药物的气味厚薄不同，人体的体质强弱寒热也有差异，故在组方用药时，当考虑病人体质强弱，因人而异。体质强壮、正气不虚者，用药可以稍微峻猛攻邪；对于体质虚弱、正气不足者，则当用缓和平补平调之品，以防峻猛之品损伤正气。

《灵枢·论痛》也指出人的体质不同，对药物的耐受性也不同。胃气强盛，皮肤色黑，骨骼宽大，肌肉肥厚的人，

对毒性药物有较强的耐受力；肌肉瘦弱，胃气虚弱者，对毒性药物的耐受力也较弱。其云："黄帝曰：人之胜毒，何以知之？少俞曰：胃厚、色黑、大骨及肥者，皆胜毒；故其瘦而薄胃者，皆不胜毒也。"

即或是平日组方用药的话，用药也当有度，适可而止。大毒治病，药性峻烈的药物，毒性最大，治病攻邪六分即止；常毒药性次于大毒之品，治病祛邪七分可止；小毒之药，毒性最小，治病除邪八分宜止；尚有余邪未尽者，宜用谷肉果菜以养正气，余邪则自除。正如《素问·五常政大论》云："帝曰：有毒无毒，服有约乎？岐伯曰：病有久新，方有大小，有毒无毒，固宜常制矣。大毒治病十去其六，常毒治病十去其七，小毒治病十去其八，无毒治病十去其九，谷肉果菜食养尽之，无使过之伤其正也。"《素问·六元正纪大论》也指出："衰其大半而止，过者死。"《素问·脏气法时论》也强调指出："毒药攻邪，五谷为养，五果为助，五畜为益，五菜为充，气味合而服之，以补精益气。"唐代医家王冰也指出："大毒之性烈，其为伤也多。小毒之性和，其为伤也少。常毒之性，减大毒之性一等，加小毒之性一等，所伤可知也。"

有毒无毒之品，在临床运用时，必须掌握五运六气变化规律，用药不要与之相违逆。即"必先岁气，无伐天和，无盛盛，无虚虚，而遗人天殃，无致邪，无失正，绝人长命。"明代医家张介宾也指出："五运有纪，六气有序，四时有令，阴阳有节，皆岁气也。人气应之以生长收藏，即天和也。设不知岁气变迁而妄呼寒热，则邪正盛衰无所辨，未免于犯岁气、伐天和矣，夭枉之由，此其为甚。"

有毒无毒之品，在临床运用时，勿使实证更实，勿令虚证更虚，即“无盛盛，无虚虚”“无致邪，无失正”。张介宾云：“邪气实者复助之，盛其盛也；正气夺者复攻之，虚其虚矣。不知虚实，妄施攻补，以致盛者愈盛，虚者愈虚，真气日消，则病气日甚，遗人夭殃，医之咎也。”金元医家张从正《儒门事亲》指出：“凡药有毒也，非止大毒，小毒谓之毒，虽甘草、苦参，不可不谓之毒，久服必有偏胜。”即便是药性平和无毒之品，也不可常服、久服或多服。疾病恢复期，余邪未尽，应进行膳食疗法，以恢复和提高正气和自身的抗病能力，达到驱除余邪的目的。

能毒者以厚药，不胜毒者以薄药，指出了用药的基本法度及饮食调养的作用，反映了《内经》治疗学中重视饮食调养和顾护正气的思想。

# 第五篇

# 养生观

# 1 天年

天年，出自《素问·上古天真论》和《灵枢·天年》等篇。

天年，指天赋的寿数，即大自然赋予人类的自然寿命。大自然赋予人类的寿数是多少呢？一般认为是一百二十岁。例如，《素问·上古天真论》指出："上古之人，其知道者，法于阴阳，和于术数，食饮有节，起居有常，不妄作劳，故能形与神俱，而尽终其天年，度百岁乃去。"度，越过，超过之意。

《素问·上古天真论》和《灵枢·天年》篇指出，天赋的寿命是超过一百岁的，能否超过一百岁，这与先天禀赋及后天调养有关。这两方面对于寿命的长短都很重要。

先天禀赋影响寿命。在《内经》中，以《素问·上古天真论》和《灵枢·天年》这两篇为代表的篇章中，强调人体先天禀赋，对于健康及寿命的影响。讲述了人体生、长、壮、老、已的生命过程，各个阶段的身体表现特点，以及先天禀赋强弱、五脏坚固与否、气血调和状况与寿夭的关系，长寿的面部特征，中寿而尽（短寿）的原因。

先天禀赋，就是指父精母血。父精母血，乃人体生命形成的物质基础，原文提出了"以母为基，以父为楯"的重要观点，意思是人体生命的形成是以母血作为基础，父精作为保护。父精为阳，母血为阴，阴为基，阳为用，阴阳交感互用而形成胚胎，继而气血调和、营卫畅通、脏腑发育完全、神气内舍于心、魂魄具备，脱离母体成为独立的个体新生命。正如《灵枢·天年》云："以母为基，以父为楯，失神者死，得神者生也。黄帝曰：何者为神？岐伯曰：血气已和，荣卫已通，五脏已成，神气舍心，魂魄毕具，乃成为人。"

《灵枢·天年》指出人体五脏坚固，血脉调和，皮肤致密，筋骨肌肉功能正常，营卫运行正常，呼吸均匀，脾胃能受纳腐熟水谷，能化生水谷精微以营养机体，就能长寿，其云："黄帝曰：人之寿夭各不同，或夭寿，或卒死，或病久，愿闻其道。岐伯曰：五脏坚固，血脉和调，肌肉解利，皮肤致密，营卫之行，不失其常，呼吸微徐，气以度行，六腑化谷，津液布扬，各如其常，故能长久。"

《灵枢·天年》还指出通过面部的骨骼也可知其禀赋强弱，其云："黄帝曰：人之寿百岁而死，何以致之？岐伯曰：使道隧以长，基墙高以方，通调营卫，三部三里起，骨高肉满，百岁乃得终。"

先天禀赋对于后天患病倾向有影响。例如，《内经》指出小儿癫痫、癫狂等病与先天在母腹中时，就是母亲怀孕时受惊吓有密切关系，还有母亲受孕时，父母的身体状况也决定了孩子出生后的健康状况。随着医学的进步人们也越来越重视备孕及胎教，在临床上我们经常遇到准备怀孕的夫妇来到医院进行中医药调理，目的是把住胎儿出生关，重视先天体质，以生出身心健康的宝宝，为其今后的健康和寿命达到天年奠定坚实的先天基础。

后天调养影响寿命。后天调养大家很熟悉，以前我们也讲过，法于阴阳，和于术数；食饮有节，起居有常，不妄作劳；虚邪贼风，避之有时；恬淡虚无，真气从之。平日生活中要饮食起居生活有规律，心情愉快，不要过劳。即使先天禀赋再好再强，也禁不住后天的长期没有规律的生活对身体的损伤；平日里以妄为常，把不正常的都当作正常的了，就难以长寿。反之，即使先天不足，若后天有规律的生活，细心调养也能长寿，达到天赋的寿数。

人体各个年龄段的身心状况，也决定了能否达到天年。《素问·上古天真论》基于人体生命是否有生育能力，以肾气的盛衰来划分人体生命的阶段，女子以七岁为一个阶段、男子以八岁为一个阶段，描述了各阶段人体生长发育及衰老的身体特征，强调人体外表的变化及特征，实则是内里肾气及脏腑精气由渐盛至盛，由盛至衰的过程所致，说明了肾气盛衰在生命过程中的重要作用，其云："女子七岁，肾气盛，齿更发长；二七而天癸至，任脉通，太冲脉盛，月事以时下，故有子；三七，肾气平均，故真牙生而长极；四七，筋骨坚，发长极，身体盛壮；五七，阳明脉衰，面始焦，发始堕；六七,三阳脉衰于上，面皆焦，发始白；七七，任脉虚，太冲脉衰少，天癸竭，地道不通，故形坏而无子也。"有子，指有生育能力；无子，指没有生育能力。天癸，指肾精中一种先天而生的具有促进生殖机能成熟的物质。

《灵枢·天年》篇基于五脏功能的盛衰，从出生至百岁，以十年为一个阶段，概述了人体生命各阶段的正常表现，以及早衰的症状。指出了人体体表的变化及特征，实质是人体内在五脏精气由渐盛至盛，由盛至衰的过程所致，强调了五脏精气盛衰对人体生命活动的重要影响，其云："黄帝曰：其气之盛衰，以至其死，可得闻乎？岐伯曰：人生十岁，五脏始定，血气已通，其气在下，故好走。二十岁，血气始盛，肌肉方长，故好趋。三十岁，五脏大定，肌肉坚固，血脉盛满，故好步。四十岁，五脏六腑、十二经脉皆大盛以平定，腠理始疏，荣华颓落，发颇斑白，平盛不摇，故好坐。五十岁，肝气始衰，肝叶始薄，胆汁始灭，目始不明。六十岁，心气始衰，苦忧悲，血气懈惰，故好卧。七十岁，脾气虚，皮肤枯。八十岁，肺气衰，魄离，故言善误。九十岁，肾气焦，四脏经脉空虚。百岁，五藏皆虚，神气皆去，形骸独居而终矣。”

《素问·上古天真论》和《灵枢·天年》这两篇，均指出人体生命如果没有活到天年，年龄没有超过百岁，其原因或是先天不足，或是后天失养，或是先天不足加之后天失养。中寿而尽的原因，是因为内有五脏不坚，外有数中风寒，饮食起居没有规律，情志不遂，致使身体抗病力低下，气血虚少，经脉不通，即“真邪相攻，乱而相引，故中寿而尽也”。例如,《灵枢·天年》指出人体生命不能长寿是先天禀赋不足，其云：“黄帝曰：其不能终寿而死者，何如？岐伯曰：其五脏皆不坚，使道不长，空外以张，喘息暴疾，又卑基墙，薄脉少血，其肉不石，数中风寒，血气虚，脉不通，真邪相攻，乱而相引，故中寿而尽也。”

《素问·上古天真论》指出了早衰的原因，是后天饮酒过度，起居失调，房劳太过，所作所为完全违背养生之道，最终耗伤肾中精气及五脏精气，半百而衰，其云：“以酒为浆，以妄为常，醉以入房，以欲竭其精，以耗散其真，不知持满，不时御神，务快其心，逆于生乐，起居无节，故半百而衰也。”

《素问·阴阳应象大论》也指出了不懂得养生，不知道调节人体阴阳，生活行为完全违背养生之道，是早衰的原因，并指出了早衰的症状表现，其云："能知七损八益，则二者可调，不知用此，则早衰之节也。年四十，而阴气自半也，起居衰矣。年五十，体重，耳目不聪明矣。年六十，阴痿，气大衰，九窍不利，下虚上实，涕泣俱出矣。故曰：知之则强，不知则老，故同出而名异耳。"文中强调指出，知道并运用养生之道，则身体强壮，否则早衰，同年出生的同年龄的人，最终会有强壮和衰老的差异。

《内经》的多篇原文，在提到健康和寿命时，均强调"失神者死，得神者生""形神合一"的人体生命观，即身体健康加心理健康才是健康人，才能长寿，达到天年。精神虽健康，但是病魔缠身，难以达到天年；身体虽健康，心理或精神有问题，寿命也难以达到天年。

由此可见，决定人体生命的寿夭，既有先天禀赋，也有后天调养，两者相互作用，缺一不可。

## 2　人之常平

人之常平，语出《灵枢·本脏》。

人之常平，指正常的人，即健康无病之人。

健康无病的人是什么样的呢？《灵枢·本脏》先指出了人体的血、气、精、神是相互为用的，它们能奉养生命，周流全身。又指出了人体经脉、卫气、志意的作用，即人体的经脉能通行气血、营运阴阳，气血濡润筋骨、滑利关节，使人关节屈伸自如，肢体行动自如；人体的卫气能温养肌肉、充养皮肤、充实腠理，司汗孔的开阖，能够护卫肌表，防止外感邪气侵入人体；人的志意能统御精神，收聚魂魄，使人能够在外适应自然寒温变化，在内能情志和调、心态平和。

知道了经脉、卫气、志意的作用，那么，如果人的气血和调，则经脉气血运行正常，营运循环于周身，阴阳协调，筋骨劲强，关节活动自如；如果人的卫气和调，则肌肉之间滑润通利，皮肤调和而柔润，腠理致密。如果人的志意和调，则精神正常，魂魄不失其舍，情志和心态正常，五脏功能也就正常，对自然寒热变化具有一定的调节能力，自然寒热邪气不能侵犯人体。如果人能够做到适应气候的寒热变化，则六腑功能正常，在外不会受到外邪侵袭，不发生关节疼痛等痹证，经脉通利，肢体关节屈伸功能活动正常，行动自如，这就是常人，这就是健康无病之人。

正如《灵枢·本脏》云："人之血气精神者，所以奉生而周于性命者也。经脉者，所以行血气而营阴阳，濡筋骨，利关节者也。卫气者，所以温分肉，充皮肤，肥腠理，司关阖者也。志意者，所以御精神，收魂魄，适寒温，和喜怒者也。是故血和则经脉流行，营复阴阳，筋骨劲强，关节滑利矣。卫气和则分肉解利，皮肤调柔，腠理致密矣。志意和则精神专直，魂魄不散，悔怒不起，五脏不受邪矣。寒温和则六腑化谷，风痹不作，经脉通利，肢节得安矣。此人之常平也。"

健康的标准是什么？《灵枢·本脏》提出了"和"字，"血和""卫气和""志意和""寒温和"。"血和""卫气和"时经脉气血运行正常；"志意和"时心理心态等精神活动正常；“寒温和”，能够适应寒暑气候变化，不被外邪所侵犯，对于外感邪气具有一定的抵抗能力。这就是人之健康的标准。

世界卫生组织提出关于健康的含义，一是躯体无异常，二是心理活动正常，三是适应外界环境，其思想与《内经》的健康理念相吻合。

那么，在实际的工作、生活及养生保健过程中，就要围绕躯体活动自如、精神心理活动正常、适应自然环境这三点开展相应的养生方法及养生活动，以达到预防疾病及延年益寿的目的。

## 3 四气调神

四气调神，是《素问·四气调神大论》的篇名。

四气，指春、夏、秋、冬四时气候。调，调摄、调养。神，指人的精神意志活动。四气调神的意思是人要顺应四时季节的不同气候变化来调摄精神意志。

四时气候特点是怎样的呢？怎样顺应春生、夏长、秋收、冬藏四时气候规律来调神呢？若违反四时气候的话，会带来哪些危害呢？这些内容在《素问·四气调神大论》是这样讲的。

春季里自然界一派生机，万物生发，生机勃勃，人要顺应春生之气来养生，晚睡早起，清晨在庭院里散步，衣着宽松以舒缓身体，精神饱满以顺应自然之生机；如果违背则损伤于肝，至夏季反变为寒病。春季不注意养生，夏季就易生病。正如该篇所说的：“春三月，此谓发陈，天地俱生，万物以荣，夜卧早起，广步于庭，被发缓形，以使志生，生而勿杀，予而勿夺，赏而勿罚，此春气之应，养生之道也。逆之则伤肝，夏为寒变，奉长者少。”这就是春气调养之道。

夏季炎热，是万物茂盛、植物秀美的季节，天地阴阳之气交合，植物开花结果。人要晚睡早起，不要讨厌夏季的阳光，调整情绪不要发怒，精神饱满使阳气得以宣泄；如果违背的话，则损伤于心，至秋季易生疟疾。正如该篇所说的：“夏三月，此谓蕃秀，天地气交，万物华实，夜卧早起，无厌于日，使志无怒，使华英成秀，使气得泄，若所爱在外，此夏气之应，养长之道也。逆之则伤心，秋为痎疟，奉收者少，冬至重病。”这就是顺应夏气的调养之道。

秋季里天之秋气清凉急劲，地之万物皮脱叶落，果物成熟，万物生长平定。人要早睡早起，闻鸡鸣就起床，使情绪安详宁静而勿躁，以减缓秋季肃杀之气对人的危害，收敛情志以适应秋气，情志不外驰，以使肺气清静，如果违背这个原则则损伤于肺，至冬季易生飧泄。正如原文所说：“秋三月，此谓容平，天气以急，地气以明，早卧早起，与鸡俱兴，使志安宁，以缓秋刑，收敛神气，使秋气平，无外其志，使肺气清，此秋气之应，养收之道也，逆之则伤肺，冬为飧泄，奉藏者少。”这就是秋季调养之道。

冬季万物蛰伏，冰封大地，人要保护阳气，要早睡晚起，太阳升起时再起床，把情志伏匿于内，保持安静以藏神气，避寒保暖，不要使皮肤出汗，否则会损伤阳气；若违背则损伤于肾，至春季易发痿证。正如原文所说：“冬三月，此谓闭藏，水冰地坼，无扰乎阳，早卧晚起，必待日光，使志若伏若匿，若有私意，若已有得，去寒就温，无泄皮肤，使气亟夺，此冬气之应，养藏之道也。逆之则伤肾，春为痿厥，奉生者少。”这是冬季的调养方法。

自然界阴阳消长变化产生了春温、夏热、秋凉、冬寒四时气候，由此形成了春发陈，夏蕃秀，秋容平，冬闭藏的物候特点；人要顺应四时气候特点，春养生气、夏养长气、秋养收气、冬养藏气，并且每一季节的调养均关系到下一季节健康状况，若违逆这个原则就发生相关疾病。这也是《内经》中“法于阴阳”和“不治已病治未病”医学思想的具体运用。

## 4 因时之序

因时之序，出自《素问·生气通天论》。

因时之序，意为人体生命活动要顺应自然阴阳寒暑时节之规律。因，顺也。序，指规律。

人体生命秉承自然阴阳五行之气而生。例如，《素问·生气通天论》指出：“自古通天者，生之本，本于阴阳。天地之间，六合之内，其气九州、九窍、五脏、十二节，皆通乎天气。其生五，其气三。”再如，《素问·宝命全形论》云：“人以天地之气生，四时之法成。”“人生于地，悬命于天，天地合气，命之曰人。”说明了人体生命是秉承天地自然阴阳五行之气而生成，人体生命活动节律是与自然阴阳五行寒暑时节五脏应四时及昼夜节律同步的，例如，肝与春气相通应，心与夏气相通应，脾与长夏相通应，肺与秋气相通应，肾与冬气相通应。在一日当中，朝则为春应肝，日中为夏应心，日入为秋应肺，夜半为冬应肾。

因时之序养生，则可预防疾病。《素问·生气通天论》指出："苍天之气，清净则志意治，顺之则阳气固，虽有贼邪，弗能害也，此因时之序。故圣人传精神，服天气，而通神明。"即天气清爽明净，人的精神活动就会正常。人能够顺应天之规律的话，阳气就稳固充实，即使有伤害人体的邪气，也不能侵害人体。这是因为顺应四时阴阳变化规律来养生的缘故。所以圣人能够精神专一地顺应自然界阴阳之气的变化，知晓天人阴阳相通之理。《素问·生气通天论》还指出风邪是百病的根源。但是，如果形神清静，则肌腠固密，人体阳气卫外功能正常，虽然有厉害的风毒之邪，也不能使人发病，《素问·生气通天论》云："故风者，百病之始也，清静则肉腠闭拒，虽有大风苛毒，弗之能害，此因时之序也。"因时之序的养生方法，体现在《内经》著作篇章中，其中以《素问·四气调神大论》为代表。

违背因时之序，则百病丛生。《素问·生气通天论》指出："数犯此者，则邪气伤人，此寿命之本也。""失之则内闭九窍，外壅肌肉，卫气散解，此谓自伤，气之削也。"如果人违背了自然阴阳寒暑及昼夜时序，在内使九窍闭阻不通，在外使肌腠壅塞不开，使卫阳之气涣散而不固，这属于自己没有因时之序养生招致的伤害，久而久之会使阳气削弱。《素问·四气调神大论》指出了违背四时时令易发生的疾病，指出如果逆春气，则少阳之气不生，肝气郁结而病；如果逆夏气，则太阳之气不长，心气内虚而病；如果逆秋气，则太阴之气不收，病胸中胀满；若逆冬气，则少阴之气不藏，肾气失藏，病下泄。在《素问·脏气法时》篇指出了五脏病的愈、甚、持、起，具有时令季节及昼夜节律，例如，肝有病愈在夏，若夏不愈，至秋则加重，若在秋不死，持续在冬，至春季肝旺之时好转，要避免风邪侵袭。肝病一般是愈在丙丁之日，若丙丁日不愈，至庚辛日加重，若庚辛日不死，持续于壬癸日，至甲乙日好转。肝病之人，在早晨感到清爽，傍晚加重，半夜较平静。《灵枢·顺气一日分为四时》还指出了五脏病具有旦慧、昼安、夕加、夜甚的规律。

因时之序，提示临床诊治疾病要法时而治。例如，《素问·疏五过论》指出："圣人之治病也，必知天地阴阳，四时经纪。"《素问·金匮真言论》指出针刺治疗四时疾病宜首先知晓疾病之阴阳，其云："冬病在阴，夏病在阳，春病在阴，秋病在阳，皆视其所在，为施针石也。"再如，《灵枢·顺气一日分为四时》的"顺天之时，而病可与期。顺者为工，逆者为粗"再如，《素问·八正神明论》的"凡刺之法，必候日月星辰、四时八正之气，气定乃刺之"《灵枢·卫气行》的"谨候其时，病可与期；失时反候者，百病不治"等；临床遣方用药，不要违背气候时令规律，即"无失天信，无逆气宜"，也要注意季节，寒冷的季节慎用寒凉药，夏季慎用热性药，即"用寒远寒，用凉远凉，用温远温，用热远热"饮食上还可以"食岁谷以安其气"，上述均强调了因时之序诊治疾病的重要性。

顺应自然阴阳五行及寒暑季节昼夜节律是寿命之本，人必须"因时之序"，积极主动地按照自然阴阳五行寒暑季节气候及昼夜节律来生活，并以此作为养生保健的基本原则，使人体之气与自然之气相应，如此则“志意治而不乱，阳气固而不衰，弗失天和，长有天命”。

## 5　脾主长夏

脾主长夏，出自《素问·脏气法时论》。

《内经》认为，五行应五季。五季，即春、夏、长夏、秋、冬。在夏季之后至秋季之前的湿热、闷热的季节，就是长夏；长夏时节，大约从芒种至处暑，大约6月下旬到8月下旬。长夏在五行当中属土，在五脏应脾，长夏的气候以湿热、闷热为特点，湿热之气对人体健康有影响。

《素问·脏气法时论》云：“脾主长夏，足太阴阳明主治，其日戊己，脾苦湿，急食苦以燥之……病在脾，愈在秋，秋不愈，甚于春，春不死，持于夏，起于长夏，禁温食饱食、湿地濡衣……脾病者，身重，善饥肉痿，足不收。行善瘛，脚下痛；虚则腹满肠鸣，飧泄食不化。”

长夏时节，时值盛夏，酷暑多雨，故气候潮湿闷热，人体出汗，出汗是人体顺应天地寒暑变化规律正常调节出现的现象。

长夏宜护脾。即长夏养生的重点是呵护脾胃之气。脾与胃相互表里，胃主受纳腐熟水谷，脾主运化水谷精微，主运化水湿之气。那么长夏湿气偏盛，脾还主运化水湿、运化水谷，所以就相当于这个季节，脾的工作量增加了。脾的工作量增加，脾气易耗伤，脾气易不足，脾的运化功能就会降低，所以在这个时节，重点呵护脾脏。“长夏防湿”，脾脏喜燥而恶湿，一旦感受湿邪，脾之运化功能受到阻滞，湿浊内生，气机阻滞，就会表现为脘腹胀满、食欲不振、口淡无味、恶心欲吐、大便稀溏、肢体困乏等症，如果症状表现严重的话，应及时就医。

长夏养生要点有二：

首先，外防湿邪。生活环境、工作环境宜远离潮湿之地，避免淋雨。

其次，内调饮食起居及情志，以祛湿健脾。夜里尽量保证充足的睡眠，建议中午小憩，空调温度不宜太低，游泳时间不宜太久，睡眠时将胃腹盖上，勿洗冷水澡，温水浴能解暑，衣被过于潮湿时，宜换上干爽的衣被，以防寒湿之邪侵犯人体。不要讨厌夏季的炎热及夏季的阳光。夏季的炎热能使身体的阳气向上升发，升发的不好，到了秋季就会生病，“心静自然凉”，因此，要保持心情愉快，要积极主动地适应夏季，开心地度过夏季。

饮食宜定时定量，不可过饱，禁忌生冷寒凉油腻，宜荤素搭配，有营养又易消化，适量薏米、红豆、绿豆、冬瓜、秋葵、丝瓜、山药、炒白术、茯苓、砂仁、苏叶等有助于健脾祛湿。水果不建议冰镇，以免损伤脾阳，引起胃痛、胃痉挛、腹泻等；长夏出汗较多，宜及时补充体液，如果外出作业或旅游，可适当淡糖水或糖盐水，能够迅速补充体液，避免中暑。推荐：①茯苓粥：白茯苓和大米煮成粥，少许盐和胡椒粉。②薏米红豆粥：薏米、红豆和大米一起煮粥，也能够解暑、祛热。③莲子荷叶茶、陈皮玉米须茶也是非常好的解暑祛湿的自制饮品；西瓜的白色部分是一味中药，叫西瓜翠衣，西瓜翠衣是解暑佳品，可食用。

长夏按摩胃腹及心区。长夏湿气偏胜，湿为阴邪，易伤阳气，时常按摩腹部也有助于调整脾胃的功能，促进饮食物的吸收以及水谷精微的运化，有助于健脾祛湿、暖胃和胃，长夏气候炎热，出汗过多，汗为心之液，易出现气短心慌等症状，宜轻轻按摩心前区的部位。

## 6　避其毒气

避其毒气，出自《素问·刺法论》。此句经文出现的背景是五疫即瘟疫来临时避免被传染的方法。意为瘟疫来临要主动地躲避疫疠毒邪，将自己与疫情之地隔离，使自己远离疫情的人群，从今天的角度来看就是自我隔离。

《素问·刺法论》云："黄帝曰：余闻五疫之至，皆相染易，无问大小，病状相似，不施救疗，如何可得不相移易者？岐伯曰：不相染者，正气存内，邪不可干，避其毒气。天牝从来，复得其往，气出于脑，即不邪干。"意思是瘟疫来临，人与人之间相互传染，不被传染的方法是保存人体正气的同时，还要积极地躲避疫疠毒邪，主动地远离疫情之地及有疫情的人群。

原文中的"气出于脑，即不邪干"指的是瘟疫来临之际，做"气出于脑"的健身功法，就可以不被传染，如果是医生的话，就可以到疫室给病人诊病。本段原文指出了这个健身功法的方法，其云："即室先想心如日。欲将入于疫室，先想青气自肝而出，左行于东，化作林木。次想白气自肺而出，右行于西，化作戈甲。次想赤气自心而出，南行于上，化作焰明。次想黑气自肾而出，北行于下，化作水。次想黄气自脾而出，存于中央，化作土。五气护身之毕，以想头上如北斗之煌煌，然后可入于疫室。”运用意念引导体内阳气运行，可以避免疫疠毒邪在人与人之间相互传染，此法能使人体正气充足，能避免疫毒之邪。医生在进入病区之前，要先振作精神、振奋阳气，运用意念依次想象心中如日，肝心脾肺肾五脏之气在体内依次升降运行，再想脾土之气化作万物留于中央，再想天空阳光充沛，沐浴周身有了五脏之气及自然阳气保护身体后，即可进入疫疠病室。

该篇还记载了一个肾虚之人的避疫健身功法，寅时面南调神避疫。其云：“寅时面向南，净神不乱思，闭气不息七遍，以引颈咽气顺之，如咽甚硬物，如此七遍后，饵舌下津令无数。”即寅时面南调摄神气的方法，调息引气，净神不乱，将口中津液慢慢咽下，净神以护正气，避以毒邪，强调了调摄神气对预防疫疠类烈性传染性疾病的重要性。

该篇还指出了“春分之日，日未出而吐之”以及“雨水日后，三浴以药泄汗”之法可以避其毒气，以防瘟疫。

难能可贵的是，该篇记载了一个避疫毒之气的方剂，小金丹方。其云：“小金丹方：辰砂二两，水磨雄黄一两，叶子雌黄一两，紫金半两，同入合中，外固了，地一尺，筑地实，不用炉，不须药制，用火二十斤煅之也，七日终，候冷七日取，次日出合子，埋药地中七日，取出顺日研之三日，炼白沙蜜为丸，如梧桐子大，每日望东吸日华气一口，冰水下一丸，和气咽之。服十粒，无疫干也。”

# 7　高下不相慕

高下不相慕，语出《素问·上古天真论》。

高下不相慕，意为地位高的人和地位低的人不互相羡慕，即不因为地位的尊卑而互相羡慕或嫉妒，这样的人才是质朴敦厚之人，这样才符合养生之道。高下不相慕，讲的是人的心态，要保持一个良好的心态。

《素问·上古天真论》云："夫上古圣人之教下也，皆谓之虚邪贼风，避之有时，恬惔虚无，真气从之，精神内守，病安从来。是以志闲而少欲，心安而不惧，形劳而不倦，气从以顺，各从其欲，皆得所愿。故美其食，任其服，乐其俗，高下不相慕，其民故曰朴。是以嗜欲不能劳其目，淫邪不能惑其心，愚智贤不肖不惧于物，故合于道。所以能年皆度百岁而动作不衰者，以其德全不危也。"原文大意是上古教导人们养生的关键是，要及时躲避自然界不正之气，要心无杂念，则真气和顺，精与神守持于内，怎么会生病呢。要思想闲静而少贪欲，内心安定而无恐惧之感，形体虽劳动但不使之疲倦，使正气顺从调和，就都能够达到健康长寿的目的。还有，以其食为美，不追求山珍海味，衣着整洁而不求华贵，安乐于所处的民俗，不论地位高低，都不互相羡慕，这就是质朴的人。嗜好贪欲不能劳伤其目，淫乱邪念不能迷惑其心神，无论聪明贤德与否，都不因外物的惊扰而劳心神，这才是符合养生之道，所以年龄大都能超过百岁而动作仍不衰老，这是因为对养生之道有高度的修养的缘故。

不难发现，良好的心态对于预防疾病及延年益寿是至关重要的。心态不好，百病丛生。调整心态、调摄情志是养生保健的重要内容。心态决定着人的行为，心态关乎健康，心态也关乎家庭和睦及社会稳定，心态影响着五脏功能活动，严重可耗伤五脏精气，导致五脏功能失常发生相关疾病，因此，保持平和的心态，乐观的生活态度，积极的工作状态，以积极的心态热爱生活、关爱他人、关爱社会，避免情绪低落或异常，避免过度的情志过激，使精与神守持于内，才能保持和促进五脏功能的正常，可以说，心态或情志是养生的第一要义。

纵观《内经》养生原则，包括外防与内调两方面。外防，指对外环境，要适应自然环境的变化，避免邪气的侵袭，即“虚邪贼风，避之有时”。内调，指对人体本身要调摄情志，调整生活的饮食起居，即“恬惔虚无，真气从之”“精神内守”“美其食，任其服，乐其俗，高下不相慕”等。外防与内调是养生的基本要求与原则，如能坚持实行养生之道，就能够达到形与神俱，尽终其天年的目的。

《内经》中外防和内调的养生思想深受道家思想影响。《老子》云：“人法地，地法天，天法道，道法自然。”又云：“见素抱朴，少私寡欲。”认为人应当顺应自然，恬淡无为。《内经》的养生理论集中于《素问·上古天真论》及《素问·四气调神大论》，并散见于多篇。例如，《灵枢·本神》指出：“故智者之养生也，必顺四时而适寒暑，和喜怒而安居处，节阴阳而调刚柔，如是则僻邪不至，长生久视。”后世有诸多养生专著问世，例如，唐代孙思邈《备急千金要方》《千金翼方》总结了唐以前的养生理论和养生方法，南朝陶弘景《养性延命录》，宋代陈直《养老寿亲书》，清代曹廷栋《老老恒言》等。

## 8　邪不能独伤人

邪不能独伤人，出自《灵枢·百病始生》。

邪不能独伤人，意为外感六淫邪气，不遇到正气虚弱的人的话，邪气是不会侵犯人体的。

《灵枢·百病始生》指出风雨寒热等外邪，不遇到正气虚的人，邪气是不能单独伤害人体的。突然受到疾风暴雨的侵袭，而不生病的人，是因为此人本身正气不亏虚，所以不被外邪所伤；外感六淫邪气之所以能侵袭人体导致疾病，是因为人体本身正气不足，正气不足的话，邪气就侵入身体；邪气与正气不足的身体相结合，病邪才能停留在体内，从而导致各种疾病。如果气候正常，人体的正气也充实，则身体强壮坚实不病；被外邪侵袭的人，是因为气候不正常，本神正气又亏虚，外邪就侵袭了正气虚弱之人了，正虚邪实两相结合，各种疾病也就随之而来。其云："风雨寒热不得虚，邪不能独伤人。卒然逢疾风暴雨而不病者，盖无虚，故邪不能独伤人。此必因虚邪之风，与其身形，两虚相得，乃客其形。两实相逢，众人肉坚。其中于虚邪也，因于天时，与其身形，参以虚实，大病乃成。"

邪不能独伤人，强调了人体正气的重要性，人体正气充足，即使有外感邪气或遇到异常气候，邪气也不会侵犯人体导致疾病。《素问·刺法论》云："正气存内，邪不可干。"《素问·评热病论》也指出："邪之所凑，其气必虚。"

《内经》也强调正常之人，对于异常气候及六淫邪气也不要冒犯，要及时躲避邪气，提出“虚邪贼风，避之有时”。平日生活起居、出行劳作均不要冒犯六淫邪气，居住环境也要防风、寒、湿、热、燥等，宜及时改善或调换，勿被六淫之邪所伤；在饮食、起居、情志、劳逸及锻炼等方面，积极科学地调理，以增强体质，预防疾病。

## 9 抟精神，服天气

抟精神，服天气，出自《素问·生气通天论》。

抟精神，指守精与神；抟，聚也。服天气，指顺应自然界阴阳之气的变化；服，顺也。

抟精神，服天气，是古代重要的养生原则。从两个方面来理解和运用。

抟精神，指的是内调，即内养精与神。精神，指精与神。

一是，五脏藏精，精能化气生神，精、气、神是人身三宝。五脏藏的精是肝藏血、心藏脉、脾藏营、肺藏气、肾藏精；血脉营气精是五脏所藏的人体之精华，是人体最宝贵的精微物质基础，不得随意耗伤，宜内守不宜外泄。人若劳累过度、房劳过度、饮食失节、七情过激等，均可耗伤五脏所藏之精。

二是，五脏藏神，肝藏魂、心藏神、脾藏意、肺藏魄、肾藏志。五脏与七情的关系是，肝主怒、心主喜和惊、脾主思、肺主忧悲、肾主恐，人之情志宜愉悦，忌过激。如果人经常七情不节，暴怒生气郁闷，久之损伤于肝，出现胁痛、泄泻、痛经等疾病，怒则气逆，血随气上涌，引发肝及心脑血管相关疾病；若过喜或卒惊损伤心神，神不内守，心神涣散，引发癫狂等心神失守的相关疾病；若经常思虑不解，久之伤脾，引发面黄、消瘦、疲乏、食欲下降、呃逆、脘腹胀满、胃痛等脾胃系统相关疾病；若忧愁悲伤，久之则损伤肺气，引发皮毛焦枯、气短、咳嗽、咳血、肺痿等相关疾病；若经常恐惧，恐伤肾，肾气下陷，出现腰膝酸软、记忆力下降、脱发、小腹胀满、遗精、遗尿等相关疾病。七情过激，久而久之，则损伤五脏所藏之精，导致脱营、失精、精亏、血少、气耗等所致的疾病，损伤了五脏的精与神，最终损伤的是五脏，有损生命健康。

因此，人体的精、神宜内守，不宜外泄，不得随意损伤消耗。《素问·脉要精微论》指出："得守者生，失守者死。"

服天气，指的是顺应自然界阴阳寒暑四季气候变化规律，《素问·生气通天论》指出："天地之间，六合之内，其气九州、九窍、五脏、十二节，皆通乎天气。"服天气，就是《素问·上古天真论》的"法于阴阳，和于术数"，顺应自然规律，也叫"因时之序"。人体生命活动与自然界阴阳二气相通应，人体阳气的昼夜消长规律、气血随月圆月缺的盛衰变化规律、五脏随季节的变化而呈现出的特征性变化规律，以及脉象随季节而有规矩权衡的变化规律等，要积极主动地、自觉地顺应自然节律变化。例如，每日适当运动，选择适合自己的一项运动，随着季节气候变化增减衣被，随昼夜节律按时起居，勿冒犯四时的风雨寒暑之邪。春季防风，预防风疹、流感、眼疾等；盛夏时节，勿烈日下劳倦伤津液中暑，预防寒凉饮食导致的腹泻，也要预防空调温度过低导致的感冒、关节痛、颈椎病等；雨天勿淋雨，阴雨潮湿雾露天气勿庭院久坐或窗前久坐；雾霾天气关窗不要户外运动，以防呼吸系统疾病；秋燥时节要呵护肺脏，适当服用沙参、麦冬、银耳、白梨等以养肺润燥；冬季防寒以保护阳气，不只是身体穿得暖和，戴帽子、戴手套、鞋子暖和，这些小的细节也很重要，往往是忽视了小的细节，才酿成了后来的久病缠身或久病不愈，《素问·上古天真论》指出："虚邪贼风，避之有时。"若违逆四时之序，就会使人体阳气渐渐削弱，邪气伤人则疾病丛生。所以，顺之则生，逆之则死，顺应自然是寿命之本。

抟精神，服天气，告诉我们的仍然是聚精神，守神气，内调情志、饮食、起居、劳逸，外防四时邪气，这是《内经》养生保健的基本原则，宜落实在工作和生活的各个方面，才能达到预防疾病的目的。

## 10　不治已病治未病

不治已病治未病，语出《素问·四气调神大论》。

不治已病治未病，意思是在身体还没有发病的时候，就要调理和调养，其目的是预防疾病，而不是等到疾病已经发生了才开始治疗。

《素问·四气调神大论》云："是故圣人不治已病治未病，不治已乱治未乱，此之谓也。夫病已成而后药之，乱已成而后治之，譬犹渴而穿井，斗而铸锥，不亦晚乎！"圣人，指高明的医生，即"上工"。本段意思是说，高明的医生在疾病没有发生时就进行调理，在脏腑功能尚未失调时就给予治理，积极地防患于未然，这就是治未病；假若疾病已经生成了，才给予调理，脏腑功能已经失调了才给予调治，就好比口渴时才去挖井，战争已经打起来了才想起来去铸造兵器，那不是太晚了吗？

《内经》不仅重视未病先防，也强调已病防变及早期治疗。例如，在《素问·阴阳应象大论》中，指出了疾病由浅入深、由表及里的变化过程，强调早期治疗的重要性，其云："故邪风之至，疾如风雨，故善治者治皮毛，其次治肌肤，其次治筋脉，其次治六腑，其次治五脏。治五脏者，半死半生也。"大意是外感之邪侵犯人体，其势急如风雨，所以善于治病的医生，在邪气刚刚侵犯皮毛时就给予治疗；稍差的医生，在邪气侵犯肌肤时给予治疗；再差的医生，在邪气侵犯筋脉时，才给予治疗；更差的医生，当邪气侵犯六腑时才给予治疗；最差的医生，当邪入五脏时才给予治疗。邪入五脏，病已难治，预后不良。

《灵枢·玉版》篇也以痈疽的形成是由轻到重的变化过程为例，指出了早期诊断、早期治疗的重要性，其云："夫痈疽之生，脓血之成也，不从天下，不从地出，积微之所生也。故圣人自治于未有形也，愚者遭其已成也。"文中指出高明的医生，在邪气尚未化脓之时就给予治疗，使邪气不能留于体。痈疽的发生，脓血的形成，此病不是从天上掉下来的，也不是从地里冒出来的，是逐渐积累而形成的。所以高明的医生在痈疽、脓血未发生之时就给予治疗，并把有效的药剂写在竹简上，或写在丝绸上，使之能一代一代传下去，让后人学习，不至于失传；医疗技术低劣的医生，则在脓血已成之时才给予治疗，痈疽治疗晚了的话，还容易出现变证。

《素问·八正神明论》也指出了医术高明的医生，在疾病刚刚发生之时就给予治疗，即在三部九候之脉气都调和而尚未败坏时给予救治，所以叫上工。医术差的医生，在疾病已经形成、正气已经衰败时才给予治疗，是因为他们不懂得三部九候脉的相得相失，因而致使病情恶化。知道疾病是怎样发生和传变的，之后运用三部九候诊察方法予以早期诊断和治疗，医生就像看守门户一样，虽病人的外表尚未见到病情，但是医生已察觉到疾病的形迹和存在的隐患，所以说上工救其萌牙，下工救其已成、救其已败。其云："上工救其萌牙，必先见三部九候之气，尽调不败而救之，故曰上工。下工救其已成，救其已败。救其已成者，言不知三部九候之相失，因病而败之也。"

"不治已病治未病"反映了《内经》预防医学思想，该思想还见于《内经》许多篇章中。《内经》预防医学思想影响深远，得到后世医家倡导及发扬。例如《金匮要略》云："夫治未病者，见肝之病，知肝传脾，当先实脾。"《丹溪心法》云："与其救疗于有疾之后，不若摄养于无疾之先，盖疾成而后药者，徒劳而已。是故已病而后治，所以为医家之法；未病而先治，所以明摄生之理。夫如是，则思患而预防之者，何患之有哉？此圣人不治已病治未病之意也。"明代医家徐春圃在批评不知治病于微者时指出："今人治已病不治未病，盖谓病形未着，不加慎防，直待病势已着，而后求医以治之，则其微之不谨，以至于着，斯可见矣。"

# 11　春三月，此谓发陈

春三月，此谓发陈，语出《素问·四气调神大论》。

春三月，指农历的一月、二月、三月，这三个月也称作孟春、仲春、季春，历经立春、雨水、惊蛰、春分、清明、谷雨这六个节气；发陈，形容春季万物生发、欣欣向荣的自然景象。明代医家张介宾注云：“发，启也。陈，故也。春阳上升，发育庶物，启故从新，故曰发陈。”

《素问·四气调神大论》指出了春三月自然万物特点及人体养生要点，其云：“春三月，此谓发陈，天地俱生，万物以荣，夜卧早起，广步于庭，被发缓形，以使志生，生而勿杀，予而勿夺，赏而勿罚，此春气之应，养生之道也。逆之则伤肝，夏为寒变，奉长者少。”

春季是自然万物复苏、推陈出新的时节，自然界万物陈其姿容，一派生机勃勃、万物荣华的景象。春，在五行中属木，在五脏中与肝相通，肝喜条达而恶抑郁，所以春季养生要晚睡早起，清晨在庭院里散步，披散头发，衣着宽松，以舒缓身体，使精神饱满以顺应春之生发之机，要顺应春生之气以养生，不要违背生长之机，这就是应春气保养生机之道。如果违背，则损伤于肝，至夏季炎热之时，长养之气不足，反变为寒病。春季的这三个月就要顺应肝木的生长、生发、条达之性，使体内的阳气舒展畅达。

春三月，自然万物复苏的时节，自然界各种致病微生物也开始复苏，易引发相应疾病，例如，流感、哮喘、荨麻疹、鼻炎、结膜炎以及心脑血管疾病、肝胆疾病、胃病、关节疼痛等由于气温逐渐升高，外周血管扩张，还会有春困的症状。因此，春季养生从两个方面做起：

一是外防：

①预防春季流行病。尽量不去人群密集的地方，以预防春季各种流行性疾病，搞好个人卫生及环境卫生；若遇温病、流感等流行病流行期间，戴口罩是最基本最有效的防护。

②防寒防风。早春时节乍暖乍寒，风气偏胜，东北风交替，加之每日早晚气温温差较大，不要急于减衣服。春三月冰雪融化，天气预报虽然看上去温度不低，但是，俗语讲得好，冻人不冻水，地下三尺冰冻缓慢融化，地之寒气上升而散发的寒气对人体有伤害，故“春捂秋冻”是有道理的，要保护人体春之初生的阳气。

③锻炼身体。《素问·四气调神大论》云：“广步于庭。”要迈开大步快走，或慢跑，适当有氧运动，踏青，放风筝，晒太阳，打太极拳，按摩眼部，按摩胁肋肝经循行所过之处30次，梳头100次，按摩大椎穴、足底涌泉穴。

④要维护自然的良好生态，呵护大自然春之生机，适当植树、种花、栽培，勿乱砍滥伐。

二是内调：

①情志调节。要心情舒畅。肝主疏泄，喜条达而勿抑郁。春季肝胆之气偏胜，容易生气、发火、发脾气、目赤肿痛、口苦、咽喉干燥、头痛、乳房及两胁胀痛。肝郁克脾，还会引起腹泻、腹痛、消化不良、痛经等。应该保持乐观，心情要舒畅。

②适当休息。春季到来，人感觉“犯困”，这就是人

们常说的“春困”，适当运动、中午休息就能缓解春困。不要熬夜，按时睡觉，早些起床。睡觉休息则血归于肝，新的气血才能化生。熬夜耗伤心神、煎熬胆汁，引发肝胆等疾病。

③合理膳食。减酸增甘，目的是疏肝健脾。比较好的食物是春笋、木耳、银耳、胡萝卜、小白菜、韭菜、菠菜、芹菜、香菇、小根蒜等绿色时令蔬菜，还有山药、姜、蜂蜜、陈皮、菊花、玫瑰花等，以助升阳疏肝健脾，预防流感。同时，应该适量摄取蛋白质，如豆制品、鸡蛋、牛奶、鱼等。

## 12　夏三月，此谓蕃秀

夏三月，此谓蕃秀，语出《素问·四气调神大论》。

夏三月，指农历四月、五月和六月，这三个月即孟夏、仲夏、季夏，节气上历经立夏、小满、芒种、夏至、小暑、大暑六个节气；蕃秀，形容夏季万物生长茂盛的自然景象。唐代医家王冰注云：“蕃，茂也，盛也。秀，华也，美也。”

《素问·四气调神大论》指出了夏三月自然万物特点及人体养生要点，其云：“夏三月，此谓蕃秀，天地气交，万物华实，夜卧早起，无厌于日，使志无怒，使华英成秀，使气得泄，若所爱在外，此夏气之应，养长之道也。逆之则伤心，秋为痎疟，奉收者少，冬至重病。”大意是夏季是万物茂盛、秀丽的季节，天地阴阳之气互相交合，植物开花，生长繁茂。夏季养生要晚睡早起，不要讨厌夏季的阳光，调整情绪，不要发怒，精神饱满，使阳气得以宣泄，像大自然向外生发一样，人体也如此，这就是顺应夏气的养生之道。如果违背，则损伤于心，至秋季感受秋季之寒凉，损伤于肺；还会出现寒热往来的疟疾，若人体阳气不足，疾病迁延不愈，至冬季严寒时节，阳气不能适应冬季之寒冷，还会引起严重的相关病证。

夏三月，在五行中应于火，在人体五脏中与心相通，此时暑气当令，人体阳气外发，若气候炎热，汗液外泄过多，易耗伤心气，甚至中暑，所以人在夏季的养生中要注重对心气、心神、心液的养护。因此，夏季养生从两个方面做起：

第一方面是外防。

①防空调。不能躲在温度很低的空调房间里。温度很低的空调冷风对人体危害很大，易引发关节疼痛、咳嗽、荨麻疹、鼻炎、胃痛、腹痛、痛经、尿频等多种病证，如何预防“空调病”的发生？一是，空调的温度不宜太低，24度左右为宜，正在出汗或汗出很多之际，尽量不要被空调的冷风吹到。二是，尽量不要长时间躲在空调房内，如果必须要在空调房间工作，可以加强对身体的保护，加外套、披肩、长裤，如果有颈椎病及腰椎间盘突出的人，尤其保护好颈部及腰部，当在室内感觉有凉意时，一定要站起来适当活动四肢和躯体，以加速血液循环。三是，不要讨厌出汗。夏季出汗是正常的。夏季出汗是人体适应夏季之热的正常自我调节现象，可使人体阳气宣通发散于外，有助于人体阳气的升发，这是人体适应夏“长”的特性，因此，夏季不要讨厌出汗。

②防胃肠道疾病。夏季要注意饮食卫生，不要吃隔夜

的食物，不要喝冰饮，勿食用寒凉的饮食，宜喝热水或常温水，新鲜的蔬菜和水果也宜常温食用，养成良好的卫生习惯，勤洗手，尽量不要在路边用餐。

③预防中暑和湿疹。一是应注意保持室内的通风。二是及时补充体内水分，缓解出汗导致的消耗，尽量减少烈日下外出，必须要出门的话，可以选择太阳伞或凉帽防晒。三是防湿疹、痱子。夏季天气潮湿，有利于各种细菌的滋生，加上夏天人容易出汗，皮肤潮湿，各种皮肤病就会找到身上，所以要保持皮肤的干燥，勤洗澡，小儿皮肤稚嫩，活动不便，要经常擦些痱子粉。锻炼身体的时间要选择在上午十点以前，下午傍晚前后。夏季炎热，避免中暑，以免耗气伤津。

第二方面是内调。

①形神俱养。一是精神调摄，心情愉悦。夏季阳气旺盛，万物生长茂盛，枝叶繁荣，所以夏季应该顺应“长”的规律，使阳气得以宣泄，保持情绪的安定。在夏天要使人的精神像自然界的万物一样郁郁葱葱，蓬勃向上，心情愉悦，切忌发怒，使机体的气机宣畅。《内经》指出，这个季节要晚睡早起，不要讨厌夏日阳光，情绪平和，不要烦躁，这是适应夏季的养生之道。

《内经》指出，心在志为喜，喜则气和志达。夏季里保持心情愉悦对调养心神很重要。由于夏天的天气炎热，致使部分人心情烦躁、时常发火，这对于心气心神的养护是不利的，因此，要保持平和的心情，要心胸宽阔，神清气和，神志安定，避免心火内生，“心静自然凉”说的也是这个道理。

二是调整睡眠及起居，劳逸结合。夏季里白昼较长，黑夜较短，人体养生也要随之调整，由于夜里睡眠相对减少，因此，中午午睡就显得很有必要，可以调养心神，补充休息和睡眠的时间。天气虽然炎热，尽量不要洗冷水澡。

三是配合按摩。按摩心区。中医学认为，心者，君主之官，心主神明，心主血脉，这里所说的“心”，不仅指心脏，还包括了人体精神意识思维活动。所以夏季按摩心区，可以使全身放松，大脑安静，心情舒畅，按摩的时候将两只手重叠放于左侧前胸乳房部的心脏部位缓慢地按摩30次左右，尽量保持速度均匀，力度适中。

汗为心之液，暑气通于心。夏季阳气旺盛，加上天气炎热，热邪逼迫津液向外泄出，发汗过度，心气就容易消耗。按摩心经和心包经的穴位，可以有效地预防中暑，缓解心烦，还有助于睡眠。可以按摩手少阴心经的神门穴，手厥阴心包经的劳宫穴、内关穴。

②夏季膳食荤素搭配，补充水分。夏季暑热偏盛，胃肠功能减弱，且有暑湿为患，很多人胃口不好，食欲下降，所以夏季饮食尤其要慎重。唐代医家孙思邈主张：“夏七十二日，省苦增辛，以养肺气。”很多人夏天都喜欢吃一些苦味的东西，少量配合作为佐餐可以，但是不能过食苦味的食物，因为苦味入心，夏季原本心气就盛，过食苦就会制约肺气。夏季宜食用适当辛味的生姜，有益于人体阳气的发散及散热解暑，温暖肠胃，增强食欲，油炸油腻食物建议少吃或不吃。此时，甘平而性凉的食物，如绿豆、莲子、丝瓜、冬瓜、薏米、红豆、菌类、鱼、虾、瘦肉、蛋、豆制品等均解暑祛湿。不要食用冰镇的食物和饮料，

以免影响胃肠消化和吸收，还会造成腹痛、腹泻，《内经》的“寒勿沧沧，热勿灼灼”就是这个道理，饮食不要冰凉，也不宜很烫。

## 13　秋三月，此谓容平

秋三月，此谓容平，语出《素问·四气调神大论》。

秋三月，指农历的七月、八月、九月，这三个月也称作孟秋、仲秋、季秋，历经立秋、处暑、白露、秋分、寒露、霜降六个节气。容平，指秋季万物成熟，物候形态平定，不再生长的自然景象。容，指形态，容貌。平，指平定，不再生长。

《素问·四气调神大论》指出了秋三月自然万物特点及人体养生要点，其云：“秋三月，此谓容平，天气以急，地气以明，早卧早起，与鸡俱兴，使志安宁，以缓秋刑，收敛神气，使秋气平，无外其志，使肺气清，此秋气之应，养收之道也，逆之则伤肺，冬为飧泄，奉藏者少。”大意是秋季果物成熟，生长平定，天之秋气清凉，肃杀之气逐渐急劲，万物枝枯叶落。宜早睡早起，闻鸡鸣就起床，情绪安详宁静而勿躁，以减缓秋季肃杀之气对人的危害。宜收敛情志，以适应秋气；神气宜内收，情志不宜外驰，以使肺气清静，以适应秋季的气候，这就是顺应秋季的养生之道。如果违背，则损伤于肺，至冬季易生飧泄，即秋季不注意养生，至冬季就容易生病。

秋季不仅万物成熟，硕果累累，阴气渐盛阳气渐衰，人体的阳气也随着自然界阳气的收敛而内收，因此，秋季要注意保存体内的阳气，收敛神气。人体五脏当中，肺与秋气相应，秋属金，燥邪偏盛，肺主皮毛，开窍在鼻，在液为涕，而秋季干燥，燥邪易伤肺，肺气虚则卫表不固，易引发相关疾病，因而需要养阴润肺。如果秋季冒犯凉燥之气，则伤及于肺，若未能及时调治，至冬季则发为泄泻一类的疾病。其云："逆之则伤肺，冬为飧泄，奉藏者少。"

秋季的孟秋、仲秋、季秋三个阶段，即初秋、中秋、深秋。初秋天气仍然比较炎热，即俗称的"秋老虎"；到了深秋，万物开始凋谢，一派肃杀之象，寒霜降至，气候越来越冷。因此，秋季养生从两个方面做起：

第一方面外防。

①防秋燥伤肺。

秋燥伤及于肺，容易引起感冒、咽炎、干咳、皮肤发干甚至手足皲裂、便秘等。对于津亏所致的皮肤干燥、皲裂、口鼻干燥、声音嘶哑、大便干燥等"秋燥证"，饮水量要保证，也可以适当在皮肤涂擦甘油，还可适当运用中药药膳，补充体内的津液。

②防出汗过多气阴两伤。

天气已冷，适时添加衣服，但是，一定不要过早穿上过厚的衣服，以免因热出汗过多，更加损伤阴液同时又损伤阳气，适度的"秋冻"是必要的，要渐渐让身体适应寒冷的气候，使身体阳气逐渐内收，以符合秋季"收"的特点。

③坚持户外运动。

秋高气爽的季节最适合户外运动，散步、登山、慢跑、打太极拳，吐故纳新，呼吸新鲜空气，有助于调节肺脏功能，有助于增强御寒能力及机体免疫力。

第二方面内调。

①形神共养，情志调摄。

到了秋天的时候，秋风瑟瑟，黄叶飘落，自然界一派肃杀之象，枝枯叶落的景象会影响到人们的心情，有些人触景生情，忧伤的情绪不自觉地就产生了。需要注意的就是，秋天原本与五脏中的肺相通，而悲伤的情绪是最易伤肺的，所以，一定要保持乐观豁达的心态，《内经》中说，这个季节人也应该早睡早起，使情志安定平静。应该想到，秋天不仅是一个萧瑟的季节，更是一个硕果累累的季节，享受这种喜悦，保持情绪乐观，舒畅胸怀，抛开一切烦恼，保持豁达开朗的胸怀，避免悲伤情绪，唱歌、吟诗以及即兴写诗、作画、写日记等也能调节秋季惆怅之情，使心情舒畅，也是保养肺脏的好方法。

②佐以按摩，以缓秋刑。

揉鼻。肺开窍于鼻，鼻是肺与外界相通的一个重要门户，当外界的邪气侵犯到人体的时候，经常从口鼻而入，如果看好了这道门，邪气自然就不能进来了，揉鼻就是一个非常好的方法。揉鼻可以促进鼻黏膜的血液循环，增强对外界环境的抵抗性。揉鼻子的正确方法是：将双手握拳，用大拇指第一关节凸起的地方从鼻翼两旁到鼻梁两侧上下揉擦，此法可以有效预防感冒。

压揉承浆。承浆穴位于下唇中央的凹陷处。承浆是任脉的经穴，以食指用力压揉，口腔内会涌出津液，秋天原本就是燥烈的季节，按压此穴，补充津液，不仅可以预防秋燥，还可以使人面色红润。

③膳食宜少辛增酸，清热润燥。

《内经》认为，燥为秋季的主气，称为“秋燥”。秋天的燥，有温燥和凉燥之分。初秋之燥是温燥，是燥邪和温邪夹杂致病。深秋之燥是凉燥，是燥邪和寒邪共同侵犯人体致病。“燥胜则干”，人体与植物一样，在秋季也会有“燥象”的表现，如口鼻干燥、皮肤干燥、咽干不适、手足皲裂等表现。肺为娇脏，不耐寒热，其性是喜润而恶燥，燥邪犯肺，最易伤其阴液。因此，秋要注意滋养阴液，尤其是肺阴，秋季饮食以“滋阴润肺”为基本原则。秋季是一个收获的季节，有大量的新鲜水果和蔬菜上市，很多都可以润燥生津，如梨、柿子、甘蔗、石榴、秋梨膏；肉类中鱼类是首选，如鲈鱼、黄花鱼、鳗鱼等；另外，还可食用些药膳粥，如山药粥、百合银耳粥、萝卜粥、芝麻粥等，都能起到养阴润肺的作用。另有立秋“抓秋膘”之说，也有一定道理，吃点肉防冻御寒，食用饺子、南瓜等，补充蛋白质，随着天气变凉而调整食谱，补充阳气增强御寒的能力，增强体质，但是，进食肉类食物要适可而止，不可为过。

## 14 冬三月，此谓闭藏

冬三月，此谓闭藏，语出《素问·四气调神大论》。

冬三月，指农历的十月、十一月、十二月，这三个月也称作孟冬、仲冬、季冬，历经立冬、小雪、大雪、冬至、小寒、大寒这六个节气；闭藏，形容冬季阳气闭藏，生机潜伏的自然景象。明代医家马莳注云：“阳气已伏，万物潜藏，故气象谓之闭藏也。”

《素问·四气调神大论》指出了冬三月自然万物特点及人体养生要点，其云：“冬三月，此谓闭藏，水冰地坼，无扰乎阳，早卧晚起，必待日光，使志若伏若匿，若有私意，若已有得，去寒就温，无泄皮肤，使气亟夺，此冬气之应，养藏之道也。逆之则伤肾，春为痿厥，奉生者少。”大意为冬季是万物蛰伏的季节，气候特点是阳气相对不足，阴气偏盛，气候寒冷，冰封大地。人体阳气也开始内敛、内收，在冬季保护的是人体阳气。人体五脏当中肾脏和冬季是相通应的，要重点保护肾气，尤其是肾阳之气；冬季里，勿使体内阳气受到干扰，宜早睡晚起，太阳升起时再起床，神志伏匿于内，保持安静，好像有隐私及所得，藏而不露；避寒保暖，不要使皮肤出汗，那样会频繁地损伤体内闭藏的阳气，这就是顺应冬气的养藏之道。如果违背，则损伤于肾，至春季易发痿证，即冬季不注意养生，春季就容易生病。

冬三月的养生主要有两个方面：

第一方面是外防寒邪，即防寒保暖。

冬季寒邪侵犯人体，易引发感冒、咳嗽、胃痛、关节痛、心痛、痛经、水肿、肾病等呼吸系统、消化系统、心脑血管、泌尿系统等多种疾病，冬季也是旧病复发的季节，因此，冬季里做好房间保暖、衣被保暖、穿衣戴帽保暖、足及下肢保暖等防寒保暖措施，均有益于预防各种因寒所致疾病、因阳气不足所致疾病，以及预防旧病复发，尤其老年人、妇女和儿童更宜做好冬季防寒保暖。

第二方面是内调饮食情志起居，以保护阳气。

冬季饮食适当温补，尽量不要吃寒凉的食物以及性质偏寒凉的食物，这样有助于保护阳气，饮食寒凉易损伤人体的阳气，还会引发相关疾病。饮食适当温补，像羊肉、牛肉、鸡肉、桂圆等适当煲汤，再如黑芝麻、黑豆、栗子等都比较适合冬季饮食，能够补益肾中的精气。

冬季适当运动，以形神共养，冬季适当运动不仅可以增强体质，也可以使人心情愉悦。根据年龄和体质强弱，选择适合的运动项目，例如，中午晒太阳、走步、慢跑、打球、唱歌、舞蹈、拉琴、太极拳、八段锦、易筋经等，只要坚持就好，运动能促进经脉气血运行，改善阳气不达肢体末端导致的四肢不温等症状，还能调节情志，享受运动带来的快乐，使人心情愉快，心情愉快则神气充足，抵抗力增强，所以说形神共养在冬季是很重要的，但是注意冬季运动不宜出汗过多。

冬季按摩保护肾阳。冬季按摩部位除了通常养生保健穴位以外，可以沿着肾的经脉循行部位来按摩，重点腰部两侧，将双手搓热按摩腰部、尾骶部、腘窝委中穴、足底涌泉穴等，涌泉穴是肾经的重要的穴位，使肾经的经络通畅，促进经脉气血循环，有益于保护肾中的精气及肾阳；叩齿也是保护肾气的重要方法，肾主骨生髓，肾主骨，齿为骨之余，经常叩齿牙齿不易松动，又能促进肾之经气循行。

冬季不宜经常汗蒸或泡温泉。《内经》指出春生、夏长、秋收、冬藏，应顺应冬之时令养藏，即养肾中精气，冬季是藏精气的最佳时节，精气宜藏不宜泄，冬季藏精藏的好，至春不易患春季流行病；汗蒸时出汗过多，耗伤津液的同时也是耗伤正气的，致使气阴两伤。

## 15　正气存内，邪不可干

正气存内，邪不可干，出自《素问·刺法论》。

《素问·刺法论》云："黄帝曰：余闻五疫之至，皆相染易，无问大小，病状相似，不施救疗，如何可得不相移易者？岐伯曰：不相染者，正气存内，邪不可干。"原文的意思是，黄帝问岐伯：瘟疫开始流行了，很多人均已被传染，方圆几百里都得一样的病，症状表现也相似，能否告诉我一个不被传染的方法吗？岐伯回答说：不相染者，正气存内，邪不可干。即人体正气充足，就不会被传染上。人体正气在流行病、外感病发病过程中起着重要作用。

正气，指的是什么呢？正气指的是人体的精、气、神，精气神是人身三宝，人体的精气津液血脉等均为人体正气。精是基础，精能化气，气能生神。如果过度伤神，就会耗伤气，因为气是供应神的，是神的物质基础。如果过度耗气，就会损伤精气，因为精是气的物质基础。如果最底层、最基础的精，直接被损伤的话，气、神，没有了物质基础，也会竭绝。

什么情况下能损伤正气呢？

外感六淫之邪及冒犯自然异常气候，能损伤人体正气。

七情不节损伤人体正气。七情不节则劳神，劳神损伤精气神。七情，指喜、怒、忧、思、悲、恐、惊等不正常的情绪，生气、发火、忧愁、思虑、焦虑、悲伤、恐惧、担心、惊吓等，都会使神气耗伤。神被耗伤，直接伤气，气伤则耗精，发生相关疾病。

劳倦过度、起居无常、饮食不节则损伤人体正气。过度长期的劳倦、劳累、劳作则耗气；过度安逸，久坐久卧则伤气；饮食无节，起居无常，损伤脏腑之气，气伤在外则神伤，在内则损伤精；过度性生活也直接伤肾精，耗伤五脏之精；进而精气神皆伤，发生相关疾病。

人体精气神三者关系密切，互根互用，宜小心呵护，不可损伤。《内经》中指出：“得守者生，失守者死。”“得神者昌，失神者亡。”

怎么做才能“正气存内”呢？还是《内经》讲的“虚邪贼风，避之有时。恬淡虚无，真气从之。食饮有节，起居有常，不妄作劳。故能形与神俱，尽终其天年，度百岁乃去。”要及时躲避不正常的气候，保持时时心情舒畅，按时饮食，按时就寝，劳逸适度，改正不良的生活习惯，精气神就充足了，对于外感病及内伤病就有了基本的抵抗能力，这是保护人体正气的基本方法，这个方法是健康的基本保证。平日生活时时顾护身体正气，不要随便损伤，病邪来临时，机体才有基本的抵抗能力。正气不足，又随便耗伤，久而久之，会出现严重疾病，正如《素问·本病论》指出：“得守者生，失守者死。”

## 16　春夏养阳，秋冬养阴

春夏养阳，秋冬养阴，出自《素问·四气调神大论》。“春夏养阳，秋冬养阴”，是《内经》中重要的养生思想。

从自然界气候角度来看，四季的气候特点是春温、夏暖、秋凉、冬寒。即春季温暖，夏季炎热，秋季变凉，冬季寒冷。人体生命是自然界生物之一，秉承天地阴阳之气而生，所以，人体生命活动、人体阴阳之气的变化与四季变化规律一样，也具有四季生长收藏的特性和特点，例如：脉象，随着四季有春弦、夏洪、秋毛、冬石的变化。体液，冬季主要靠尿液排出，夏季主要靠汗液排出。人体基础代谢也随四季有相应调节和变化，这都是顺应自然界阳气变化的人体本能调整的表现。

春季“发陈”，阳气始盛，大地回春，气温回升，草木在阳气的作用下生长生发，这是自然界植物顺应自然变化的本能，使大自然展现一派生机勃勃的景象。人体自身具有顺应自然阳气变化而变化的调节本能，此时，人体阳气由内向上向外生发。

夏季“蕃秀”，阳气渐盛，气候越来越热，日影越来越高，自然界植物借着自然的阳气渐盛而生长得越来越茂盛，人体也是一样，人体阳气也随之继续向上生发，所以人体夏季因热而出汗，这是正常的汗。

所以说，春季和夏季要重点保护阳气，要让阳气正常地向上向外升发，这就是“春夏养阳”。春节和夏季的一切行为都要帮助身体完成阳气的生长升发，不能破坏这个生长升发的过程。春夏阳气升发的越好，接下来的秋冬季节的收与藏就越好，否则，本季节或下季节会生病。例如：现在生活条件好了，夏季都嫌弃天气热，觉得出汗不舒服，就躲在温度很低的空调房里，这样会带来很多疾病。

夏季就应该热得扇扇子，喝热茶，有利于人体阳气升发，否则阳气升发不好，会生病，更不能在冷的空调房里或者风口乘凉，再加上冰镇西瓜、冰水、冰酒等饮食习惯，会损伤人体阳气，发生相应疾病，像风疹、荨麻疹、颈椎病、感冒、头痛、腰腿痛、痛经、尿频、胃痛、腹痛等。

秋季“容平”，大自然阳气渐渐衰弱阴气渐渐强盛，阴气盛的表现是气候渐渐变凉，秋风瑟瑟，植物成熟，不再继续生长，其生机渐渐内敛内收，藏于根部，所以看上去，枝枯叶落。人体阳气也随之渐渐内敛内收。

冬季“闭藏”，自然界阴气最盛，阳气最弱，日影变低，人体阳气也随之内藏于里。

所以，秋冬季节，人体自身也有随着自然界阴气渐盛、阳气渐衰的规律来调节阴阳的本能，使机体阳气渐渐内收内藏，那么，秋冬季节里，人们的一切行为都要帮助身体来完成内藏内收，不要破坏这个过程。

什么是破坏呢？例如：秋冬季节，经常汗蒸、经常运动太过而出汗过多，或劳累及房事太过出汗过多，耗伤阴精及肾精，过度耗伤就是耗阴，秋冬养阴，就没养好，出汗过多又耗伤阳气。

《内经》“春夏养阳，秋冬养阴”的养生思想对后世产生深远影响，唐代医家王冰指出：“春食凉，夏食寒，以养于阳；秋食温，冬食热，以养于阴。”明代医家张介宾指出：“夫阴根于阳，阳根于阴，阴以阳生，阳以阴长，所以圣人春夏则养阳，以为秋冬之地；秋冬则养阴，以为春夏之地，皆所以从其根也。”清代医家张志聪指出：“春夏之时，阳盛于外而虚于内；秋冬之时，阴盛于外而虚于内。故圣人春夏养阳，秋冬养阴，以从其根而培养也。”明代医家李时珍指出："升降浮沉则顺之，寒热温凉则逆之。故春月宜加辛温之药，薄荷、荆芥之类，以顺春升之气；夏月宜加辛热之药，香薷、生姜之类，以顺夏浮之气……秋月宜加酸温之药，芍药、乌梅之类，以顺秋降之气；冬月宜加苦寒之药，黄芩、知母之类，以顺冬沉之气，所谓顺时气而养天和也。"

"春夏养阳，秋冬养阴"，讲的是要顺应自然界春温、夏热、秋凉、冬寒的四季不同气候变化，来调整身体的阴阳之气，使人体阴阳之气调整的与大自然阴阳之气的消长盛衰相一致，这是健康的基本保证。顺应自然，才是人体的最佳状态。正如《素问·四气调神大论》所云："夫四时阴阳者，万物之根本也。所以圣人春夏养阳，秋冬养阴，以从其根，故与万物沉浮于生长之门。逆其根，则伐其本，坏其真矣。"

## 17　恬惔虚无，真气从之

恬惔虚无，真气从之，出自《素问·上古天真论》。

恬惔虚无，意指思想闲静，心无杂念。恬惔，指清静淡泊；虚无，指清静无欲。明代医家张介宾注云："恬惔者，泊然不愿乎其外；虚无者，漠然无所动于中也。"

恬淡虚无，真气从之，意为思想闲静，心无杂念，则人体正气运行正常。

恬淡虚无，真气从之，主要指的是人的心情和心态。人的一生当中，心态及心情对于健康至关重要。心态及心情长期失调，在中医学中称为"七情不节""情志不遂"，属于疾病病因的内因范畴。

那么，长期情志不遂，心态心情不好，会引发哪些疾病呢？

主要引发的疾病有四类：

第一类情志类的疾病，主要表现是郁闷，心情不开心，焦虑，情绪低落，惊悸，心慌，怔忡，胸闷，失眠，疑心，多梦，健忘，叹息，耳鸣，眩晕，头晕，恐惧，情志恍惚，自闭，不愿见人，甚至痴、癫、狂、神志失常。

第二类形体类的疾病。消化道的疾病，食欲下降、纳差、打嗝、嗳气、咽喉异物感、泛酸、腹胀、腹泻、大便不畅乃至肠梗阻、消瘦、四肢乏力、胁肋疼痛、头痛、偏头痛、耳鸣、脱发、腰膝酸软、四肢无力、易感冒、手脚冰凉、或手足热、或暴饮暴食、哮喘、中风，乃至于心脏病、高血压，甚至出现尿酸高、血糖升高、甲状腺指标异常等慢性代谢障碍导致的代谢指标异常的多脏腑功能失调的情况。

第三类生殖系统性功能方面的疾病，像女性的痛经，月经量少，月经崩或漏，月经错后，月经提前，乃至于闭经，这都是女性的生殖系统方面的疾病。那么对于男性来说，像不孕，不育，阳痿，遗精，早泄，乃至于男性女性的更年期的提前到来，更年期的症状比较明显，更年期的时间相对较长等。

第四类疾病，肿瘤。中医学称作癥瘕积聚，即体内生长的肿块、肿物；有良性的、恶性的。肿物，像痤疮、疖子、脂肪瘤、皮下包块、甲状腺结节、乳腺增生、子宫肌瘤、卵巢囊肿，以及食道胃肠肝胆脾胰消化系统肿瘤、喉气管肺呼吸系统肿瘤、肾膀胱泌尿系统肿瘤，乃至神经系统、血液系统的肿瘤等。

由此可见，恬淡虚无、心情愉快对健康有多么重要，所以，无论是在生活及工作上，遇到了什么样的不开心的事情，都要积极地去化解它，如果自己不能化解，就尽快看医生，在医生的帮助下，早期治疗，以免病情发展。让自己每天都拥有好的心情，这个对于健康至关重要。

## 18　虚邪贼风，避之有时

虚邪贼风，避之有时，出自《素问·上古天真论》。

虚邪贼风，避之有时，意为对于自然界的异常气候及风热火湿燥寒六淫邪气要积极地主动地及时地躲避，不要冒犯自然界的六淫邪气。

《素问·上古天真论》云："夫上古圣人之教下也，皆谓之虚邪贼风，避之有时，恬惔虚无，真气从之，精神内守，病安从来。"虚邪贼风，避之有时，是《内经》重要养生原则之一。包含三层意思。

一是异常气候要及时躲避。异常气候，包括非其时有其气以及突如其来的狂风暴雨、霹雷闪电、风沙雾霾等。例如，夏季炎热异常，冬季严寒异常，春季像夏季一样热，或春季特别冷乃至降温下雪似冬季，就是通常说的倒春寒或冷春，冬季暖和不冷流水不冰，或久雨、久旱等，这都是不正常的气候，均是非其时有其气，这样的异常气候会引发相关外感流行性疾病，如流感、风疹、咳嗽、眼疾、腹泻乃至于瘟疫。

二是东南西北中各方位的地域地势高低不同，气候特点也不同，例如东方南方偏热相对潮湿，北方西方寒冷干燥，那么潮湿、寒冷干燥的气候，对于人体来说，这也是外来的邪气。

三是气候虽然是正常的，但是，对于体质虚弱的人来说，也是虚邪贼风。体质虚弱的人，由于机体免疫力下降，对于自然气候的调节能力不足，那么，虽然是正常的气候，但是对于这样的体质虚弱、正气不足、机体调节能力下降的个体来说，各个季节里正常的气候也是邪气。例如：季节转换时，稍微有点冷风，或稍微凉一点，就头痛、发热、恶寒、鼻炎、风疹、喷嚏、鼻涕、咳嗽、感冒、胃痛、胃胀、尿频、腹痛、腹泻等。

在平日生活中，怎样运用“虚邪贼风，避之有时”这一养生原则呢？

一是及时躲避异常气候。霹雷闪电、刮风下雨、酷暑、严寒、阴雨、雾霾要躲避，什么事情啊那么着急去办理，再急的事情在健康面前都是小事。另外，潮湿之地、风口之处不要久留；尤其异常气候情况下，容易导致外感流行性疾病乃至瘟疫的流行，要积极主动地远离疫疠毒邪，减少外出，远离疫情之地及疫病之人，预防瘟疫的意识和方法不能放松，要充分认识到自然邪气瘟疫病毒的严重性及其造成的严重后果。

二是尽可能减少地域气候对人体带来的不良影响。例如：通过锻炼或食疗来除湿，缓解湿气对身体的影响。通过锻炼或食疗温经通络散寒养阴等，如果问题比较严重的话，建议到医院看中医。

三是要增强体质。尤其体质虚弱，平素要加强锻炼身体，增强体质，以提高对自然气候的适应能力及对异常气候的抵抗能力。八段锦、五禽戏、太极拳、走步等都是很好的健身方法。同时，按时用餐、起居有规律、心情愉快，也能增强体质。还有，体质虚弱、易感之人，还要注意生活中的细节的呵护。例如，天气渐凉之时，睡觉及用餐时，最好不要有穿堂风，春秋早晚温差较大带件衣服，衣、食、住、行均要远离风雨寒凉。

## 19　藏于精者，春不病温

藏于精者，春不病温，出自《素问·金匮真言论》。

《内经》重视冬季保养精气对人体健康的重要性，在《素问·金匮真言论》篇指出，如果冬季注意养生的话，则春季不患鼽衄及颈项部的疾病，夏季不患胸胁部的疾病，长夏不患洞泄寒中，秋季不患风疟，冬季不患痹厥及飧泄、虚汗这类疾病。人体的真精之气，是生命的根本，所以善于保护真精的人，春天不患温病。夏季汗出不透者，秋季患风疟，这是一般的致病规律。

《素问·金匮真言论》指出："夫精者，身之本也。故藏于精者，春不病温。夏暑汗不出者，秋成风疟。此平人脉法也。"文中一方面指出了冬季保养肾中精气在防治疾病中的重要作用，冬藏于精气，则春不病温；另一方面指出了冬季不藏于精，则春季易患温病，突出了肾之精气对四时发病的重要意义；同时也指出了上一个季节调养不当，则下一个季节就会发生疾病。当令季节没有调养好，至下一个季节就会发生疾病，后世将其称为伏邪为病或伏邪致病。

什么是伏邪为病呢？即感受当令邪气后，当时不病，邪气伏藏于体内，至下一个季节，又感受当令邪气，新感引动体内的伏邪，则发病。例如《素问·生气通天论》云："春伤于风，邪气留连，乃为洞泄；夏伤于暑，秋为痎疟；秋伤于湿，上逆而咳，发为痿厥；冬伤于寒，春必温病。"意思是春天感受风邪，邪气留连不去，伏于体内，则发生洞泄。夏季感于暑热之邪，邪气伏于体内，至秋季则发为疟疾。秋季感受湿邪，邪气上逆于肺则咳嗽，久之伤及肺阴，肺热叶焦，易变为痿证。冬季感于寒邪，邪气伏藏，至春季易患温病。

《素问·阴阳应象大论》也有同样阐述，其云："冬伤于寒，春必温病；春伤于风，夏生飧泄；夏伤于暑，秋必痎疟；秋伤于湿，冬生咳嗽。"即冬伤于寒，邪气内伏，郁而化热，至春阳气升发之时，又感春令风邪，风为阳邪，新感引动伏邪，两阳相合，发为温病。春伤于风，风属木，木气通于肝，当时不病，邪气伏藏，至长夏脾土当令之时，木郁乘土，发为飧泄。夏季伤于暑邪，邪气留连，郁而化热，至秋感受当令之邪，寒热交争，发为痎疟。夏秋伤于湿邪，邪气内伏化热，至冬外感寒邪引动伏邪，相搏乘肺，发为咳嗽。

《内经》伏邪发病的经典论述，为后世"伏气温病"理论奠定了基础，也提示人们四时养生的重要性。

# 20　美其食、任其服、乐其俗

“美其食，任其服，乐其俗”，出自《素问·上古天真论》。

美其食，意思是以其食为美。即饮食不偏食、不挑拣，五谷杂粮荤素搭配，不论吃什么样的食物都觉得很好吃，味道很好，不刻意追求山珍海味、鸡鸭鱼肉。我国地域辽阔，不同地域方位气候环境下的饮食或不同民俗习惯环境下的饮食，都要积极地去适应去欣赏当地饮食习惯，饮食及生活习惯要融入到那个环境中，一方水土养一方人，饮食习惯与当地的气候及文化密切相关，要尽快适应不要看不惯。例如：气候相对偏潮湿的地域或山区，饮食相对偏麻辣，是以驱散潮湿之气；如果看不惯，心里不愉快心生郁闷或愤怒，久而久之，气机郁结会影响健康，又久而久之不适应当地饮食，身体也会出现健康问题，身体健康会受到严重影响。

任其服，意思是无论穿什么样的衣服都觉得很舒适，只要整洁文明又能保暖合体就好。一是不追求绫罗绸缎，不追求价格昂贵的大品牌；二是不能看不惯不同地域气候条件下的各民俗服饰及穿戴；三是服装不要搞怪，要与年龄及场所相适应。一个地域的服装服饰特点与当地的地域气候及文化背景有关，不能看不惯，无论是旅游出差，或短期长期在那里生活，都要用积极的心态去欣赏它去适应它。再就是，衣着穿戴，以及车子房子不要过分地去追求名牌、高端或高级，普通简单就好，现在又提倡极简生活，精简之后，发现生活原来如此简单和干净，没有了那么多名牌带来的烦恼和攀比的压力，增添了很多快乐。服饰及物品简单是一种境界，这个境界可以去追求，这样则心情愉快，心理健康了身体就健康了，心理健康又身体健康，则不易发生疾病，节约了资金和资源，减少了浪费。

乐其俗，意思是以其民俗习惯为乐。即对不同地域不同民族的民俗特点和民俗习惯不要看不惯，要积极主动地入乡随俗，随遇而安，无论到哪个地域哪个民族生活的区域里去旅游，去那里长期或短期的生活，均以赞美的角度去欣赏那里的民俗风情民俗习惯，去研究去感受那里的民俗习惯形成的地域气候、文化背景及其民族进化及演变的历程，去参加那里的传统节日，去聆听那里的神话故事，像苗族的芦笙节、龙船节、花山节、赶秋节；藏族的大佛瞻仰节、祈祷节、望果节、展佛节、失勤节、藏历新年、烧香节等；朝鲜族的岁首节、上元节、寒食节、秋夕节、洗头节等；要以积极的心态去欣赏去适应，乃至于能为当地民俗文化做一些力所能及的事情，提供力所能及的必要的帮助支持那是再好不过了。如果对民俗习惯看不惯，与当地习惯不相协调，不相融合，总是心烦气躁，言行举止与当地风俗格格不入，不积极主动地去适应，久而久之则心情郁闷，肝气郁结，影响心理健康，进而影响相关脏腑功能活动，出现食欲下降、生气、郁闷、失眠、焦虑、月经失常等症状，发生相关疾病。